Carl-Auer

Astrid Habiba Kreszmeier

Systemische Naturtherapie

Dritte Auflage, 2019

Reihengestaltung: Uwe Göbel
Satz u. Grafik: Drißner-Design u. DTP, Meßstetten
Abbildungen: Konstanze Thomas
Fotos: Hans-Peter Hufenus
Printed in Germany
Druck und Bindung: CPI books GmbH, Leck

MIX
Papier aus verantwortungsvollen Quellen
FSC® C083411

klimaneutral
Mehr Bäume.Weniger CO_2

Dritte Auflage, 2019
ISBN 978-3-8497-0053-9

Bibliografische Information der Deutschen Nationalbibliothek:
Die Deutsche Nationalbibliothek verzeichnet diese Publikation
in der Deutschen Nationalbibliografie; detaillierte bibliografische
Daten sind im Internet über http://dnb.d-nb.de abrufbar.

Informationen zu unserem gesamten Programm, unseren Autoren
und zum Verlag finden Sie unter: **www.carl-auer.de**.
Wenn Sie Interesse an unseren monatlichen Nachrichten haben,
abonnieren Sie den Newsletter unter http://www.carl-auer.de/newsletter.

Carl-Auer Verlag GmbH
Vangerowstraße 14 • 69115 Heidelberg
Tel. +49 6221 6438-0 • Fax +49 6221 6438-22
info@carl-auer.de

Inhalt

Vorwort

Der Ansatz, der schon in einer ersten Auflage als »Systemische Naturtherapie« vorgestellt wurde, ist die Frucht jahrelanger Arbeit und Sicheinlassens auf Abenteuer. Begonnen hat die »Reise« mit intensivem Fragen und Forschen, welche Räume sich auftun, wenn Menschen mit einer bestimmten Ausrichtung, Haltung und Methodik in der Natur unterwegs sind. An Lehrgängen, aus denen sich die systemische Naturtherapie formte, war ich anfangs beteiligt und konnte auch weiterhin voll Interesse erleben, wie sich aus dieser Forschungsreise eine eigenständige therapeutische Disziplin herauskristallisierte. Es freut mich, dass die systemische Naturtherapie auf so viel Resonanz gestoßen ist, dass das Buch nun in eine zweite Auflage geht.

Die beiden Gründer der systemischen Naturtherapie, A. H. Kreszmeier und Hans-Peter Hufenus, betreten mit ihrem Ansatz Neuland. Basierend auf Grundaussagen der Systemtheorie verknüpfen sie auf faszinierende Weise systemische Therapie, erlebnistherapeutische Verfahren und Kosmologien ihres spirituellen Praxisweges im afrobrasilianischen Kulturraum. Ein weitgespannter Bogen, der älteste Heilansätze der Menschheit mit neuen psychotherapeutischen Entwicklungen wie der Aufstellungsarbeit, dem Mythenspiel und anderen erlebnisorientierten Verfahren verbindet.

Kulturen, die nahe an der Natur leben, erfahren die Welt als durchdrungen von subtiler Kraft und Lebendigkeit. Blicken wir lange genug in die Natur hinein, sagt beispielsweise der afrikanische Schamane Malidoma Somé, erkennen wir, dass ihr Geist weit größer ist als alles, was man sehen kann. Der sichtbare Teil ist ein winziger Ausschnitt des Ganzen. Die Welt ist lebendig, von lebendiger Energie, Mitgefühl und Bewusstsein erfüllt.

Eine der großen Leistungen der Moderne, schreibt Ken Wilber, ist die Unterscheidung von Natur, Kultur und Bewusstsein; die Differenzierung der großen drei, die Differenzierung von Es, Wir und Ich. Jeder dieser Aspekte vertritt einen eigenen Platz, hat seine eigene Wirkung und seine eigenen Gesetze. Doch, so Wilber, in dieser Differenzierung liegt gleichzeitig das größte Versagen der Moderne. Es fehlt die Integration dieser Aspekte auf eine neue Ebene. Auf eine Ebene, die deren Gleichwertigkeit anerkennt und zu einer ausgewogenen Balance der großen drei führt.

Unser abendländisches Denken betonte – insbesondere seit der Aufklärung – mehr und mehr den Es-Aspekt unseres Seins. Diese einseitige Fokussierung ist uns so selbstverständlich geworden, dass wir anderes kaum kennen. Sie beruht auf einem Wahrnehmen, das trennt und in dem uns die Natur als ein Objekt gegenübersteht. Als solches ist sie uns Konsum-, Nutz- und Freizeitraum. Wir untersuchen und beherrschen sie. Wir bezwingen Berge, befahren Meere, surfen, segeln, fliegen durch die Luft, suchen heilende Kräuter und bewundern Sonnenuntergänge. Und selbst wenn wir viele Tage in der Natur unterwegs sind, bleiben wir gewöhnlich Beobachtende. Obwohl wir draußen sind, bleiben wir in gewissem Sinn »draußen«. Selbstverständlich ist diese Art von Naturerleben wertvoll, entspannend oder lustvoll.

Der systemischen Naturtherapie jedoch geht es um einen anderen Zugang. Denn was geschieht, wenn Natur uns nicht als Objekt gegenübersteht? Wenn wir uns der Natur zugehörig fühlen? Uns ihr nicht in einer Ich-Es-Haltung nähern? Wenn sich diese geheimnisvolle Zwiesprache der Natur mit uns und unseren »inneren« Räumen einstellt – vielleicht subtil oder überraschend, zärtlich, herausfordernd oder kraftvoll oder, oder ... Wenn wir mit Shakespeare sagen: »Dies, unser Leben, vom Getümmel frei, gibt Bäumen Zungen, findet Schrift im Bach, gibt Steinen Lehre, Gutes überall!«

Was geschieht, wenn wir Natur als einen Ausdruck von Lebenskraft und Geist erfahren? Wenn wir mit dem Wesen von Naturräumen – Berg oder Alp, Quellen, Meer und Küsten, Seen, Flusslandschaften oder Wüste – in Resonanz treten? Ihnen als lebendige Systeme begegnen? Systemen, die ein Eigenleben mit eigenem Ausdruck und eigener Rhythmik besitzen?

In der Hinwendung zur Natur versteht sich der naturtherapeutische Ansatz weder als ein einfaches Zurück zur Natur, noch als Wunsch nach einer unbewussten Verschmelzung mit einem guten alten Damals. Vielmehr geht es um einen Schritt in Unbekanntes, um einen Schritt, der die Differenzierung von Natur, Kultur und Bewusstsein voraussetzt, dann jedoch um ein Erfasst-Werden und Sich-erfassen-Lassen von deren unendlicher Verwobenheit und Verbindung ringt. Es geht um den Schritt in eine Dimension, die auf unserer bewussten Alltagsebene noch nicht existiert.

Die systemische Naturtherapie, schreibt A. H. Kreszmeier in einem unveröffentlichten Manuskript, ist »der Versuch, unser Bewusstsein, unsere Ethik und die Natur unter Einbezug all unserer Errungenschaften auf allen Ebenen miteinander zu verbinden.« Sie ist der Versuch, unser Gefühl für die ursprüngliche Einheit zu vertiefen. Und zu erfassen, was uns als Individuen und als Gesellschaft von der unmittelbaren Wahrnehmung dieser Einheit trennt.

Die systemische Naturtherapie geht davon aus, »dass alles irdische Leben, so auch der Mensch, in drei Dimensionen präsent ist: in seiner materiellen Ausformung als biologischer Körper, in seiner energetischen Gestalt als emotionaler und mentaler Körper und in einer feinstofflichen Präsenz als spiritueller Körper«. Als Orientierung für gezielte Interventionen führt der naturtherapeutische Ansatz in Prozessverläufe ein, die auf allen drei Ebenen – Körper, Psyche, Seele – stattfinden können. Die Natur wirkt als lebendige Interaktionspartnerin mit. Ein großer Abschnitt des Buches ist daher dem bewussten Umgang mit den elementaren Kräften (Feuer, Erde, Wasser, Luft) und den Wirkkräften von Naturräumen, wie etwa dem Meer, der Alp oder dem Wald gewidmet. Naturtherapeutische Arbeit entsteht in einem Raum, der sich zwischen Mensch und Natur öffnet und entfalten kann, wenn er wahrgenommen wird.

Weltsicht, Grundannahmen und vorgestellte Methodenvielfalt der systemischen Naturtherapie bieten vielfältige Anregung für verschiedene therapeutische, beraterische, schulische und sozialpädagogische Kontexte. Das Buch inspiriert mit seiner fachlichen Kompetenz, fesselt durch seine eigenständige Konzeption und erfreut durch seinen flüssigen Schreibstil.

Seiner neuen Auflage wünsche ich ein gutes Eintreten in die Welt. Möge es weiterhin seine Wirkung entfalten und zum Wohlergehen von »Allem« beitragen.

Guni Leila Baxa
Graz, September 2011

Einführung

Ursprünglich hätte es ein Buch über Aufstellungsarbeit in der Natur werden sollen; überschaubar, ordentlich, marktgerecht. Aber schon bald ist mir dieses, eng an unsere Praxis geknüpfte, Schreibprojekt entglitten und wurde komplexer, als mir lieb war. Lange dauerte es, bis das neue Ganze Gestalt und den Namen »Systemische Naturtherapie« annahm.

Der hier beschriebene therapeutische Ansatz ist kein schneller Wurf, noch immer keine Gewissheit und schon gar kein sicheres Rezept. Wie viele Fenster sich öffnen, wie viele Überlegungen sich zeigen, wie viele Geschichten sich auch entfalten werden, all dies ist erzählt im Bewusstsein, dass noch viel mehr, ja vor allem ganz anderes vom selben hätte beschrieben werden können.

Die nun entstandene Komposition handelt von psychotherapeutischer Prozessgestaltung *in* der Natur, *mit* der oder *durch* die Natur. Etwas weiter gefasst, von Therapieprozessen, die – selbst wenn sie in geschlossenen Räumen stattfinden – naturbezogene, elementare Prinzipien berücksichtigen.

In ihr fließen Erkenntnisse und Erfahrungen aus drei großen Quellen zusammen: aus systemischen Schulen, erlebnistherapeutischen Verfahren und spirituellen Naturkosmologien. Miteinander ergeben sie eine Arbeitsweise, die durch ein Wechselspiel zwischen Mensch und Natur, lösungsfokussierter Begleitung und einem breiten Methodenrepertoire Entwicklungsprozesse fördert.

Auch wenn der Einbezug von konkreter Naturerfahrung aus der psychotherapeutischen Perspektive Neuland darstellen mag, liegt das Besondere dieser Arbeitsweise nicht nur darin. Ein weiteres Wagnis vermuten wir in der Unterscheidung von *psychischen* und *seelischen* Wirklichkeiten.

Sie thematisiert damit die Arbeit an einer Nahtstelle von Psychologie und Seelsorge und fordert in einer Zeit, in der die Begriffe Seele und Psyche meist synonym verwendet werden und es hip geworden ist, Psychotherapie als modernen Schamanismus zu betrachten, zu differenzierten Perspektiven heraus.

Systemische Naturtherapie versteht sich weder als Fahnenträger für die Psyche noch für die Seele, aber sie löst die Psychologisierung des Seelischen sowie die Verseelung des Psychischen auf und sucht nach therapeutischem Wahrnehmen und Handeln, das den jeweiligen Grundbewegungen gerecht wird.

Alles, was hier an Theorie, Praxis und Fallgeschichten zu lesen ist, entstammt dem Erfahrungsarchiv des Instituts *planoalto*, das heißt Selbsterfahrungs- und Fortbildungsreihen, aber auch Einzelberatungen, die zum Großteil unter der Leitung von Hans-Peter Cito Hufenus und mir während der vergangenen zehn Jahre stattfanden. So erklärt sich die Wir-Form, die ich im Lauftext gewählt habe.

All jenen Menschen sei Dank, die sich nicht nur vertrauensvoll mit uns auf den Weg gemacht haben, sondern auch bereit waren, ein Stück ihres Weges so öffentlich zu machen, dass auch andere daran teilhaben können. Eckdaten und Namen sind zwar verändert, die Geschehnisse jedoch wahr – so »wahr«, wie eben etwas sein kann, das jemand erlebt hat und erzählt.

Wie jedes Fachbuch ist auch dieses von vielen anderen Autoren und Autorinnen inspiriert. Aufgrund meines erzählenden Schreibstils werden hier nur selten Verweise oder Zitate im klassischen Sinn zu finden sein. Die ausführliche Literaturliste gibt aber Auskunft darüber, welches Gedankengut in den vorliegenden Text eingeflossen ist und weiterentwickelt wurde.

An dem, was ich hier sozusagen als Sprachrohr zu Papier bringe, waren und sind viele Menschen in unterschiedlichen Funktionen beteiligt. Ich bin allen von Herzen dankbar: für Hinweise und Geistesblitze, für Geduld und Güte, für Herausforderung und Konfrontation und vor allem für die Bereitschaft, sich in die Abenteuer des naturtherapeutischen Arbeitens hineinzuwagen. Abenteuer deshalb, weil nichts gesichert ist und schon gar nichts Erfolg garantiert. Nur eine Ahnung oder ein Ruf, der meint, dort draußen könnte etwas sein, für das es sich lohnt, den Schutz der vier Wände hin und wieder zu verlassen. Die bisherigen Erfahrungen und Ergebnisse machen uns Mut, auch weiterhin aufzubrechen.

In diesem Sinne sind auch Sie, liebe Leserinnen und Leser, eingeladen, mit mir hinauszukommen. In die Wälder, ans Meer, den Flüssen entlang, auf die Berge oder auch nur in den Park nebenan; hinauszukommen in die Sonne, den Nebel, den Regen, ans knisternde Feuer; hinauszugehen und zugleich auch einzutreten in diese Räume, die selten auf spektakuläre und meist auf stille Weise für viele zu einem heilenden Erlebnisraum werden konnten.

Auf dieser Sprachreise, die manchmal labyrinthisch anmutet, durchlaufen wir vier große Abschnitte:

Der erste Abschnitt widmet sich einer Auswahl von Thesen, die als Grundlagen der Naturtherapie angesehen werden können. Der zweite Teil wendet sich der eigentlichen Grammatik naturtherapeutischen Handelns zu. Einige grundlegende psycho-seelische Grundbewegungen dienen dabei als Orientierung im therapeutischen Prozess. Der dritte ist ganz dem Feld Natur und Psychotherapie bzw. topografischen und elementaren Faktoren gewidmet – ein exotischer Abschnitt, der aber auch für die »normale« Praxis wertvolle Anregungen enthalten kann. Und der letzte beschreibt, angereichert durch viele Fallgeschichten, die konkreten methodischen Herangehensweisen, die das Arbeiten mit und in der Natur ergänzen.

Es war meine Absicht, ein Fachbuch zu schreiben; eines, das von Menschen und ihren Schicksalen, von Reisen und ihren Gefahren, von Grenzen und Wundern, von Überraschungen und Geschenken erzählt. Es erhebt daher weder den Anspruch auf Vollständigkeit noch auf Perfektion. Aber wenn es da und dort praktische Anregungen geben kann, zum Weiterdenken animiert und flüssig zu lesen ist, dann hat es seinen Sinn erfüllt.

Astrid Habiba Kreszmeier
St. Gallen, Juli 2007

I. Naturtherapeutische Grundannahmen

Ich ließ meinen Engel lange nicht los,
und er verarmte mir in den Armen
und wurde klein, und ich wurde groß:
und auf einmal war ich das Erbarmen,
und er eine zitternde Bitte bloß.

Da hab ich ihm seine Himmel gegeben –
und er ließ mir das Nahe, daraus er entschwand;
er lernte das Schweben, ich lernte das Leben,
und wir haben langsam einander erkannt.

Rainer Maria Rilke

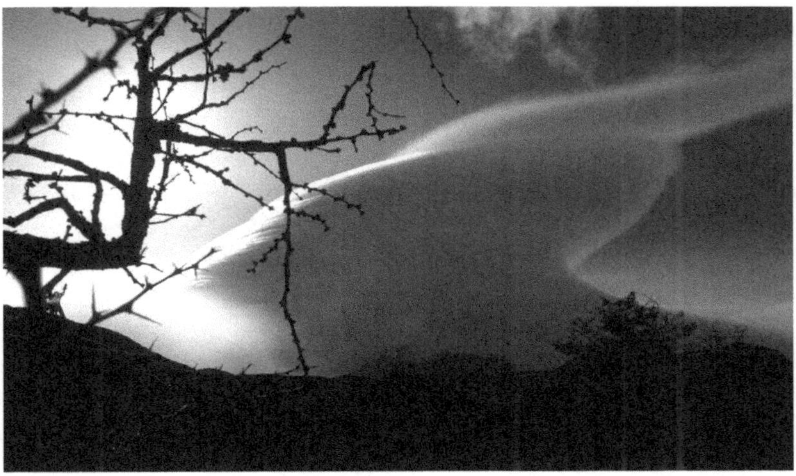

Für jene Windkraft, die Seelen in die Weite trägt

In Fachbüchern handeln Geschichten für gewöhnlich von Klienten. Ich will aber hier mit einer beginnen, die in erster Linie von uns, den Therapeuten, erzählt und nicht nur von einem Fall, sondern einem Grenzfall. Wie auch immer sie verstanden, vergessen oder weitergetragen wird, sie gehört dazu.

Es war eine therapeutische Reise, wie schon so viele, die wir begleitet haben.

Ende Oktober, Anfang November, Griechenland, Peloponnes. Neunzehn Teilnehmer und wir zwei Leiter unterwegs mit Kanus. Wie immer sind weder touristische noch sportliche Interessen, sondern die Anliegen der Menschen, ihre biografischen Mitbringsel und die Zufälle unterwegs unsere Reiseleitung. Weder sie noch wir kennen die Route. Schritt für Schritt, Zeichen für Zeichen, Entscheidung um Entscheidung kristallisiert sich die Gestalt heraus. So ist es auch hier.

Auf der großen Fähre von Venedig nach Patras forschen wir nach den zentralen Metaphern, den topografischen oder elementaren Schwerpunkten der Reise.

Auffällig ist schon jetzt, dass trotz der vielen offen vorgetragenen Themen doch keines wirklich zugkräftig wird. Kaum folgen wir einer Spur, um vielleicht durch sie wenigstens den Startpunkt der Reise zu finden, verliert sie sich schon wieder, verweht, überdeckt von vielem anderen. Man könnte meinen, dass die Menschen einen subtilen Widerstand ausleben, möglicherweise noch zu verunsichert sind oder zu scheu, aber all das ist es nicht. Irgendetwas nicht Fassbares wirkt im Raum und erschwert uns den Einstieg.

Wir wissen um die Bedeutung des Einstiegs. Das erste Tor und wie wir es durchschreiten, prägt alle kommenden Bewegungen mit, es will mit Bedacht gewählt sein.

Völlig überraschend kommt rege Wachheit in die Gruppe, als von Allerheiligen und Allerseelen die Rede ist. So als hätten alle nur auf diese Stichworte gewartet. Wir nehmen diese beiden Feiertage als Leitmotive mit auf die Reise und wählen einen Küstenabschnitt, der mit Allerseelen immerhin im übertragenen Sinn etwas zu tun hat: ein Kap, an dessen Spitze jener mythologische Eingang zum Hades vermutet wird, den Odysseus bei seinem Gang in das Totenreich durchschritten hat. Wenn alles gut läuft, könnten wir vielleicht genau am ersten oder zweiten November dort sein. Das ist uns Reiseidee genug.

Wir sind ein eingespieltes, erfahrenes Leiterteam – alte Füchse könnte man sagen. Wer viel draußen arbeitet, weiß, wie unmittelbar und allzu konkret bedrohliche Situationen entstehen können: Gewitter, Steinschlag, Hochwasser, ein kleiner Ausrutscher an blöder Stelle, eine dumme Verletzung mit dem Taschenmesser, all das kann, wenn die übliche Versorgung weit weg ist, schnell an Grenzen bringen. Noch nie ist uns oder den Menschen, die wir begleiteten, irgendetwas Ernsthaftes geschehen. Keine Kraftdemonstrationen, keine Machtspielchen, keine unnötigen Wagnisse, kein Spiel mit dem Glück. Viel Wahrnehmung von Ressourcen, viel Vertrauen in die Menschen, viel Förderung von Eigenverantwortung und viel Achtsamkeit für die kleinen Zeichen am Wegrand. Das ist unser Sicherheitskonzept, das seit 20 Jahren hält.

Dennoch: Die Anlage der Route, die Allerseelen- und Hadesgeschichte lösen nicht gerade Begeisterung in uns aus, aber nachdem alle anderen Impulse versandeten, bleibt uns keine andere Wahl, als den Zeichen zu folgen, achtsam, aber bestimmt.

So unterschiedlich die Menschen und ihre Geschichten, der Reiseverlauf, die Geografie, das Wetter auch sein mögen, es sind immer nur Variationen von einigen Grundthemen: Abschied nehmen, Mut für Neues schöpfen, Versöhnung, Abgrenzung, Selbstvertrauen, Ausrichtung …

Auch bei dieser Reise. Nur eines häuft sich: die Toten.

So viele jung verstorbene oder abgetriebene Kinder, verunglückte und allzu plötzlich verstorbene Eltern, Freunde, die Selbstmord begangen hatten, Kriegsopfer, die in diesen Tagen »auftauchen« und nach Aufmerksamkeit verlangen.

Wir arbeiten nach den Regeln der Kunst – szenisch, kreativ, rituell. Das Wetter, das Meer und die Plätze sind zwar herausfordernd, aber auch unterstützend. Die Menschen sind auf ihrem Weg und zufrieden. Alles verläuft normal.

Nur wir fühlen uns nicht ganz wohl, auf seltsame Weise erschöpft. Kaum eine Nacht, in der wir durchschlafen können. Mal ein Gewitter, mal ein scharfer Wind, mal ein ungeschützter Platz und seltsame Hitze. Irgendetwas ist nicht recht, nicht im Lot. Nur was?

Was sollen wir nur mit den vielen Toten?

Die Orixakräfte werden uns helfen.

Die Orixakräfte helfen uns nur, wenn wir sie rufen.

Dann ruf sie.

Das können wir nicht. Dazu haben wir nicht den Auftrag und nicht den Rahmen.

Wir müssen hier bei unseren Leisten bleiben.
Was wissen wir schon über die Leisten.

Seit zwölf Jahren bin ich als ausgebildete Psychotherapeutin und Lehrtrainerin tätig.

Ebenso lang bin ich schon Schülerin in einer spirituellen Tradition, die mit Orixas, Naturkräften, arbeitet. Freilich wurde das eine vom anderen fortwährend inspiriert. Aber nie hatte ich die Kontexte und die Arbeitsweisen vermischt. Immer lag mir eine saubere Trennung am Herzen. So soll es auch bleiben, denke ich.

Cito ist ein autodidaktisches Vollblut, lernt durch Erfahrung. Ein Pionier, ein Original, ein Genius auf seine Art. Geht der Nase nach und kümmert sich nicht um Schulen. Stiftet Verwirrung, manchmal Chaos und trifft dabei oft ins Schwarze, bringt Schlummerndes ans Licht.

Zusammen kommt es immer gut.

Zweiter November, das Meer ist noch immer bewegt, aber nicht mehr so nervös wie in den vergangenen Tagen. Die Wolken hängen tief, aber immer wieder blitzt die Sonne durch. Der Wind hat sich gelegt. Wir müssen unseren Aufbruch planen, das Ende der Reise naht. Seeweg oder Landweg? Beides birgt Risiko in sich. Wir entscheiden uns für den Seeweg. Die Menschen sind in guter Verfassung, die Bootsbesetzungen ausgeglichen, »Mit Mut und Freude neuem Leben entgegen«, liegt in der Luft.

Es liegt aber auch noch etwas anderes in der Luft. Etwas Unfertiges. Unerlöstes. Das scheint aber niemand wahrzunehmen. Seltsamer Friede draußen, seltsame Unruhe in mir. Als wir dann in See stechen, rufe ich die Kräfte, um größere Ordnung, um Schutz bittend.

Wir ziehen die Küste entlang. Die Wellen sind mächtig, aber gutmütig. Die Boote eine Stunde auf gutem Kurs unterwegs. Die Menschen bei Laune, bei sich. Wir suchen eine ruhige Anlegestelle am Ufer. Noch ein kleiner Felsvorsprung, hinter ihm tut sich eine weite Bucht auf, die Burg der näher kommenden Hafenstadt thront vor uns.

Und dann, hinter diesem Felsband, peitscht er uns ins Gesicht. Scharf, mächtig, plötzlich, ablandig. Anfangs noch die Hoffnung, es könnte sich nur um ein, zwei Böen handeln, aber das ist es nicht. Beständig, drohend, ansteigend, die Macht eines Sturmes hat uns ergriffen. Meine Unruhe hat einen Namen bekommen; Iansa, die Windgöttin, ist gekommen, den Seelen ihre Freiheit zu schenken.

Der Hügelzug der nahen Küste ist ein Windschild. Er bietet Schutz bis zu einer unsichtbaren Linie. Wer sich innerhalb von ihr bewegt, hat eine Chance. Wer außerhalb ist, wird Spielball der Kräfte. Ich bewege mich genau auf dieser Grenze. Versuche, den Überblick zu bewahren. Der Großteil der Boote ist im Schutz des Landes, kämpft gegen den Wind an, aber sie kommen voran, sind auf Kurs. Cito ist wohl schon an Land, ob er weiß, wie es hier draußen tobt?

Zwei Boote sind außerhalb der magischen Grenze – kaum in der Lage, die Paddel zu sichern, geschweige denn den Kurs zu halten. Dahinter Meer, viel Meer, dann irgendwann Afrika. Zwei geübte Kanuten sind auch noch da. Wir entscheiden, dass sie sich um die beiden anderen kümmern, ein Floß bilden; ich versuche, an Land zu kommen. All das hat mich vielleicht 50 Meter nach draußen getrieben. Vielleicht auch mehr – die Wellen sind so hoch, ich weiß es nicht, weiß nichts mehr, bin nur noch da, konzentriert darauf voranzukommen, Rettung zu organisieren. Wut, Angst, Entschiedenheit, Verzweiflung sind auch da.

Und dann dieser Blick zurück. Ist es ihnen gelungen, zusammenzukommen? Wo sind sie, verdammt noch Mal! Doch dann sehe ich endlich die vier Köpfe auftauchen, viel weiter draußen, als ich meinte, aber gemeinsam. Eine absurde Erleichterung durchströmt mich, und im Versuch, mich wieder gegen den Wind auszurichten, diese Welle, dieser Windschub, dieser kleine Unterschnitt mit dem Paddel tauche ich in ein vom langen Sommer gewärmtes Meer ein.

Es ist Niederlage, Untergang, Heimat und Geborgenheit zugleich. Beim Auftauchen will ich mein Boot fassen, aber der Sturm ist schneller, treibt es mit unglaublicher Geschwindigkeit, von mir weg, hinaus, nach Afrika. Mein Kajak, »der weiße Schwan«, ist samt meiner Identität ohne mich unterwegs.

Ich schwimme. Trotz der Wellen, trotz der Gischt ist jetzt alles ruhig und weit und tragend. Hingabe. Liebe. Einsicht und Vertrauen. Ich schwimme ruhig, dorthin, wo ich, wenn die Wogen mich hochheben, die Küste sehen kann. Geborgen, getragen, unendlich weit und doch fließend, in dieser Zwischenwelt, die mir ein Zuhause ist.

Irgendwann kommt es zu mir als Gewissheit: Die Seelenkräfte, die uns da umschwirrt haben, sind auf guten Wegen, frei. Der Wind hat sie gelöst. Jetzt wird sich zeigen, ob auch das Irdische genug Schutz hat.

Lächerlich klein, mystisch groß. Was immer auch geschieht, mag geschehen. Ob über die Grenze hin zu den Toten oder hin zu den Lebenden.

Das, was ich jetzt erfahre an Tiefe und Weite, an Einsicht und Zustimmung, wird weiterfließen, auf welcher Seite auch immer.

Während ich schon im »Himmel« bin, treiben vier Menschen mit ihren Kajaks zu einem Floß zusammengebunden in Richtung Süden, sind andere schon unterwegs, um Hilfe zu organisieren, warten einige in der Bucht und unterhalten ein großes Feuer, brauen sich regenschwere Wolken über uns zusammen und ist Cito in der Hölle. Er weiß nicht, was mit den fünf Booten ist, die dort draußen irgendwo treiben, falls sie nicht schon lange gekentert sind, er weiß nicht, ob es den anderen gelingt, rechtzeitig die Hafenpolizei zu alarmieren. Seine Entscheidung, ins offene Meer hinauszupaddeln, um uns zu suchen, ist der Mut eines verzweifelten Helden, der sich schon lange auf das Schlimmste gefasst gemacht hat. Die Hoffnung, dort draußen jemand zu finden, ist lächerlich. Bei einem Wellengang dieser Stärke kann man selbst an einem Boot in unmittelbarer Nähe vorbeifahren, geschweige denn einen schwimmenden Menschen erkennen. Mit jedem Paddelschlag, der einen vom Ufer wegbringt, multiplizieren sich die Richtungen und Möglichkeiten um ein Vielfaches. Keine Anhaltspunkte, nur Bewegung, keine Orientierung, nur Instinkt.

Es erscheint mir wie ein Wunder, als er, so als hätte ihn eine Welle ausgespuckt, vor mir auftaucht. Sein Blick ist bittere Verzweiflung, meiner ist seliges Strahlen.

Wenn das nur gut geht, schreit er. Wo sind die anderen?
Was wissen wir schon, sag ich jetzt. Sie sind als Floß beieinander.
Dann bleib ich hier mit dir.
Zusammen kommt es immer gut.

Und wir hätten es miteinander sogar ans Land geschafft, wenn uns nicht vorher eines der mobilisierten Schiffe aufgegabelt hätte. Auch die anderen vier, viel weiter draußen, werden von freundlichen Seemännern auf alte, mächtige Fischkutter gehievt und sicher in den Hafen gebracht. Dort warten auch schon die anderen.

Außer mir war niemand gekentert, die ganze Gruppe wohlbehalten, in friedlicher Präsenz und berührt von dem, was geschehen war. Etwas unterkühlt von dem zweistündigen Bad, aber ruhig und gefasst, kann nun auch ich dem Frieden trauen.

»You are very lucky«, sagen die Polizisten, die Seemänner, die Wirtsleute, alle kopfschüttelnd. Die Bilder im TV bestätigen das: Ein unerwarteter

Sturm mit bis zu 9 Bofort ist quer über Athen und den Peloponnes gefegt. Da hat noch viel mehr daran glauben müssen als mein weißer Schwan.

Der ist übrigens, und auch das muss unter der Kategorie Wunder verbucht werden, einen Monat später auf einer kleinen Insel, unmittelbar vor dem vermeintlichen Hadeseingang, gefunden worden. Selbst ihn wollte das Totenreich nicht behalten.

Als wir ihn dann ein halbes Jahr danach samt Geldbörse, Pass, Führerschein und allen anderen Habseligkeiten abholten, sagten alle zu Recht: »You are very, very lucky.«

Die Zwischenwelt hat uns gerufen, verschluckt und wieder ausgespuckt, das hat seine Konsequenzen. Ohne dieses Erlebnis hätte ich vermutlich ein Buch über Aufstellungsarbeit geschrieben, überschaubar, ordentlich, marktgerecht. Danach gab es jedoch keinen Weg daran vorbei, unsere Arbeit in einem erweiterten Sinn zu formulieren.

Wie gesagt: Geschichten haben ihr Eigenleben, und manche sollte man besser für sich behalten. Sie könnten gar abschreckend wirken. Und doch, diese Geschichte gehört dazu.

1. Körper – Psyche – Seele

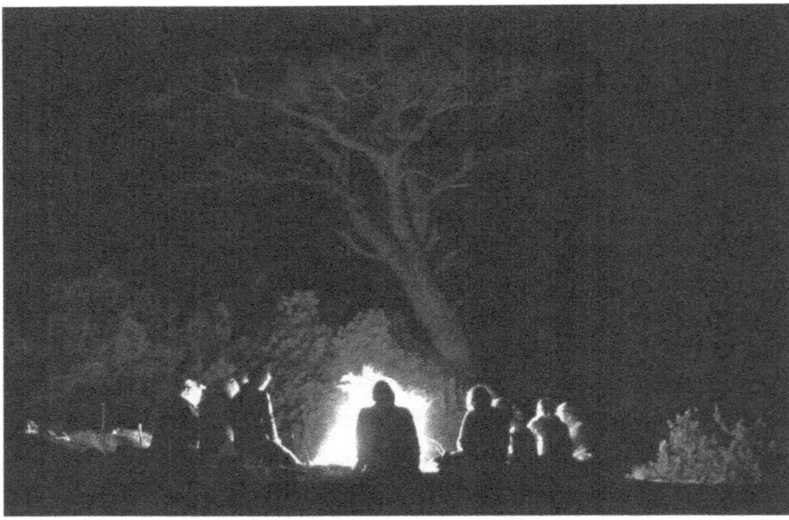

Lieber würden wir gleich von Anfang an ins Volle greifen, das ganze Bild erfassen, den Rahmen und alles rundherum natürlich mit dazu. Aber einmal mehr bleibt uns nichts anderes, als mit einzelnen, überschaubaren Mosaiksteinen zu beginnen, die dann irgendwann die mögliche Gesamtgestalt erahnen lassen.

So sehen wir uns Menschen und unsere Grundbewegungen zwar als interaktive Ganzheit, und doch ist es oft hilfreich und unvermeidbar, diese Ganzheit differenziert zu betrachten. In der Praxis der systemischen Naturtherapie sind wir anfangs einem gängigen Verermodell gefolgt, das wir unten in Kurzform darstellen. Aus ihm hat sich im Laufe der Zeit jenes Dreiermodell entwickelt, das wir heute als die bedeutsame Unterscheidung in der naturtherapeutischen Arbeitsweise ansehen.

Das Verermodell nähert sich dem menschlichen Wesen über die Unterscheidung der Ebenen Körper, Gefühl, Intellekt und Geist.

Die Körperebene verbindet uns sinnlich mit der Welt und wacht über die biologischen Vitalfunktionen wie Hunger, Schlaf, Sex. Sie repräsentiert das sensomotorische und physische Selbst.

Die Gefühlsebene verbindet uns wahrnehmend kreativ und steuert die Vitalfunktionen wie Liebe, Angst, Aggression. Sie repräsentiert das emotionale und psychische Selbst.

Die Mentalebene verbindet uns sprachlich, logisch und wacht über die Vitalfunktionen von Kommunikation und Organisation. Sie repräsentiert das kognitive und soziale Selbst.

Die Geistebene verbindet uns spirituell mit den anderen Schichten der Existenz und versorgt uns mit den Vitalfunktionen wie Wille, Demut oder Hingabe. Sie repräsentiert das seelische und spirituelle Selbst.

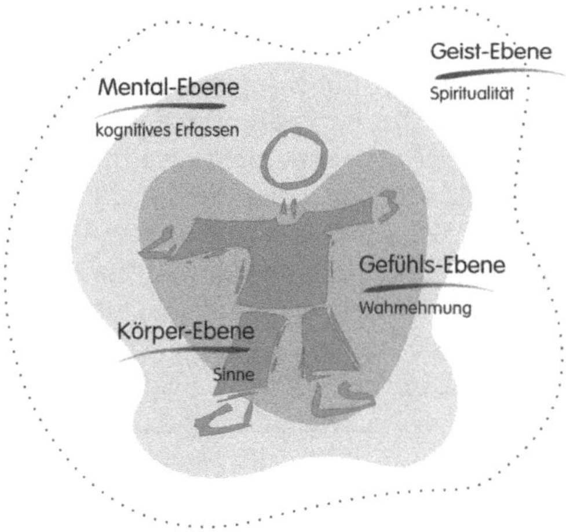

Abb. 1: Das Vierermodell mit seinen Ebenen

Diese Ebenen – Räume oder Felder – haben ihren Rhythmus, ihre Grundausrichtung, ihre Bedürfnisse, ihre Wirkung. Sie stehen in keiner Hierarchie zueinander, sondern vielmehr in einem Neben-, Mit- und Ineinander, in dem jede wichtige Funktionen übernimmt. Zieht jedoch eine Ebene die Hauptaufmerksamkeit auf sich und den gesamten Lebenspuls an sich, dann ist dies auf Dauer schädlich und für die Vitalität des Wesens auch schade.

Beim Dreiermodell sind wir von der Idee geleitet, dass alles irdische Leben, so auch der Mensch, in drei Dimensionen präsent ist: in seiner materiellen Ausformung als physischer, biologischer Körper, in seiner energetischen Gestalt als emotionaler und mentaler Körper und in einer feinstofflichen Präsenz als spiritueller Körper.

Von dieser Dreiheit der Erscheinungsformen inspiriert, schlagen wir vor, das Wesen des Menschen in drei Hauptunterscheidungen repräsentiert zu sehen: mit seinem konkreten Körper, mit seiner Psyche, die die emotionale und mentale Ebene mehrheitlich in sich vereint, und in der Seele, die von spirituellen und geistigen Dimensionen geprägt ist.

Wie beim Vierermodell sind körperliche, psychische und seelische Vorgänge sowohl ineinander fließend, einander mehr oder weniger beeinflussend, als auch von einem Eigenleben bestimmt. Das Anerkennen und Erkennen der in Körper, Psyche und Seele liegenden Grundkräfte sind für ein verantwortungsvolles naturtherapeutisches Handeln wesentlich.

Bevor wir die einzelnen Ebenen genauer betrachten, noch eine kleine Begriffsklärung. Die Bezeichnungen »Psyche« und »Seele« werden häufig synonym verwendet, sie unterliegen in verschiedenen Schulen unterschiedlichen Definitionen und tragen somit ein hohes Potenzial des Missverständlichen in sich. Wenn wir uns für nachfolgende Bedeutungsgebung oder gar eigene Konnotationen der Zentralbegriffe entschieden haben, dann nicht, um andere bestehende Systeme in Abrede zu stellen, sondern weil es uns in der Praxis am sinnvollsten erscheint. Sprechen wir im Folgenden von Psyche und Seele, dann meinen wir damit zwei unterschiedliche Dimensionen des Menschseins – wir gebrauchen sie nicht synonym.

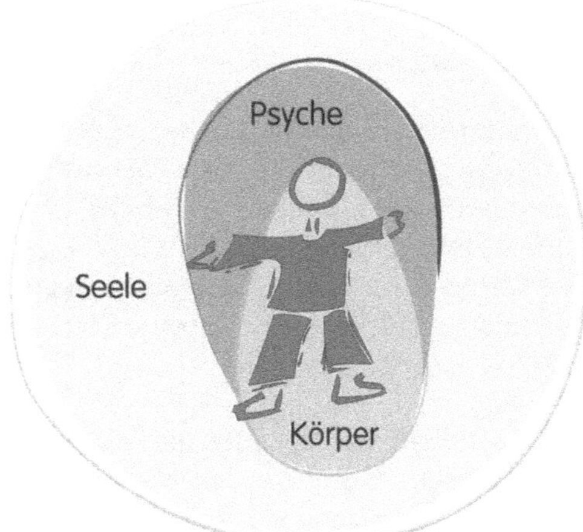

Abb. 2: Das Dreiermodell mit seinen Ebenen

Wandelweg zur Erfüllung

Unser Körper in seiner materiellen, physischen, biologischen, chemischen, mechanischen, physikalischen Gestalt ist zwei wesentlichen Bewegungen unterworfen: dem ständigen Wandel, der durch permanente Erneuerungsprozesse Wachstum, Reifung und Abbau reguliert, und den in ihm wohnenden Trieben, die auf allen Ebenen nach Erfüllung suchen. Wandel und Erfüllung sind die zentralen Antriebskräfte und Grundlagen – man könnte auch sagen, die Bewusstseinsstruktur, die unser körperliches Sein und dessen Gesundheit bestimmen.

Unterbricht der Körper seine Wandelbewegung, hört er also auf, gewisse Teile seiner selbst nicht mehr zu erneuern, verliert dieser Teil die ihn nährende und am Leben erhaltende Grundbewegung und wendet sich dem Zerfall und dem Sterben zu. Die wichtigsten Kooperationspartner für den permanenten Wandel auf der materiellen Ebene sind unsere biologisch angelegten Bedürfnisse: z. B. Hunger, Schlaf, Sex. Wir wissen, dass bei entsprechender Konstitution der psychisch-seelischen Kräfte der Erfüllungsbedarf des Körpers nahezu auf Null reduziert werden kann, und ebenso ist bekannt, dass der Körper in Grenzsituationen auf ein instinkthaft reduziertes »Standby« gebracht wird. In der Mehrheit aller körperlichen Erscheinungsformen liefert jedoch der Erfüllungstrieb den Kraftstoff für den Wandel, der den körperlichen Auf- und Abbau bewirkt.

Wenn das zentrale Feuer oder die Grundbewegung des Körpers der Wandel und die Erfüllung sind, dann leiten uns in der therapeutischen Begleitung folgende Fragen: Wie fließt der Lebenspuls – die Wandelkraft – im Körper? Wie lebt und organisiert er sich im Spannungsfeld zwischen Mangel und Erfüllung?

Während andere körperorientierte Zugänge nun (viele hilfreiche) Instrumentarien entwickelt haben, um auf das Körperbewusstsein heilend Zugriff zu nehmen, stützt sich das naturtherapeutische Verfahren auf die unmittelbare Spiegel- und/oder Stützfunktion der Natur.

Möglicherweise deshalb, weil die Natur »naturgemäß« in unendlicher und permanenter Vielfalt den Prinzipien Wandel und Erfüllung folgt, kann sie für die körperliche Natur im Menschen, für ihre Bedürfnisse und Balanceakte, ein guter Resonanz- und Referenzraum sein. Einmal zärtlich, das nächste Mal grob, dann wieder belebend oder auch abstoßend nimmt die Natur uns Menschen und unsere Körper auf und zeigt mit Präzision und Witz, wo sich der Tod eingeschlichen hat, wo das Leben brachliegt, wo der Hunger am größten ist, aber ebenso, wo kraftvolles Leben pulsiert.

Integrationsweg zum Frieden

Die Psyche – hier jetzt verstanden als das Zusammenkommen unserer emotionalen und mentalen Struktur – ist in ihrer Grundbewegung von einer großen Idee bewohnt: von der Idee des Friedens. Ein Friede, der sich dann einstellt, wenn alles, was zu ihr gehört, einen Platz bekommen hat, alles Abgespaltene oder Abgestoßene in ihr aufgenommen ist, alles Bekämpfte in Einklang gebracht ist. Die Psyche ist jene Kraft, die so lange wirkt, bis auch das letzte Teilchen der eigenen Erfahrung, der eigenen Geschichte, seinen Sinn und seine gebührende Bedeutung erlangt hat.

Diese sinnstiftende Bewusstseinskraft der Psyche sorgt dafür, dass jeder Mensch innerhalb seiner Möglichkeiten seinen Lebensfaden spinnt und ihm in der chronologischen Zeit eine Logik gibt. Während das eine Auge unserer Psyche uns helfen mag, in der Gegenwart Orientierung zu finden, blickt das andere unermüdlich zurück, setzt alles zu dem Zurückliegenden in Beziehung und forscht nach dem noch nicht Gesehenen, dem Unentdeckten, dem Ausgeblendeten. Wenn dieses Auge etwas aufspürt, sendet uns die Psyche Signale des Unfriedens – sie lässt uns unruhig, aus der Bahn geworfen, unglücklich, verwirrt, vom Leben losgelöst, sinnentfremdet oder in vielen anderen Formen zurück, vermutlich mit der Absicht, uns daran zu erinnern, dass die eigene Geschichte oder unsere persönliche innere Friedensarbeit noch nicht erfüllt ist.

Die Psyche ist mit ihrem Prinzip der Integration die Ministerin des Friedens und der Ordnung im Spiel der Lebenskräfte, und in diesem Sinn bedeutet Psychotherapie nichts anderes, als Wege zu finden und Methoden einzusetzen, um die Psyche bei ihrem Unterfangen zu unterstützen. Das Zu-sich-Nehmen von ausgeschlossenen Anteilen, sei es auf emotionaler oder sprachbewusster Ebene, die Auseinandersetzung mit ungeliebten Eigenanteilen, die sich uns in der Außenwelt immer wieder als Gegenspieler präsentieren, das Entdecken von bisher nicht erzählten Lebensabschnitten und so die Arbeit am Selbstbild und am Bild des eigenen Lebens – das sind ganz generell die zentralen psychotherapeutischen Interventionslinien.

Auch naturtherapeutisches Arbeiten folgt der Idee, dass die Psyche ihre Friedens-Bewegung braucht und in jedem Augenblick nach Möglichkeiten sucht, ein weiteres Schrittchen nach vorn tun zu können. Dabei unterstellen wir der Natur der Psyche eine Art innere Weisheit, die darüber wacht, dass der Friedensprozess in einem für die Gesamtstruktur verträglichen Tempo vor sich geht. Genährt von vielen Erfahrungen, vertrauen wir darauf, dass ein einfaches, nicht auf Sensationen ausgerichtetes Unterwegssein in der Natur, kombiniert mit einigen wenigen methodischen Mitteln, die zwischen dem Erleben und dem Verstehen Brücken schlagen, ausreicht, um die Psyche in ihrer heilenden Friedenskraft zu unterstützen. Wenn das geschieht, dann kristallisieren sich ganz konkret und sinnlich Situationen und Erfahrungen heraus, die unserer Psyche helfen, zu sich zu kommen und zu sich zu nehmen, was zu ihr gehört. (Diese Sichtweise schließt natürlich ein, dass hin und wieder auch verabschiedet und losgelassen werden muss, was sich als Fremdkörper eingenistet hat und was bei allen Bemühungen nicht integrierbar ist, weil es nicht dazugehört.)

Die Natur und der Erfahrungsraum, der in ihr entsteht, spielen uns ein gutes Blatt in die Hand; sie schenken uns manchmal offensichtlich unmissverständliche, manchmal vieldeutige Möglichkeiten, die unser Handeln erfordern.

Der naturtherapeutische Prozess ist generell und speziell auf der psychologischen Ebene von drei Merkmalen bestimmt: von einer nicht direktiven Leitung, der Interaktion von Klient und Natur und der Selbstbestimmung des Klienten.

Im Gegensatz zu anderen psychotherapeutischen Verfahren, bei denen durch die Wahrnehmungs- und Interventionsfähigkeit des Therapeuten oder der Therapeutin die Vorgehensweise, das Tempo, die Tiefe und oft auch der Fokus des Prozesses definiert und gesteuert werden, ist der systemische Naturtherapeut eine Kraft, die aus dem Hintergrund heraus wirkt. Er steckt den Rahmen und hütet ihn, er öffnet seine Wahrnehmung für die dem Prozess innewohnenden Möglichkeiten, gibt dann und wann wieder, was er wahrnimmt, unterstützt durch Handreichungen, wahrt die Zeit. Trotzdem bleibt er über weite Strecken nicht direktiv präsent und vertraut darauf, dass die Klienten in ihrer Zeit, ihrer Tiefe und gemäß ihrer Natur mit dem äußeren Raum so in Kontakt und Austausch treten, dass sie selbst entdecken, welche Notwendigkeiten ihre persönliche »Friedensbewegung« erfordert.

Die zentralen therapeutischen Fähigkeiten sind – so allgemein und oberflächlich es auch klingen mag – Vertrauen und Geduld. Vertrauen in die Expertenschaft unserer Klienten, in die Weisheit ihrer Psyche und in die unendlich kreative Spiegel- und Führungskraft von Naturräumen. Geduld, wirklich darauf zu warten, bis sich ein Thema, ein Fokus so verdichtet hat, dass es unmissverständlich nach einem nächsten Schritt, nach einer Wandlung ruft. Manchmal spielt einem die Natur, die Zusammensetzung der Gruppe oder vielleicht irgendein spezielles Thema so viele Zeichen zu, dass in allem und jedem Bedeutung vermutet werden kann. Hier ist Zurückhaltung angezeigt, weil nicht selten das Auftauchen allzu vieler Zeichen und vorschnelle Interpretation die Aufmerksamkeit von subtileren, vielleicht auch tiefer oder dahinter liegenden Möglichkeiten abziehen.

Die Therapeutin kann es sich deshalb erlauben, über weite Strecken dezent im Hintergrund zu bleiben, weil der Naturraum, die Natur und die Bewegung in ihr zum unmittelbaren Interaktions- und Spiegelpartner werden. Diese Interaktion zwischen Mensch und Natur kann dann kraftvoll zum Ausdruck kommen, wenn sie ein möglichst hohes Maß an Selbstverständlichkeit erreicht hat. Um dies zu erlangen, müssen die einen aufhören, die Natur zu beobachten, zu klassifizieren oder zu konsumieren, und die anderen eher davon Abstand nehmen, hinter jedem säuselnden Blatt eine göttliche Prophezeiung zu erahnen oder jeden Baum zu umarmen, der ihnen friedvoll und kräftig erscheint.

Das Unspektakuläre, das scheinbar »Normale«, ist der Nährboden für das Wunderbare, und bis sich dies zeigt, sind wir Naturtherapeuten eher in unseren Fähigkeiten als Pädagogen gefragt. Damit die Natur ihre vielseitige Heilungskraft zeigen kann, muss sie entsprechend betreten und wahrgenommen werden. Dabei wird uns als Begleiter die Aufgabe zuteil, diese (sonst meist unsichtbaren) Türen zu öffnen und Wege zu bereiten. Die Praxis zeigt, dass die Mehrheit aller Menschen, gleich welchen Alters, welcher Herkunft und Geschichte, innerhalb nützlicher »Frist« in jenes Beziehungsfeld mit der Natur eintauchen kann, das wir hier meinen. Auf dem Weg dahin können Strukturen, Erklärungen, Konfrontationen oder Rückmeldungen hilfreich sein, aber für gewöhnlich ist der Prozess in sich fließend, förderlich und liebevoll – so, dass alle Anwesenden ihren Freiraum bewahren können.

Die Haltung der Leitung ist einer der wichtigsten Faktoren für diese Aufbauphase des Beziehungsfeldes mit der Natur. Schritt für Schritt tauchen dann die einzelnen Teilnehmer in dieses Feld ein und beginnen es mit zu tragen. Während die Leitung anfangs noch Drehpunkt ist, kann sie sich – sobald die Gruppe mit der Natur in Beziehung getreten ist – aus dieser Funktion zurückziehen und ihre Aufmerksamkeit anderen Bereichen widmen. So wird die Außenwelt zum zentralen Gegenüber für die Klienten. Dies bringt den Vorteil, dass selbst bei großen Gruppen (im naturtherapeutischen Rahmen gilt eine Gruppe mit 20 Personen als groß) alle zur gleichen Zeit ins Prozessgeschehen eingebunden sind und »autonom« an ihrer eigenen Geschichte arbeiten können, weil sie nicht mehr von der exklusiven Zuwendung des Therapeuten abhängig sind, damit etwas geschieht.

Zusammengefasst heißt das: Der Prozess des Unterwegsseins oder des Seins in der Natur spürt im psychischen Feld der Klienten jene Bereiche auf, die zentral nach »Befriedung« rufen. Nicht selten geschieht der Schritt der Integration sogar auf eine ganz natürliche Weise, manchmal braucht er auch die Unterstützung durch ein spezielles methodisches Repertoire, auf das wir zu einem späteren Zeitpunkt noch zu sprechen kommen werden.

Aufgabenweg hin zur Freiheit

Während unser Körper ständig dem Wandel und der Erfüllung dient und unsere Psyche die Chronologie, die Sinnbildung und eine Integrationsfunktion übernimmt, meinen wir im seelischen Raum eine Grundbewegung zu erkennen, die in einem fortwährenden Ausgleich und Fluss der Kräfte das Wesen mit dem Prinzip der Freiheit verbindet.

Seelische Schichten bewegen sich außerhalb der linearen Zeit und leben in jenem Augenblick oder jener Ewigkeit, die Vergangenheit, Gegenwart und Zukunft aufhebt. Dieses im Moment und zugleich außerhalb der Zeit Sein bedeutet für die Seele, dass sie nicht den auf psychischer Ebene bestehenden Orientierungspunkten von gut und böse, von richtig und falsch etc. untersteht. Man könnte auch sagen, dass die Perspektive des Seelischen über die Grenzen des Psychischen hinausreicht und damit gänzlich andere Gesetzmäßigkeiten zum Wirken kommen.

Wir vermuten, dass das Gesetz der Seele die Freiheit ist. Sie ist frei, lebt eine kontinuierliche Bewegung des »Befreiens« und kann, sofern sie gelassen wird, unsere Ganzheit mit dem Samen dieser wunderbaren Bewegung nähren.

Angesichts der Weite und Kraft der Seele scheint es uns ratsam, von einem Feld zu sprechen, das uns umgibt und durchdringt. Diesem Unfassbaren nähern sich die Menschen seit jeher aus vielen Richtungen, finden und erfinden Beschreibungen, die ihrem Weltzugang gerecht werden. Es ist wie bei jener Geschichte mit dem Elefanten. Zum ersten Mal kam ein Elefant in einem geschlossenen Transportwagen in ein Dorf. Die Menschen hatten noch nie einen Elefanten zu Gesicht bekommen, wohl aber von ihm reden hören. Fast alle nutzten die Gelegenheit, um durch ein kleines Fensterchen den Elefanten zu bestaunen. Aber was als Freude im Dorf begann, endete in einem großen Streit. Die einen hatten ein Auge erblickt, die anderen nichts als runzeliges Leder und wieder andere einen borstigen Schwanz – und alle hielten ihren Ausschnitt für den Elefanten, was ja auch richtig war und doch nicht ganz.

Welche Seelenfeldebenen meinen wir nun zu erkennen?

Da mag es eine Sammlungs- und Ausstrahlungskraft geben, die man als schöpferischen Urgrund, als reines Licht oder großen Geist bezeichnen kann. Dieser Urgrund ist eine nicht duale, formlose Alleinheit, die alles umfasst, alles hervorbringt und in allem wirkt, jenseits von Raum und Zeit in unserem Sinne. Er ist das tiefste und komplexeste Sein, das aus sich heraus die Urgrenze und damit das Leben erschafft.

Die nächste Schicht kann jene sein, in der feinstoffliche Prinzipien oder auch spirituelle Instanzen und Impulse in göttliche und naturmystische Formen übersetzt werden. Hier ist Gottvater zu Hause, Manitu, Krishna, Oxala und viele, viele andere mehr. In ihr sind auch Instanzen wie Liebe, Ordnung, Erkenntnis und Weisheit beheimatet. Als Leihgabe aus afrikanischen Kosmologien werden wir im Verlauf dieses Textes diese Schicht zusammengefasst als Oro oder Oro-Schicht bezeichnen.

Aus dem heraus schließen sich dem Gesetz der fortschreitenden Ausformung folgend Dimensionen an, in denen spirituelle Wesenheiten erkennbar werden. Für die einen ist es das Reich der Erzengel und

Engel, für andere das der Heiligen und Halbgötter oder der großen heldenhaften Archetypen. Aber auch der Teufel und andere dunkle Gotteshelfer kommen hier mit dazu oder Elementarwesen wie Elfen und Gnome.

Fließend, wie auch an allen anderen Übergängen, schließt sich daran die Welt der Ahnen, die seelischen Kräfte Verstorbener, die nährend oder unheilvoll mit der Seelendimension inkarnierter Wesen verbunden sein können. Das ist auch die Schicht der »guten« oder der »verlorenen« Seelen, die in Häusern, Plätzen oder Menschen wirken und sich mitunter sicht- und erfahrbar machen. Diese Dimension bezeichnen wir als Ori oder Ori-Schicht.

An dieser Nahtstelle oder auch Materialisationsgrenze verwandelt sich das Seelische ins Psychische und Körperliche.

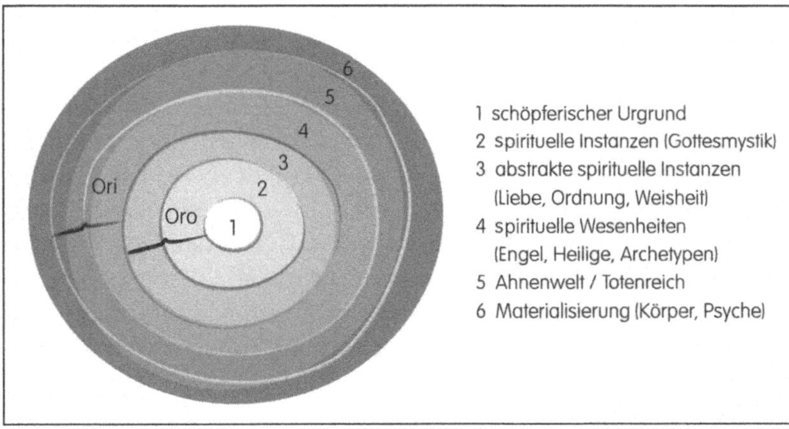

Abb. 3: Seelenfeldebenen

All diese Dimensionen (und vermutlich noch viele mehr) begleiten uns als seelisches Feld.

In allen diesen Schichten wirkt der Urimpuls der schöpferischen Entfaltung und damit ein, aus irdischer Sicht betrachtet, chaotisches Fließen, das nur dem freien Sein, vielleicht einem schöpferischen Tanz untersteht. Der Impuls der schöpferischen Entfaltung macht frei. Hier gibt es nichts mehr zu ordnen, zu befrieden, zu werten – hier gilt nur Sein, nur Leben, jetzt.

Wenn die Seele ihrem Prinzip Freiheit folgt bzw. folgen kann, dann durchdringt oder umfasst sie das körperlich-psychische Wesen, umhüllt und schützt es mit ursprünglichem Lebenssaft, verleiht ihm Tiefe und Glanz, lässt es scheinen in einer Art, die körperliche Schönheit oder psychische Integrität noch mit der subtilen Präsenz des Ganzen verbindet, als Teil der Natur, als Element der Schöpfung, auch in seiner feinstofflichen Dimension.

Die Seele bietet konstant die Möglichkeit, uns an unsere spirituelle Existenz zu erinnern, an das Licht, das leuchtet, als Sinnbild für Göttliches. Sie befördert uns, wenn die Psyche es zulässt, hinaus aus Schuldketten und Fragen und wirft uns hinein in ein gegenwärtiges Sein, das unter Millionen anderen gegenwärtigen Seinsformen seiner Bewegung im großen Schöpfungsspiel nachgeht, mit allem, was dazugehört. Das Glück und die Freiheit der Seele sind still und exstatisch zugleich, unfassbar und doch immer zugänglich für den, der sie sucht, liebend und nährend ohne Anhaftung, aufgehoben im großen Spiel der Kräfte.

Im naturtherapeutischen Prozess manifestieren sich seelische Bewegungen und Notwendigkeiten nach demselben Prinzip wie auf den Ebenen des Körpers und der Psyche. Es ist zudem auffällig, dass viele unserer Klienten ganz explizit von spirituellen Seinserfahrungen berichten, so als ob die seelische Gegenwart der Natur die seelische Dimension der Menschen in Resonanz bringt und damit zu bewusstem Leben erweckt. So beglückend das auch sein mag, es fordert – wie wir noch beschreiben werden – auch seinen Tribut, sowohl für den Klienten als auch den Begleiter.

Was für die Psyche der Unfriede, ist für die Seele die Unfreiheit. Überall dort, wo die seelische Bewegung in ihrer Natürlichkeit unterbrochen wird oder wo sie festgebunden ist, wird aus Licht Dunkelheit. Wenn die Seele beginnt Schatten zu werfen, dann verlieren die Augen ihren Glanz und der Mensch seine Ausstrahlung. Man könnte auch sagen: Das selbstverständlich Segensreiche seiner Gegenwart zieht sich zurück oder verwandelt sich in belastendes Gewicht.

Die zentralen Fragestellungen der seelischen Gesundheit beziehen sich daher auf zwei Punkte: Kann die Seele in ihrer Freiheit sein oder sind Elemente oder Wesenheiten in sie eingelagert, die sie an ihrem Fluss hindern? Kann die Seele ihrer natürlichen Bestimmung folgen? Kann sie ihren Part im großen Spiel einnehmen – oder vielleicht besser, darf sie vom großen Spiel ergriffen werden?

Drei Sprachen

Die Bewegung der Psyche und jene der Seele werden von zwei, auf den ersten Blick widersprüchlichen Impulsen gelenkt. Während die Psyche danach trachtet, alles friedvoll in sich aufzunehmen, will die Seele loslassen, abfließen lassen und frei sein für das Wesentliche. Wir betonen diesen Unterschied hier mehrmals, weil er mit weitreichenden Konsequenzen für die therapeutische Haltung und Intervention verbunden ist. Inspiriert durch die langjährige Erfahrung in der Natur, durch die spezielle Erforschung der Aufstellungsarbeit und der in ihr stattfindenden Prozesse sowie die ebenso intensive Auseinandersetzung mit spirituellen Lernwegen bewegen wir uns seit einigen Jahren in einem professionellen Grenzland. Hier haben wir, metaphorisch gesprochen, Kraut und Rüben gesät und geerntet, vieles vermischt, aber auch einiges sortiert. Wir fühlen uns weiterhin als lernende Forschende, freuen uns aber, dass wir bereits Dinge weitergeben können, die sich wirklich bewährt haben und die vielleicht besonders für jene psychotherapeutischen Verfahren nützlich sein können, die mit generationsübergreifenden oder transpersonalen Ansätzen arbeiten.

Während wir psychische Schritte über unser emotionales und mentales Bewusstsein unterstützen, ja oft überhaupt erst möglich machen, bedeutet eine Hinwendung zur Seele mit denselben Mitteln eine Gefangennahme der seelischen Kräfte. Oder anders ausgedrückt: Wer sich der Seele zuwendet, als wäre sie die Psyche, wer mit der Seele mit psychischen Mitteln spricht, zwingt ihr ein Korsett, eine Sprache und eine Gestalt auf, die ihrer nicht gerecht werden, mehr noch, die sie sogar in ihrem Urprinzip beschneiden. Das kann – aus der Sicht des Therapeuten – im besten Fall nichts zur Folge haben, bedeutet aber auch, dass keine Veränderung im Sinne des Anliegens der Klienten geschieht. Im schlechtesten Fall bewirkt es einen teilweisen Rückzug der seelischen Kräfte aus dem Gesamtwesen. Aus der Sicht des Betroffenen kann eine konsequente »Psychologisierung« der seelischen Dimensionen, sei sie anerzogen, kulturell bedingt oder aus welchen Gründen auch immer geschehen, zu einer Aufblähung der Psyche und einer Unterversorgung der Seele führen. Durch diesen Verlust des Feinstofflichen kommt es beim Betreffenden zu einem Überhang an »Materie«. Der Verlust des Lebendigen wird durch entgrenztes

Zu-sich-Nehmen auf der körperlichen, emotionalen oder mentalen Ebene ausgeglichen.

So wie die Seele in ihrer »Sprache« abgeholt werden will, so versteht und reagiert auch die Psyche nur innerhalb ihrer Möglichkeiten. Wer die Psyche mit seelischem Vokabular konfrontiert und so behandelt, als sei sie die Seele, der verlangt von ihr Unmögliches. Wer an die Psyche appelliert, sie möge dieses oder jenes loslassen, verlangt von einem Fischer, dessen Wunsch und Aufgabe es ist, seine Familie zu ernähren, dass er den guten Fang zurück ins Meer wirft. Selbst wenn er dies tun würde – vielleicht weil eine göttliche Stimme ihm das vorschreibt –, wird er im Hinblick auf sich und seine ursprüngliche Aufgabe in eine Schuld kommen, die er dort, wo er ist, nicht lösen kann. Er gerät in Widersprüche, die ihn schwächen werden. Vielleicht kann er den Fang einmal, zweimal oder gar dreimal zurück ins Meer werfen, aber wenn er dies öfter tut, wird er aufhören, Fischer zu sein, wird er seine Familie verlassen, sich von der Welt, in der er lebt, abwenden müssen und sich stattdessen einer Stimme »unterwerfen«, die dort, wo er zu Hause war, nicht verständlich ist. Vielleicht ist es ja dennoch die wahre Berufung des Fischers? Das mag sein, will aber zuerst in aller Achtsamkeit erkundet werden.

So ergeht es auch der Psyche, wenn man von ihr Freiheit, Loslassen, Gelassenheit in der Gegenwart und Ähnliches verlangt. Sie beginnt dann ein unverständliches Verhalten zu entwickeln, entbrennt in einem inneren Sturm von Recht und Unrecht, verliert ihre innere Orientierung und wendet sich allenfalls von der Welt ab, um einem unerfüllbaren Ruf zu folgen. So tragisch es klingt, aber die Verwechslung der Psyche mit der Seele führt in ihrer Reinform zur Auslöschung der Psyche und kommt damit dem Tod der Person gleich.

Selbstverständlich gilt das Gesetz der »rechten« Sprache auch für den Körper, die Materie. Der einzige Unterschied liegt vielleicht darin, dass wir daran mehr gewöhnt sind. Kaum jemand würde auf die Idee kommen, eine Schnittwunde mithilfe einer lösungsorientierten Interviewführung zu behandeln. Selbst wenn (was bestimmt der Fall wäre) wertvolle Informationen rund um den Hergang des Unfalles zutage treten würden, ja vielleicht eine Ahnung über den »Sinn« der Wunde, ihre Auswirkungen etc. ausgeforscht und damit vermutlich der Heilungsvorgang erleichtert werden könnte, wäre es fahrlässig, eine blutende Wunde einfach bluten zu lassen, wenn sie nach einem

Verband verlangt. Die Wundbehandlung ist in solchen Fällen die adäquate Sprache, die unser Körper versteht und auf die er reagieren wird. Wer seinen Körper behandelt wie seine Psyche oder seine Seele, stellt seine Existenz und seine Grundfunktionen in Abrede.

Ehe wir einige Schritte weitergehen, um eingehender zu betrachten, wie diese drei Ebenen miteinander verbunden sind und wie sie sich im Großen zueinander bewegen, hier noch einmal in Kurzform das, was die Unterscheidung der Ebenen Körper, Psyche, Seele deutlich macht und welche therapeutischen Fähigkeiten bzw. Sprachen diese Unterschiede verlangen:

Der Körper ist Wandel und strebt nach Erfüllung – die Bewegung und die konkrete Handlung sind die Grammatik seiner Sprache. Im naturtherapeutischen Prozess hat der Körper durch die konkrete Naturerfahrung eine selbstverständliche und ihm angemessene Rolle. Er wird vielfach zum unmittelbaren Motor, aber auch zum Geschwindigkeitsbarometer, zum Kooperationspartner für das Erkennen und Aufgreifen der wesentlichen Phänomene. Eine naturtherapeutische Begleitung muss im Hinblick auf den Körper und seine Sprache eine Wahrnehmungsfähigkeit dafür entwickeln, wann der Körper wirklich ein körperliches Bedürfnis ausdrückt und wann er zum Ausdrucksplatz für psychische oder seelische Anliegen wird.

Es kommt häufig vor, dass Menschen körperliche Symptome entwickeln (akute Kopfschmerzen, Übelkeit, Schwindel, Gliederschmerzen, Erschöpfungssyndrome), die mit der aktuellen Situation kaum oder nur am Rande etwas zu tun haben. Sie entsprechen einem somatischen Ausdruck psychischer oder seelischer Anliegen. Das Wesen stellt damit den Körper in den Dienst anderer Ebenen. Wenn wir nun auf solch ein »psychosomatisches« Symptom rein körperlich reagieren, zum Beispiel indem wir jemandem den Rucksack abnehmen, ihm empfehlen, sich zu entspannen, oder Medikamente verteilen, kann es sein, dass wir an der eigentlichen Notwendigkeit vorbei handeln und den Prozess hinauszögern. Das soll nicht heißen, dass hinter jedem Leiden ein psychisches Anliegen steckt, und auch nicht, dass wir als therapeutische Begleiter darauf warten, etwas Derartiges zu entdecken. Wichtig ist aber, eine Wahrnehmungsfähigkeit dafür zu entwickeln, welche Bedürfnisse und Signale des Körpers körperliche Antworten brauchen und wann sich psychische Themenbereiche körperlich manifestieren, um an der richtigen Adresse und in der passenden Sprache zu intervenieren. Oft reicht es in so einem Fall, dem körperlichen Ausdruck wenig Beachtung zu schenken, um nicht dem Verwirrspiel, das in gewisser Weise im Gang ist, Vorschub zu leisten. Sehr schnell, wenn auch manchmal über den Weg der Empörung (Wie kann man jemanden, dem ohnedies schon übel ist, so unachtsam behandeln?), werden dann die Ebenen gewechselt.

Auch wenn naturtherapeutisches Handeln keinen primär körperorientierten Fokus einnimmt und die körperliche Ebene hier nur am Rande beschrieben wird, sei bedacht, dass das Hinausgehen, Sein und Sichbewegen in der Natur eine unmittelbare körperliche Präsenz, ein selbstverständliches Dasein des Körpers bedeuten.

Die Psyche – hier verstanden als Zusammenkommen von unserer emotionalen und mentalen Bewusstseinsstruktur – verfolgt die zentrale Aufgabe, den Lebensfaden in der Chronologie der Zeit zu spinnen, allen Ereignissen, Erfahrungen, Beziehungen und Handlungen einen integrierten und friedvollen Platz zu geben. Sie ist der Raum, der uns zu Einsicht und Verständnis über uns und unsere Wirklichkeit führt. Die Psyche arbeitet darauf hin, unsere Gefühls-, Sprach- und Handlungswelt in einen Gleichklang zu bringen. Sie führt uns dazu, ausgeschlossene, ungeliebte oder mit Schrecken besetzte Anteile in unsere Ganzheit zu integrieren und Selbstbilder oder Wirklichkeitskonstruktionen, die die Logik unserer Lebensgeschichte bedrohen, anzupassen.

Eine »gesunde« Psyche versorgt Menschen mit einem Grundvertrauen, das sich daraus nährt, dass die eigene Biografie in sinnhaften Bezügen erkannt wird, dass die Handlungs- und Beziehungsräume wahrhaftig sind und den eigenen Möglichkeiten und Aufgaben entsprechen sowie dass die Gefühls- und Sprachwelten in einer natürlichen Interaktion mit der Außenwelt stehen.

Eine Psyche, die nach Heilung oder auch Entwicklung ruft, produziert Gefühlsqualitäten, die von den eigentlichen Situationen losgekoppelt und damit funktionslos sind. Sie spielt, häufig auf wiederholende Art und Weise, Gefühls- und Verhaltensmuster ein, die mit der aktuellen Situation nichts (mehr) zu tun haben, die als noch nicht integriertes Relikt aus anderen Zeiten Aufmerksamkeit auf sich ziehen. Das Positive an dieser »Technik« ist, dass wir durch sie die Möglichkeit bekommen, »Unverdautes« doch noch zu verdauen. Das Unangenehme liegt wohl darin, dass uns solch eine Rotationsbewegung vom aktuellen Lebenspuls fernhält und sich damit das Konto des Ausgeschlossenen stetig vergrößert.

Neben dem wiederholten Einspielen von Gefühlserfahrungen aus anderen Zeiten, die, wenn sie entsprechend erkannt sind, an ihren richtigen Platz geführt und von der Psyche »einverleibt« werden können, gibt es eine weitere Dimension, die den psychischen Frieden stört. Es kann – wie oben bereits erwähnt – vorkommen, dass sich seelische Fragmente oder fremde psychische Fragmente eingelagert haben, die die Psyche für eigene Teile hält und die sie dann natürlich vergeblich versucht, friedvoll zu integrieren. Hier gesellt sich zum automatisierten Leblosen oft der Eindruck von Fremdheit, Ausweglosigkeit oder Verrücktheit. Häufig verbirgt sich eine tief sitzende Schulderfahrung dahinter, die die Integrität der Psyche untergräbt und sie in ihrem Orientierungssinn über Recht und Unrecht massiv infrage stellt.

Darüber hinaus unterstützt unser Sprachbewusstsein, das ja letztlich den Großteil der Gefühlserfahrungen begleitet und umrahmt, auf mächtige Weise die Rekonstruktion von neuralgischen Erfahrungsmustern. Es trägt durch seine Wahrnehmungs- und Interpretationsart zur Wiederholung jener Muster bei, die wir bislang nicht sinnvoll in uns aufnehmen konnten. Beeindruckend ist dabei die Wirklichkeit erzeugende Kraft des psychischen Bewusstseins, das sozusagen jeder noch so guten Ausgangslage ein traumatisches Ende bescheren kann, wenn es das Drehbuch des Protagonisten so will.

Ausgehend von der These, dass unsere Psyche über alle Mittel verfügt, die sie braucht, um ihrer Zentralbewegung der befriedenden Integration zu folgen, jedoch wissend, dass sie bei Fremdelementen an ihre Grenzen gelangt und dann Unterstützung braucht, ist es für die naturtherapeutische Begleitung wesentlich, unterscheiden zu lernen, welche Phänomene auf eigene und welche auf fremde Anteile schließen lassen.

Die Seele als Repräsentantin der Feinstofflichkeit unseres Daseins bewegt sich jenseits der Linie von Vergangenheit, Gegenwart und Zukunft, jenseits auch von gut und böse, richtig und falsch, und sie übernimmt im großen Spiel der geistigen Kräfte ihre Funktion, unabhängig von den Bewertungen und Zuschreibungen der irdischen Perspektive. Das Seelische wäre missverstanden und idealisiert, wenn man es rein auf den lichtvollen und engelhaften Teil reduzierte. Es bewegt sich – mit Ausnahme von jenem nicht dualen Urgrund alles Seienden – auch in dualen und polaren Licht- und Dunkeldimensionen. Das Erhabene und das Abgründige gehören gleichermaßen zu ihr.

Eine heile und reiche Seele ist vom Urimpuls des Schöpferischen durchdrungen, pulsiert, strahlt und inspiriert ihrerseits alles Existierende mit göttlichen Essenzen. Sie hütet im offenen Raum unser Eingebunden- und Verbundensein mit jenen, die vor uns waren, mit unserer individuellen und kollektiven Geschichte und ebenso unsere Verbindung zum mystischen Pantheon. Die Seele strahlt und fließt in Freiheit und in der Qualität, die ihrem Platz im Ganzen entspricht. In ihrer Grundbewegung hin zur Freiheit »tanzt« die Seele einen beständigen Ausgleichs- und Befreiungstanz, der von einem konstanten Her- und Abfließen von Kräften geprägt ist.

Belastete, oft spricht man auch von armen oder verlorenen, Seelen, sind Wesensbündel, die von ihrem essenziellen »Funktionsweg« abgekommen sind, das Gleichgewicht der polaren Kräfte verloren haben und ihre Schwingungskraft so reduziert erleben, dass sie anstelle eines befreienden einen anhaftenden Charakter entwickeln. Sie treten dann in einen Prozess der Autoaggression und der Selbstauslöschung und verdunkeln und verdichten die Umgebung, der sie sich angeschlossen haben.

Da die Seele als feinstoffliches Element von uns nur in der Interaktion mit Materiellem und an seinen Nahtstellen sichtbar wird, misst sich die Freiheit und damit die Leuchtkraft der Seele (paradoxerweise) an ihrer Verbindung zum materiellen und energetischen Körper. Das heißt, die Seele als feinstoffliches Lebenselixier braucht die Ankopplung an die Materie und die Psyche, um sichtbar zu werden. Wenn diese Ankopplung nur teilweise gelungen ist oder durch den Lebenslauf an sich wieder unterbrochen wird, führt die Seele ein ungesehenes Eigenleben. Sie überflutet das Wesen dann auf sonderbare Weise und in »ausgesuchten« Momenten – oft sind es Extremsituationen, in denen die Psyche an ihre Grenzen stößt und damit durchlässiger wird für anderes – und fordert unbedingte Aufmerksamkeit. Viele Menschen erleben und beschreiben dann Phasen sogenannter spiritueller Krisen, die nicht selten mit psychotischen Symptomen einhergehen und nach umfassender Veränderung rufen. Weniger einschneidend kann auch ein leiser, aber bestimmter Ruf, der einen Menschen ereilt, den Weg für eine wichtige seelische Lernerfahrung weisen.

Die Auseinandersetzung mit seelischen Kräften, die Wahrnehmung von Seelenzuständen und Anhaftungen sowie die bewusste Zuwendung zu feinstofflichen Dimensionen unseres Daseins gehören in das Feld spiritueller Praxis. Diese Anforderungen würden

den Rahmen der systemischen Naturtherapie sprengen. So wie es für eine naturtherapeutische Fachkraft jedoch unerlässlich ist, sich in der Natur mit einem gewissen Basiswissen und einer Grundkompetenz zu bewegen, um sich selbst und andere Menschen sicher zu führen, halten wir auch eine spirituelle Praxis, eine seriöse Übung von spiritueller Haltung (gleich welcher Art) für eine wichtige Basis und einen notwendigen Schutz in der naturtherapeutischen Begleitung.

Innerhalb unseres therapeutischen Konzeptes ist es im Hinblick auf »Seelenfragen« wichtig, zumindest für folgende Aspekte ein Wahrnehmungssensorium zu entwickeln: Ist die Seele gut mit dem ganzen Wesen verbunden oder begleitet sie es eher punktuell oder fragmentarisch? Kann der Seelenkörper frei sein im Hinblick auf seine Aufgabe im Kosmos? Wirkt er gleichgewichtig zwischen lichtvollen und abgründigen Elementen?

Die Entwicklung solcher Wahrnehmungen und Eindrücke ist zwar eine delikate Angelegenheit, die Bescheidenheit und permanente Bereitschaft verlangt, die eigene Annahme als eine von vielen Möglichkeiten zu sehen, sie ist aber auch keine Hexerei. Sie erfordert Training, Erfahrung, Vergleichswerte, Fehler, kurz alles, was andere therapeutischen Fertigkeiten auch erfordern.

Ein lebendiges Trio

Ausgehend von der Idee, dass die drei Ebenen zwar unterschiedlichen Grundgesetzen folgen, aber doch zusammengehören, spielt ihre Verbindung bzw. auch die unterschiedlichen Formen von Unterbrechung dieser Verbindung eine wichtige Rolle in der Vorstellung von Gesundheit innerhalb der Naturtherapie.

Im idealen Fall wird mit der Geburt des physischen Körpers der psychische Körper und metaphorisch gesprochen auch der seelischer Körper (mit)geboren.

Während der Körper und die Psyche in ihre volle Gestalt hineinwachsen oder sich hineinentwickeln, ist die Geburt des Seelischen eher als ein Prozess der Anbindung, des Zusammenkommens der feinstofflichen mit der grobstofflichen Repräsentanz zu sehen. Nachdem ein Körper mit all der Energie, Nahrung und dem Schmerz, die dazu nötig sind, ganz konkret zur Welt kommt, wird mit der ersten affektiven Zuwendung zum Wesen seine emotionale und mentale Struktur erweckt. Vermutlich (es ist ohnedies gut, daran zu erinnern, dass all diese Bilder nichts weiter als Annahmen sind) geschieht bei dieser Erweckung eine natürliche Bindung zwischen Körper und Psyche, die voraussetzt, dass Körper und Psyche einander annehmen und als im selben Boot sitzend anerkennen. Dieser Prozess kann durch schwer belastete emotionale Situationen und ernsthafte oder lebensbedrohliche körperliche Leiden erschwert werden. Dann nimmt die Psyche eine Art Jokerposition ein und hält sich – als energetisches Potenzial verstanden – bereit, sich dort anzuschließen, wo am meisten Bedarf nach psychischer Kraft besteht.

So kann sich die Grundanlage einer kindlichen Psyche in den Dienst der Psyche der Mutter stellen und anstelle sich selbst zu gebären, die psychische Versorgung anderer übernehmen. Damit wird nicht nur die Bildung der eigenen Körper-Psyche-Einheit verzögert oder gar vereitelt, sondern, wie oben ausgeführt, wird die Psyche in späteren Jahren mit unlösbaren Aufgaben konfrontiert werden und sich vermutlich mächtig im Kreise drehen, ehe sie zu sich finden kann. Hier braucht es das schrittweise Erkennen, was eigene und fremde emotionale Bezüge sind, ehe die Psyche ihre Integrationsarbeit erfolgreich aufnehmen kann.

Die Bildung der Körper-Psyche-Einheit kann auch dadurch erschwert werden, dass der Körper ganz konkret so sehr mit dem eigenen Überleben beschäftigt ist, dass für die Zuwendung zur Psyche keine Ressourcen mehr bleiben. Traumatische Geburtssituationen oder schwere Krankheiten im Kleinkindalter können so eine Wirkung haben, die sich nicht selten in psychischer Dünnhäutigkeit, in schwach ausgeprägten Vertrauenskräften oder aber in körperlicher Hyperaktivität und Überenergie äußern. Solche Ausgangslagen rufen nach einer Begegnung von Körper und Psyche, dem Freilegen der Anziehungskraft zwischen den beiden Feldern. Dieser Prozess ist in etwa so sensibel und delikat wie die Wiederbegegnung zweier Liebender, die sich unter widrigen Umständen aus den Augen verloren haben. Sie stehen voreinander, können nichts erzwingen, müssen sich der Natur ihrer Beziehung aussetzen und warten, was sich zeigt. Wenn ein Wesen gelernt hat, mit einer großen Körper- und Psycheautonomie zurecht zu kommen, gibt es diese nicht so einfach auf – es kann sich empört und trotzig von der neuen Möglichkeit abwenden. Es zieht das Bekannte, auch wenn es mitunter schmerzhaft sein mag, dem Unbekannten vor. Hier braucht es Mittel, die der unterbrochenen Verbindungsbewegung zwischen Körper und Psyche auf die Sprünge helfen. Im Aufstellungskontext kennen wir den Begriff der unterbrochenen Hinbewegung, die vielfach als unterbrochener Primärfluss zwischen Kind und Eltern interpretiert und entsprechend moderiert wird. Wir meinen hier nicht die Hinbewegung zwischen zwei Wesen, sondern die natürliche Anziehungskraft, die Hinbewegung zwischen den eigenen Anteilen Körper und Psyche.

Neben den ersten beiden »Verhinderungskonstellationen« für eine gesunde Körper-Psyche-Einheit sei hier noch eine dritte erwähnt. So wie der Körper Grundbedingungen braucht, um sich entwickeln zu können, braucht auch die Psyche Nahrung, um erweckt und aktiviert zu werden. Wenn die junge Psyche dabei auf ein emotional stark instabiles Gegenüber stößt oder gar selbst in ein emotionales und oder mentales Vakuum gerät, friert sie ihren Selbstentwicklungsprozess auf ein Minimum ein und damit auch ihre Anbindung an den Körper. Diese Reduktion auf ein Minimum kann sich in tendenziell zwanghaften, stark nach bestimmten Ordnungsmustern ausgerichteten, bis hin zu autistischen Verhaltensmustern ausdrücken. Hier braucht es eine zärtliche Erweckung der Psyche, damit sie im ersten Schritt damit beginnen kann, den eigenen Körper als zu sich gehörig zu empfinden.

Generell gehen wir davon aus, dass die drei Ebenen Körper/Psyche/Seele voneinander unabhängig überleben können und dass sie dies unter bestimmten Bedingungen auch müssen. Der größte Schutz, die größte Kraft und vermutlich auch das größte Lebensvergnügen stellen sich allerdings erst dann ein, wenn diese drei zu einem großen »Wir« verbunden sind und jede Ebene auf ihren Prinzipien aufbauend für das gemeinsame Größere im Einsatz ist.

Nachdem wir uns mit Körper und Psyche genauer befasst haben: Wie sehen wir hier nun den »Auftritt« der Seele und ihre Nahtstellen?

Wir vermuten, dass die Seele bereits den Werdungsprozess und die Geburt des Körpers und alles, was rund um die Psyche geschehen mag, als feinstoffliche Repräsentanz umkreist. Sie beginnt sich dann an den Menschen anzuschließen, wenn sie dazu »eingeladen« wird, dass heißt, wenn seitens des Wesens selbst oder seiner sozialen Umgebung eine Hinwendung zu den spirituellen Dimensionen des Menschseins besteht oder entsteht. Das geschieht in den meisten Fällen ohne besonderes Bewusstsein, es ist wie ein Hormon mit angelegt. Die Geburt eines Kindes setzt enorme Kräfte frei, oft liebende Kräfte, die über die natürliche Bindung zwischen Eltern und Kind wachen und damit das Verantwortungsgefühl für den Nachwuchs sichern. Diese primäre Liebe, die von der Schöpfung mit erfunden und mit geschenkt wird, erinnert die Menschen oft an das Wunder des Lebens und macht sie damit für seelische Kräfte bereit.

Die Anbindung der Seele, die vermutlich am besten gelingt, wenn Körper und Psyche schon zueinander gefunden haben, aber partiell auch davon unabhängig geschehen kann, verleiht dem Wesen seine Einzigartigkeit, seinen göttlichen Funken, seine ewige Dimension im Fluss des Lebens. Die Seele ist der Lebenssaft, der Lebensgeist, das aus sich heraus sinnstiftende Gefäß, der Schutzraum, in den sich das Wesen in seiner vollen Gestalt hineinentwickeln kann.

Wenn die Vereinigung der verschiedenen Körper oder auch das Ankommen der Seele auf der Erde nicht ganz oder nur teilweise geschieht, können Menschen – je nach Grundanlage und Kontext – entweder ganz im materiellen Dasein verhärten oder von Informationen aus der spirituellen Welt ohne seelischen Filter überschwemmt werden und die Orientierung verlieren, dem Wahnsinn verfallen.

Ein frei flottierender, nicht angebundener Seelenkörper ist nicht nur in seiner Schutzfunktion geschwächt, sondern kann sich auch zu einer zusätzlichen Bedrohung entwickeln, weil er eine enorme Anziehungskraft hat und die Tendenz besitzt, ein Übermaß an Aufmerksamkeit auf sich zu ziehen. Damit beginnen Menschen, ohne dies zu bemerken, sich mehr mit ihrer seelischen denn mit ihrer irdischen Dimension zu verbinden, was aufgrund der fehlenden Anbindung in eine Zwischenwelt führt, in der sich die meisten nicht zu bewegen wissen. Wie in einem Irrgarten finden sie dort zwar keinen Ausweg, aber immer wieder neue Optionen. Sie begeben sich in dieser Zwischenwelt auf Suche nach Nahrung, die sie dort nicht finden können, und werden lange von Illusionen ernährt, während ihr Körper und ihre Psyche verhungern und schutzlos seelischen Fremdkräften ausgesetzt sind. Diese »Zwischenweltler« laufen somit Gefahr, Strukturen zu entwickeln, die sie aushöhlen und im schlimmeren Fall zur Landebahn für »verirrte« Seelen machen. Während sie nach außen dem Lichtvollen, dem Besonderen, dem Hochschwingenden zugewandt sind, beginnt sich die Polarität in ihrem Wesen einzunisten und unterbricht einen nährenden Erdkontakt, was den Eindruck erweckt, nicht wirklich am

Leben teilnehmen zu können, außerhalb ihrer selbst, sinnentfremdet oder übersinnlich zu sein.

Unter diesen Gegebenheiten ist eine Arbeit an der Psyche-Seele-Einheit notwendig; eine Einladung an die Seele, ihren Platz einzunehmen, und eine Vorbereitung für die Psyche, ihrer neuen Kooperationspartnerin zu begegnen. Wie wir uns an eine solche Arbeit annähern und was es dabei zu bedenken gilt, werden wir später beschreiben.

Das Zusammenkommen und Wirken der unterschiedlichen Ebenen sind aus unserer Sicht ein wichtiges Element für die gesunde Entwicklung des ganzen Wesens. Wir haben oben Ideen vorgestellt, wie dieses Zusammenkommen unterstützt oder auch erschwert werden kann und welche Auswirkungen damit einhergehen könnten.

Neben diesen Grundvoraussetzungen, die in den ersten Lebensmomenten gelegt werden, können aber auch Ereignisse des Lebens an sich oder das Schicksal plötzlich und massiv auf unsere Wesensgestalt einwirken.

Ein kompaktes »Trio« ist zwar Schutz, aber nicht Garant dafür, dass dies immer so bleibt. Ein schwerer Verlust, ein Schock, ein Unfall oder eine spezielle Herausforderung innerhalb der eigenen Lebensgeschichte kann eine partielle oder zeitweilige Trennung der Ebenen bewirken. (Manche Konzepte der Psychotraumatologie fußen hier auf ganz ähnlichen Gedankengängen und sind als wertvolle Ergänzung und Vertiefung des hier beschriebenen Modells zu verstehen.)

In unausweichlichen, lebensbedrohlichen Momenten reagiert das Wesen häufig mit einer instinktiven Konzentration der Kräfte auf jene Bereiche, die das Überleben im Moment sichern, und »schützt« sie vor dem Zugriff störender Einflüsse. Dies geschieht unter anderem dadurch, dass die reflektierte Kommunikation zwischen den Ebenen zeitweilig unterbrochen wird. Der Körper kann so im Moment des Geschehens seine Kräfte bündeln, während sich die Psyche und die Seele loskoppeln und den Prozess von außen betrachten. In einer solchen Situation geschehen jene Erfahrungen, von denen viele Menschen nach Unfällen berichten, nämlich dass sie in eine andere Zeitdimension eintauchen, ihr Leben wie in Zeitlupe vor sich ablaufen sehen, sich selbst, also ihren Körper, von oben betrachten, schmerz- und gefühlsfrei werden oder sich wie fremdgesteuert durch schwierige Situationen hindurchbewegen und Kräfte und Fähigkeiten entwickeln, die sie vorher nicht erahnt hätten.

Dieses sinnvolle Notfallprogramm des Menschen dauert meist noch eine Zeit nach dem Ereignis an (Schockphase), es sollte sich dann aber wieder normalisieren.

Diese Normalisierung beinhaltet ein erneutes Zusammenkommen der Ebenen und eine Zeit der Heilung. Neben dem konkreten Genesungsprozess auf der körperlichen Ebene, der wegen möglicher Verletzungen nötig sein wird, geschieht auch die Genesung der anderen Ebenen und die des »Bruchs« der Ebeneneinheit.

Emotional ist die Heilung einer Schockerfahrung häufig verbunden mit dem wiederholten Nacherleben von Angst und Panik oder auch anderen Gefühlen, die sich im oder rund um das Geschehen eingestellt haben. Meistens werden emotionale Schübe erlebt, die mit der Zeit immer schwächer werden und letztlich ganz verebben. Das emotionale Feld wird auf diese Art von dem Angestauten, in der Situation aus Sicherheitsgründen nicht Ausgedrückten, Schritt für Schritt befreit und wieder in sein Gleichgewicht gebracht. Das mentale Feld verarbeitet die Erfahrung mit den ihm eigenen Mitteln. Immer und immer wieder, mal von dieser, mal aus jener Blickrichtung, wird es die Geschichte des Ereignisses erzählen, rekonstruieren, verändern, nach Erklärungen und einem Sinn suchen, Bilder und innere Filme entwickeln; so lange, bis es in die Lebensgeschichte eingewoben ist. Das seelische Feld, das wegen seiner Grundausrichtung am wenigsten von solchen Ereignissen erschüttert wird, braucht in diesem Sinne keine Heilung, sondern vielmehr die baldige Möglichkeit, sich dem Ganzen wieder anzuschließen.

Interessant ist darüber hinaus, dass für viele Menschen Unfälle oder andere einschneidende Ereignisse erst zu einer Integration oder Ankopplung der Seele führen. Durch jene schmerzhafte Grenzerfahrung begegnen sie der spirituellen Dimension ihres Daseins, stimmen ihr zu und schenken ihr damit die Einladung zur Mitwirkung. So beschreiben viele, dass Unfälle ihrem Leben einen anderen Sinn, eine neue Tiefe und neue Ausrichtung gegeben haben. Vielleicht sind sie die vielen zweiten oder dritten Chancen, die Ganzheit zu erfahren.

2. Zur Arbeit in Naturräumen

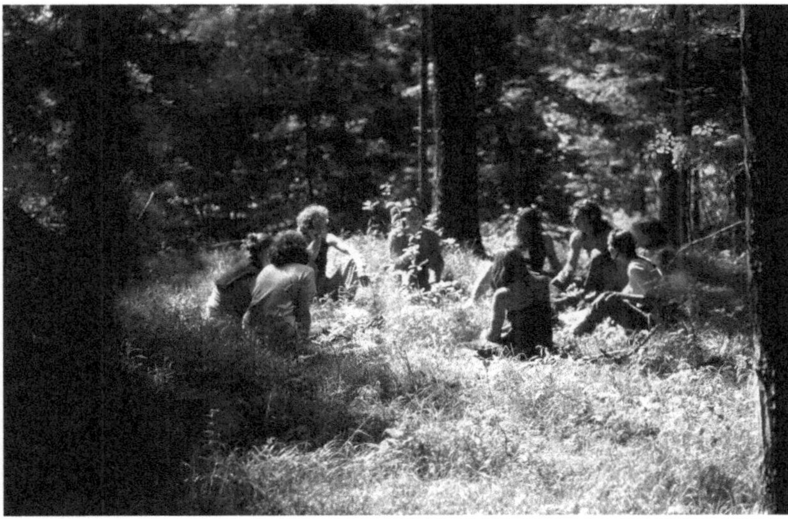

Begleitung in besonderen Räumen

Die systemische Naturtherapie induziert einen Heilungsprozess, dessen zentrale Bühne nicht die Interaktion zwischen Therapeut und Klient ist, sondern die Beziehung und das Wechselspiel zwischen Klient und Natur.

Das fordert sowohl vom Therapeuten als auch vom Klienten Umdenken und Verzicht. Spektakuläre Interventionen, die Anerkennung, Bindung und Vertrauen hervorrufen, müssen eher banal erscheinenden Handreichungen Platz machen. Die oft unausgesprochene Hoffnung, doch eine große Mutter oder einen großen Vater zu finden, der weiß, was gut und richtig ist, muss einem wenig sensationellen »mit-sich-selbst-Zurechtkommen« weichen.

Die Geschichte der Psychotherapie ist auch eine Geschichte charismatischer Persönlichkeiten, die eine wundersame Macht über Menschen ausüben können. Sie werden dafür bejubelt und gleichermaßen verdammt. Im Gegensatz dazu basiert die Naturtherapie auf einem Leitungsverständnis, das die Expertenschaft der Klienten verbal und konkret handelnd ernst nimmt und herausfordert.

Die Aufgabe des Therapeuten ist es, eine Rahmenstruktur zu legen, die den Menschen dabei unterstützt, in einen nährenden Kontakt mit sich selbst und in Folge auch mit der Umgebung zu kommen. Ist dieser Rahmen einmal gegeben, kann der Therapeut die auftauchenden Prozesse sorgsam begleiten.

Er bleibt dabei in einer Haltung der Neugier, des Vertrauens und der Anteilnahme eher im Hintergrund. Das Wesentliche geschieht beim Klienten, der auf sich selbst gestellt ist. Ehe er daran aber glauben kann und erste Lichtungen sich zeigen, will ein Dickicht durchquert sein. Mitunter muss sich in einer solchen Situation der Naturtherapeut dem Vorwurf der Zurückhaltung stellen, Gefühle von Ärger oder Enttäuschung abfedern, einigen Fallen ausweichen, die ihn doch ins Zentrum und damit in eine Verantwortung stellen wollen, die dem Klienten nicht wirklich nützlich ist. Es lohnt sich, durch diese Phase der allseitigen Verunsicherung zu gehen, sie als natürliche Wegstrecke anzuerkennen. Sie ist der Schlüssel zu den charakteristisch autopoietischen Wirkkräften im naturtherapeutischen Verfahren.

Wenn die Menschen sich in Wiederholungsschlaufen verwickeln, an Gefahrengrenzen stoßen oder im Übermaß von Gefühlen oder Bildern überschwemmt werden, dann tritt der Begleiter aus dem Hintergrund heraus und bietet konkrete methodische Unterstützung an. Sie ist ein Impuls, eine vorübergehende Intervention, die dann wieder das Eigene seinen Weg finden lässt.

Naturräume sind lebendige Systeme, die ihr Eigenleben, ihren Ausdruck und ihre Rhythmik besitzen. Wie und ob sie mit uns in Resonanz gehen, ist abhängig von unserer Haltung, mit der wir ihnen begegnen.

Will die Natur ihre Interaktionsqualität für uns erkenntlich zeigen, muss der Raum, den wir betreten, einen verdichtenden Charakter bekommen. So wie bei der Aufstellung durch die ritualisierte Form der Positionierung im Raum der Körper seine Wahrnehmungsausrichtung verändert oder wie beim Betreten einer stillen Kapelle plötzlich eine veränderte Seins-Erfahrung in uns ausgelöst wird, wird auch der Naturraum, den wir für unsere Arbeit wählen (meist sind es kleine geografische Gebiete) durch leichte Ritualisierung zu einem besonderen Raum, einer Bühne, einem »heiligen Hain«, in dem das, was geschieht, Dichte und Tiefe erfährt.

Betreten wir in dieser Art die Natur, dann ist es, als würden unsichtbare Helfer uns Menschen Vergrößerungsgläser unter die Nase halten, um überdeutlich zu zeigen, was zu sehen, zu erkennen, zu erleben an der Zeit ist.

Diese Ritualisierung hat nichts mit Räucherwerk, Federn, mantrischen Gesängen oder anderen äußeren liturgischen Ausdrucksmitteln zu tun. Sie geschieht vielmehr durch eine innere Haltung, die den Raum in seinen vielen Schichten und Möglichkeiten wahrnimmt und wertschätzt. Sie kann aber auch durch konkrete Handlungen, wie das Einrichten eines Zentrums, das Bezeichnen von Außengrenzen, die bewusste Trennung von sozialen und therapeutischen Plätzen, unterstützt sein.

Wertschätzung und Wirkungskraft erhält ein Raum darüber hinaus, wenn wir ihm direkt, ganz im Moment und ohne Filter dessen, was wir vielleicht meinen oder möchten, begegnen. Dann kommt er uns lebendig und unmittelbar entgegen, berührt uns, bewegt uns.

Eine große Entkräftung von natürlichen Räumen sind unsere Bilder aus anderen Zeiten, z. B. wenn uns jener Berg plötzlich an einen anderen erinnert, den wir vor Jahren einmal gesehen haben. Naturtherapie ist von kraftvollen natürlichen Räumen abhängig, in denen sich Wesentliches manifestieren kann. Die »Arbeit« am Raum und dessen Hütung sind daher eine zentrale, wenn auch meist unsichtbare Aufgabe der Leitung. In einem so kreierten besonderen Raum können dann auch besondere Dinge geschehen.

Phänomene und Phänomenologie

Die phänomenologische Annäherung an die Welt und zu dem, was in ihr geschieht, ist das Elixier, das der Naturtherapie Leben und Faszination verleiht. Unter phänomenologischer Annäherung oder Wahrnehmung verstehen wir eine offene Hinwendung zu dem, was ist, ein unfokussiertes Schauen, ein In-sich-Aufnehmen und Wirkenlassen, ein Sichaussetzen und Sammeln. Aus dieser Form von Wahrnehmung können uns Erkenntnisresonanzen, Einsichten, Bilder, Inspirationen oder eben sogenannte Phänomene begegnen, die das Wahrgenommene auf eine neue Art verknüpfen und ihm so eine noch nicht erkannte Bedeutungstiefe schenken. Ein gutes, nützliches Phänomen berührt, klopft an, enthält vertraute und fremde Informationen, weckt Abenteuergeist und trägt einen Samen für echte Entwicklung in sich. Es steht oft plötzlich vor uns – oder auch besser in uns – und ruft zur Handlung.

Ein Phänomen ist einfach gesagt »etwas, das sich zeigt«, »etwas, das sichtbar wird«, »etwas, das unter vielen anderen sichtbaren Ereignissen oder Dingen besonders hervorsticht«. Das Hervorstechen geschieht, wenn zwischen dem Ereignis und dem Betrachter eine Beziehungsdichte entsteht, die dieser Begegnung Bedeutung schenkt und die Beteiligten »berührt«. Ein Phänomen ist nicht per se ein Phänomen, sondern wird erst durch den Akt einer beziehungsstiftenden Wahrnehmung zu einem solchen. Ein abgestorbener Ast, die Begegnung mit einem Tier, der kleine Ausrutscher am Bach – viele kleine und größere Ereignisse können in Menschen bedeutsame Resonanzen auslösen und sie auf wichtige Spuren lenken.

Die große Verführung im phänomenologischen Arbeiten ist die Tendenz, die allem und jedem Bedeutung schenkt, die aus jedem Zwischenfall ein Phänomen erwachsen lässt und uns letztlich in die Irre führt. So paradox dies auch klingen mag, die beste phänomenologische Wahrnehmungskraft entsteht durch konsequentes Wegschauen bzw. Hindurchschauen durch die ersten Schichten, die sich bieten, ein Ignorieren von scheinbaren Auffälligkeiten. In diesem Klima der Nichtbeobachtung kann sich das Wesentliche in aller Ruhe auf verschiedenen Ebenen kristallisieren.

Die Entscheidung darüber, mit welcher »Tiefenschicht« der Betroffene oder die Begleitung dann in Kontakt tritt, ist wie eine Suche nach der optimalen Schwungkraft, die das Leben schenkt. Reagiert man zu früh, bleibt das »Vergnügen« oft gar kurz, wartet man zu lange, kann sich die dargebotene Möglichkeit wieder in unnahbare Tiefen zurückziehen. Phänomene sind nach unserer Sicht Heilungs- und Handlungsangebote, die das Leben uns schenkt. Ihre Wirksamkeit hängt vom Reifegrad der Erscheinung, von der Tiefe des Motivs, den Möglichkeiten der Umgebung und vor allem von der Gegenwart des Menschen ab, um den es geht.

Die Rolle des Körpers

Auch wenn der Körper nicht im Zentrum dieser Arbeit steht, so kommt ihm im naturtherapeutischen Wirken doch eine bedeutende Rolle zu. Bei therapeutischen Prozessen, die mehrheitlich in der Natur stattfinden und nicht selten mehrere Tage am Stück dauern, ist der Körper unmittelbar und konkret mit »von der Partie«. Unter freiem Himmel ist bereits das »normale Leben« für unsere, an stabil klimatisierte, beleuchtete und geschlossene Räume gewohnten Körper eine Herausforderung.

Im Freien muss unser Körper ohne die üblichen Anhaltspunkte und Begrenzungen, die durch Raum- und Straßenstrukturen gegeben sind, sich selbst Orientierung geben, einen neuen Referenzrahmen stecken. Er muss sich dem Wechsel von Temperaturen aussetzen, sowie dem Wechsel elementarer oder witterungsbedingter Qualitäten wie Feuchtigkeit, Wind, Sonneneinstrahlung. Er ist dem gegebenen Rhythmus von Licht und Dunkel, von Tag und Nacht ausgesetzt. Er muss in unmittelbarer Erdnähe ohne stabiles Dach über ihm schlafen, es gibt kein Sofa in der Nähe, auf dem er sich ausruhen kann. Und er muss offenem Feuer nahe kommen, wenn er etwas kochen, sich wärmen oder dessen Licht nutzen will. Es gibt keine warme Dusche, sondern vielleicht nur einen eiskalten Bergbach oder eine Quelle, an der er sich waschen kann. Hinzu kommen Wegstrecken mit dem Rucksack, die Suche nach Feuerholz oder das Verlassen von Orten, die gerade begannen, vertraut zu werden.

Der Körper wird gebraucht – ganz konkret, ganz sinnlich, ganz selbstverständlich. Er wird nicht trainiert, nicht ruhiggestellt, nicht überwunden, nicht energetisiert, nicht in besondere Stellungen gebracht, er wird nichts mehr und nichts weniger als einfach »gebraucht«. So paradox dies klingen mag, so wichtig ist dieses unspektakuläre, dieses selbstverständliche Gebrauchtsein des Körpers, der im Alltag allzu oft auf sitzendes Sein oder funktionsloses Bewegtwerden reduziert wird. Wir wollen hier in keiner Weise den Wert von Freizeitsport in Abrede stellen, sondern nur anmerken, dass der Körper zu einer anderen Kraft, Ausstrahlung und Aussagekraft kommt, wenn er in einen natürlichen Bewegungsbezug eingebunden ist.

Aus dem Feld der szenischen Mittel – wie zum Beispiel der Aufstellungsarbeit oder dem Mythenspiel – kennen wir bestens, dass der Körper unter der Bedingung einer konzentrierten Platzierung im Raum zu einem Medium für wertvolle Informationen werden kann. Ein ähnliches Phänomen erleben wir auch in der Natur, nur dass hier nicht stellvertretend für andere Informationen generiert werden, sondern mehrheitlich für das Wesen selbst, dessen Körper arbeitet.

Naturtherapeutische Intensivprozesse erinnern an nomadisches Leben: Da schlafen Menschen in einfachen Camps, holen Wasser von einer nahe liegenden Quelle, kochen und sitzen rund ums Feuer, ziehen dann und wann weiter, richten sich wieder neu ein.

Das Bild der ziehenden, in überschaubaren sozialen Gemeinschaften organisierten Völker trifft den Kern der naturtherapeutischen Rahmenstruktur, und innerhalb einer solchen Kultur wird der Körper eben (noch) ganz selbstverständlich genutzt und als lebensnotwendige Ressource betrachtet. Vielleicht lässt ihn diese Botschaft zu einem der wesentlichsten Informationsträger und Kooperationspartner im Prozessverlauf werden.

Wenn wir derart nomadisch unterwegs sind, erinnert sich unsere DNS möglicherweise an eine wichtige menschheitsgeschichtliche Wurzel, oder es sind die oben schon erwähnten elementaren Qualitäten, die den Körper aus gewohnten Mustern aufrütteln. Vielleicht ist es auch der Mangel an den üblichen Referenzpunkten, der nach einer Neuorientierung suchen lässt, vielleicht ist es eine Mischung aus all dem oder gar nichts davon. Gewiss ist jedenfalls, dass der Körper zu einem aktiven und interaktiven Ansprechpartner wird, der dem Wesen auf oft unmissverständliche Art zuspielt, was ein nächster wichtiger Schritt auf seiner Heilungsreise ist.

Übrigens ist hier ein guter Moment, um zu betonen, dass naturtherapeutische Arbeit keine besonderen körperlichen Voraussetzungen erfordert. Jung und alt, dick und dünn, Hinkebeine und Athleten – die Natur nimmt jeden auf und »arbeitet« erstaunlich individuell.

Handlung und Ästhetik

Eine weitere Grundannahme der Naturtherapie ist, dass Entwicklung von zwei wesentlichen Anlagen getragen wird: vom Sinn für Handlung und vom Sinn für Schönheit.

Wenn wir hier von Sinn sprechen, dann meinen wir eine dem Lebewesen innewohnende Sehnsucht, die es zu vielerlei Bewegungen führt und im idealen Fall zur vollen Gestalt und Funktion innerhalb seines Kontextes bringt. Bewegungen mit solcher Qualität werden von außen und von innen für gewöhnlich als sinnvolle oder rechte Handlungen erkannt. Ein Selbstverständnis, das auf sinnvollen Handlungen aufbaut, ist ein wesentlicher Grundstein für das vertrauensvolle

Begehen des eigenen Lebensweges. In der Handlung ist der Mensch einmal mehr der paradoxen Spannung ausgeliefert, Erschaffener und zugleich Erschaffender zu sein. Erschaffener deshalb, weil ein »Sinn« ihn zur Handlung hinführt und der Grund und das Motiv der Handlung sich aus dem Größeren heraus ergeben, in dem der Einzelne nur ein kleines Teilchen ist. Weil dem Menschen durch das Prinzip des Willens die Möglichkeit gegeben (oder das Schicksal auferlegt) ist, sein Handeln zu entscheiden und zu verantworten, ist er gleichzeitig Erschaffender.

Der zustimmende Bezug zum eigenen Handeln ist aus unserer Sicht der Boden, auf dem sich die Psyche ihre Integrität erwirbt.

Geht dieser Bezug ganz oder teilweise verloren, weil das eigene Handeln zu einer Fremdheit wird, weil es als sinnlos oder allzu widersprüchlich wahrgenommen oder gar nicht mehr als das Eigene erkannt wird, ist die Psyche um ein wesentliches Rückmeldungsinstrument beraubt und dem »Verderben« ausgeliefert.

Der Sinn für Handlung ist demnach eine Instanz in uns, die uns zum rechten Tun anstiftet und es auch als solches erkennen lässt. Dieser Sinn wird im naturtherapeutischen Verfahren auf vielfache Art gebraucht, belebt und aktiviert. Weshalb?

Wir beschränken Handlung nicht nur auf ein äußerlich sichtbares Tun, sondern sehen sie als Sinn stiftende, Leben schenkende Bewegung an. Auf diese Weise kann sie neben körperlicher auch emotionaler, mentaler, spiritueller oder häufig sogar zusammengesetzter Natur sein. Demnach ist handlungsorientierte Therapie nicht einfach Therapie, bei der etwas getan wird, sondern sie bietet dem Betroffenen auf möglichst vielen Ebenen Möglichkeiten an, in Handlung zu kommen.

Eine von der Idee des Gleichgewichts geleitete Prozessführung wird sich daher die Frage stellen, welche Handlungsbereiche der Klient und dessen System gut aktiviert haben, und von dem ausgehend Schritt für Schritt die anderen Felder »erobern«, erweitern. Das Methodenrepertoire und vor allem die Naturumgebung erlauben diesen Ebenenwechsel fließend. Hinzu kommt wie oben beschrieben jener Punkt, an dem der Klient zum Regisseur seines eigenen Heilungsprozesses wird und in Resonanz mit der Natur die für ihn wichtigen Handlungen üben und generieren kann.

Neben dem Sinn für Handlung wirkt auch der Sinn für Schönheit als wichtige Steuerungs- und Hilfskraft im naturtherapeutischen Prozess.

Schönheit heilt, zieht an, wirkt und nährt in unendlich vielen Formen. Ein aktiver Sinn für Schönheit oder Ästhetik lässt uns nach jenen inneren und äußeren Plätzen suchen, die uns mit Qualitäten versorgen, die wir für unser Weitergehen brauchen.

Dabei beziehen wir uns allerdings nicht auf äußere Klischees oder Ideale von »Schönem«, sondern auf eine Qualität, die sich selbst und das sie Umgebende in lebendiger Harmonie erlebt.

Die Schönheit, um die es uns hier geht, ist ein originäres, auf jedes Individuum, jeden Moment abgestimmtes »Ereignis«. Mitunter braucht es einige Zeit, bis dieser Schönheitssinn, von eingelagerten und irreführenden Schablonen befreit, aus sich heraus wirken kann. Die Naturerfahrung, das Sein in der Natur, das Sehen von Natur unterstützt und beschleunigt diesen Vorgang, bei Einzelnen wird er sogar erst dadurch ausgelöst.

Möglicherweise hängt dies damit zusammen, dass natürliche Landschaften in sich eine Ästhetik tragen, die außerhalb menschlich konstruierter Normen liegt, und den Menschen in eine tiefe Resonanz mit dieser Qualität von Schönheit bringen.

Dass dieser Schönheitssinn zu leben beginnt, zeigt sich vorderhand darin, wenn Menschen von kleinen Ausschnitten oder ungewöhnlichen Bildern oder Plätzen berührt werden und einen Tiefenblick für das Verborgene entwickeln. Es ist dann jener scharfe Fels, jener Baum im Wind, diese dürre Pflanze, genau jenes Moos, das den Schlüssel für etwas Wichtiges trägt.

Dieses Erkennen kann sich zu einem Orientierungssinn weiten, der hilft, uns im Naturraum so zu bewegen und zu platzieren, dass das, was uns umgibt, zur nährenden Heilkraft wird. Das heißt, wir beginnen uns instinktiv so auszurichten, dass wir in Bezug auf uns und die Welt in Harmonie kommen und Schönheit kreieren. Weniger idealistisch formuliert: Wir entwickeln ein Know-how dafür, wo wir hingehören, was wir brauchen und wo wir wirken können – und das ist häufig schon ein heilender Schritt. Bekanntlich ist dieser besagte Sinn auch ein zentraler Kooperationspartner bei methodischen Vorgehensweisen im szenischen oder kreativtechnischen Bereich.

Die Unterbrechung von Mustern

Wenn wir mit Menschen arbeiten, dann gehen wir davon aus, dass sie alle Anlagen in sich tragen, die sie brauchen, um ihren Weg zu gehen und das Notwendige zu erreichen. Gelingt dies über längere Zeit hinweg nicht, dann deswegen weil sich Muster eingeschlichen haben, die den natürlichen Fluss unterbrechen. Systemischen Erklärungsmodellen folgend, sehen wir viele naturtherapeutische Interventionen als Unterbrechung solcher Muster. Eine Intervention wird somit zu einem Störfaktor für die innere Struktur, in der sich ein Wesen – wenn auch oft unter einem hohen Leidensdruck – eingerichtet hat und sicher fühlt.

Wir folgen dabei gern einem Modell, das aus dem erlebnispädagogischen Kontext bekannt ist und auf einfache Art und Weise die Grundschritte erläutert.

Ausgegangen wird davon, dass jedes System sich selbst einen »Komfortraum« erschafft. Innerhalb dieses Raumes und seiner Grenzen hält das System mehrheitlich solche Informationen im Fluss, die ihm Selbstbestätigung verleihen, die ihm bekannt sind, Orientierung und Vertrautheit garantieren und Sicherheit gewährleisten. Wenn ein System sich gut in diesem Bereich einrichtet, dann entwickelt es klare Grenzen und kann sich – sofern es dennoch mit seiner Umgebung in Kontakt bleibt – in großer Stabilität halten. Der Preis dieser Beständigkeit ist jedoch eine gewisse Stagnation, was die Weiterentwicklung des Systems anbelangt. Um zu lernen und neue relevante Informationen ins System zu bringen, muss der Mensch seinen Komfortraum verlassen und in unbekanntes Gebiet und damit in einen Risikoraum eintauchen.

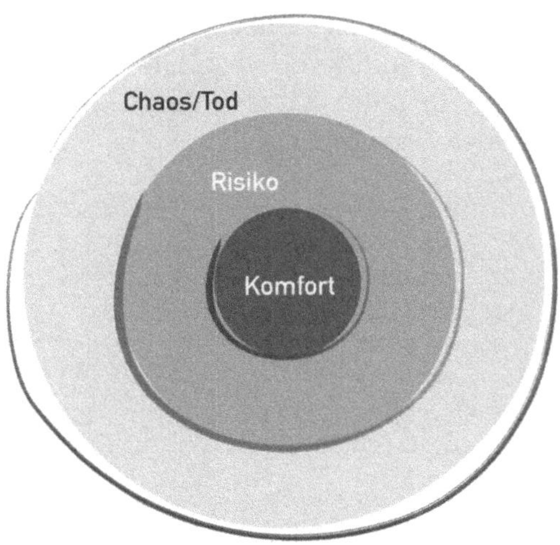

Abb. 4: Komfortkreis

Veränderung (gleichzusetzen mit Neuerung und damit Lernen) kann nur jenseits des Komfortraumes geschehen, jenseits unserer Gewissheiten und Selbstverständlichkeiten. Oft werden Teile, oft wird das ganze System dabei in Erschütterung, Verunsicherung und Verwirrung gebracht. Es wird so weit aufgelöst, dass es auf seine alten Funktionsmuster nicht mehr zurückgreifen kann und sich dadurch die Möglichkeit eröffnet, neue Ordnungen zu finden. Lernen hat dann stattgefunden, wenn sich der individuelle Komfortraum des Systems nach dieser Neuorganisation erweitert hat.

Der naturtherapeutische Prozess unterstützt das Wesen darin, sich in Risikobereiche vorzuwagen, sie ein wenig auszuloten sowie seinen Komfortraum auszudehnen. So definiert, ist die Grenze zwischen Komfort und Risiko eine im höchsten Maß individuelle Angelegenheit. Für sie gilt es in der Begleitung von Menschen sensibel zu bleiben.

Es gibt allerdings in diesem Risikobereich auch die Grenze hin zu jener Zone, die das Wesen zum Tod führt, es tatsächlich tötet oder an eine lebensbedrohliche Grenzerfahrung bringt. Wie weiter oben beschrieben, können selbst solche »Schockerlebnisse« wesentliche Lern- und Heilungsimpulse auslösen, sofern sie vom Leben selbst gesteuert sind. Wir empfehlen aber, im therapeutischen oder pädagogischen Prozess keinerlei Grenzerfahrungen dieser Art zu forcieren.

Im Gegenteil, es trägt eher zu einer Einengung der vorhandenen Möglichkeiten bei, als zu deren Erweiterung. Dies hat damit zu tun, dass jedes Wesen die zu weite Überschreitung seiner natürlichen Grenzen mit einer Gegenreaktion »bezahlt«. Eine unangemessene Ausdehnung in eine Richtung hat eine Kontraktion und Einengung in einer anderen Richtung zur Folge.

3. Transpersonale Elemente

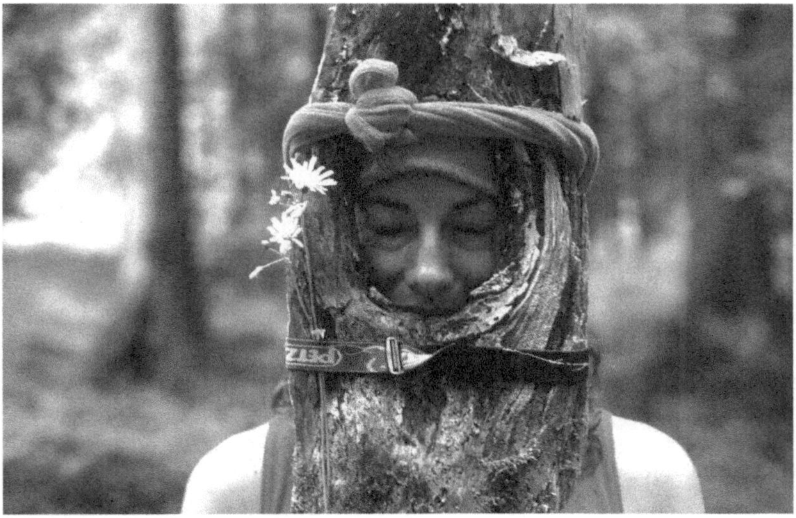

Der opportune Moment

Die Zeit (und in der Natur heißt das oft auch das Wetter) ist eine der wesentlichsten Kooperationspartnerinnen im naturtherapeutischen Prozess und in der Arbeit mit Phänomenen.

Unsere irdische Aufmerksamkeit führt uns für gewöhnlich konsequent am Geleise der chronologischen Zeit entlang. Irgendwann wurden wir geboren, seit damals hat sich bis zum jetzigen Moment unsere Vergangenheit entwickelt, und von morgen an, bis zu unserem Tod, wird unsere Zukunft sein. Manchmal, wenn wir durch große Verliebtheit, Drogen, eine bewusste Induktion solcher Zustände oder die Taktik des Schicksals aus unserem Alltagsbewusstsein hinausgeworfen werden, erahnen wir, dass es neben dem horizontalen auch ein vertikales Zeitempfinden geben kann, in dem Gleichzeitigkeit und Parallelität wirken und das uns einen Geschmack von Ewigkeit bietet.

Wir vermuten, dass die ganz individuelle Positionierung des Menschen innerhalb seiner Zeit, seine Ausrichtung auf horizontale Zeitlinien und sein Zugang zu vertikalen Zeiträumen ganz wesentlichen

Einfluss auf die Welt-, Lebens- und Selbsterfahrung haben. Wir halten daher die Zeit für eine wichtige Heilkraft und zwar besonders dann, wenn wir sie nicht nur auf ihre Chronologie reduzieren, sondern auch ihren Ewigkeitscharakter an uns herankommen lassen. Dann kann die Zeit vielleicht wirklich alle Wunden heilen, wie der Volksmund sagt.

Offensichtlich ist, dass die Menschen als soziale Systeme enorm kreativ darin sind, sich in der Zeitchronologie so einzurichten und – mittlerweile nahezu weltweit – aufeinander abzustimmen, dass ihr konstruktivistischer Charakter einer natürlichen Tatsache weicht. Wir leben so überzeugend und gut organisiert in der Zeit unserer Uhren und Wecker, dass es fast vermessen und bedrohlich ist, dann und wann einen Blick ins Jenseits der Linie zu werfen. Und doch tun das alle immer wieder, müssen es wohl auch, um nicht im einschnürenden Zeitkorsett unserer gesellschaftlichen Organisation zu ersticken.

Während wir heute in Bezug auf unsere »territoriale« Ausdehnung und Integrität große Spielräume besitzen, sind wir hinsichtlich unserer inneren Zeit und der Respektierung ihrer Rhythmik permanenten Einschränkungen unterworfen. Wir ahnen, dass der mangelnde Zugang zur »eigenen Zeit«, die ihre Charakteristik durch den für jedes Wesen originären Takt von vertikalem und horizontalem Zeitempfinden bekommt, dass jener Mangel an Beziehung zur eigenen Zeit viel Leid und Krankheit produziert.

Es geht hier – zum rechten Verständnis – nicht um die oft zitierte fehlende Zeit, sondern um die fehlende Beziehung zur eigenen inneren Uhr und vielleicht auch zur Zeit an sich in ihren unterschiedlichen Dimensionen.

Auffallend ist, dass mit Menschen und ihrer Beziehung zur Zeit etwas geschieht, sobald sie sich aus ihren vier Wänden und den üblichen Zeitstrukturen hinausbewegen. Wir haben guten Grund zur Annahme, dass neben dem üblichen Effekt, den jede Ortsveränderung mit sich bringt, die Natur zusammen mit ihrer zeitlichen Rhythmik ein besonders starkes und zugleich offenes Feld ist, das Menschen in Kontakt mit ihrer Zeit bringen kann. Nach einer Weile der Verunsicherung und Desorientierung, die die meisten Menschen mangels ihrer gewohnten Orientierungspunkte anfangs durchleben, beginnt bald eine Phase der Sammlung und Begegnung mit sich selbst. Auf unspektakuläre Weise kommen die Menschen zu sich und zumindest so weit in den Augenblick bzw. die Gegenwart, dass nun Ausflüge in andere Zeitdimensionen möglich werden.

Wenn die Sinne der Menschen beginnen, die vertikale Zeitachse zu erahnen und zuzulassen, dann zeigen sich häufig auch wichtige Phänomene, es ergeben sich opportune Momente für Heilungsschritte.

Ein opportuner Moment ermöglicht eine Zeitreise, bei der die Gleichzeitigkeit des Ganzen so präsent bleibt, dass neue Sinnbezüge und damit tief greifende Perspektivenwechsel möglich sind. Eine solche Zeitreise mag den Scheinwerfer auf Vergangenes werfen, aber dadurch, dass auch Gegenwärtiges und Zukünftiges anwesend ist, kann es eine völlig andere Bedeutung bekommen. Möglicherweise sehen wir einen Aspekt des Zukünftigen mit solcher Klarheit und Wucht, dass dieses Bild als Vision lange in uns wirkt. Manchmal hebt uns dieser Moment gar so hoch hinaus, jenseits von Krankheit, Traum und Wunsch, hinein ins Allgegenwärtige, dass nur noch unsere Seele versteht und genährt wird. Opportune Momente erlauben also, in der Zeit zu reisen, ohne den Kontakt zum Augenblick zu verlieren – das sind segensreiche Momente.

Von spirituellen Referenz- und anderen Identitätspunkten

Eine ganze Reihe naturtherapeutischer Prinzipien leitet sich aus der Idee ab, dass unser Sein maßgeblich von Identitätspunkten und deren Qualität, Bewegung und Orientierung abhängig ist.

Unsere gesamte Erfahrungswelt ist davon geprägt, von welchem Identitätspunkt aus wir auf diese Welt schauen. Mit Identitätspunkt ist jenes Tor gemeint, durch das wir uns der Welt zuwenden, durch das wir uns die Welt erschließen. Er ist – und das ist das Schwierige an der ganzen Sache – das Auge, das sich selbst nicht sieht. Kaum ist ein Identitätspunkt entdeckt, ist er schon wieder ersetzt durch einen neuen (noch) nicht entdeckten. Der Identitätspunkt muss sich kraft seiner Funktion verhüllen, wird einer freigelegt, rückt gleichzeitig ein anderer in diese Aufgabe. Wir schlittern unweigerlich hinein in eine »Black Box«, wenn wir dem Identitätspunkt und seiner Bewegung auf die Spur kommen wollen. Sie bleiben letztlich Mysterium.

Der Identitätspunkt übernimmt aber eine große Aufgabe: Er sorgt dafür, dass uns alles, was uns begegnet, im eigentlichen Sinn des Wortes selbstverständlich erscheint, auch das Sonderbare. Er ist der magische Koordinator der Welterschaffung, mit dem alles, was uns begegnet und erfahrbar ist, so stringent von einem Koordinatenpunkt aus interpretiert wird, dass das, was wir erleben, Sinn und Bedeutung bekommt (was freilich nicht heißt, dass es auch schön und Glück bringend sein muss).

Der Identitätspunkt, der von seiner Anlage her flexibel durch die verschiedenen Schichten wandern oder gar sausen kann, ist nicht nur an einen Ort gebunden. Wenn das geschieht, ist das nämlich für den Betroffenen gar nicht lustig.

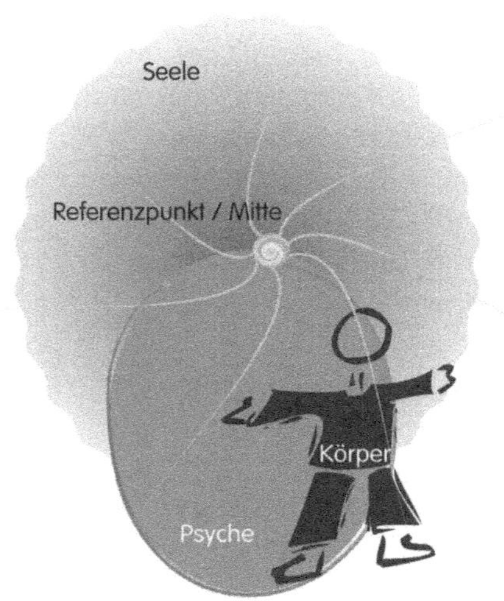

Abb. 5: Fixiert-verschobene Identitätspunkte

Nehmen wir zum Beispiel an, dass der Identitätspunkt mal besonders im Körper, dann in den Gefühlen, dann wieder in abstrakten Denkprozessen und ein anderes Mal in seelischen Gefilden verankert ist. Oder stellen wir uns vor, dass er sich in einem ganz bestimmten Alter, bei einer bestimmten Erfahrung »verhängt« hat. Jemand anders würde vielleicht meinen, der Identitätspunkt ist mitunter mehr außerhalb, zum Beispiel beim Partner, denn innerhalb seiner selbst. Oder man stellt fest, dass manche diesen Punkt eher in den Augen, den Ohren oder im Bewegungskörper haben. Je nach Schema können wir jenen wandernden Identitätspunkt an ganz verschiedenen Stellen aufspüren.

Wir sprechen hier so salopp über eine Sache, die genau betrachtet, recht brisant ist. Hat sich nämlich der Identitätspunkt in irgendeiner

Schicht eingenistet, dann sind wir seiner Koordinations- und Konstruktionskraft ausgeliefert.

Die therapeutische Wirkung der Musterunterbrechung liegt so gesehen darin, dass sie eine Verschiebung des Identitätspunktes bewirkt.

Die bewusste und gezielte Arbeit am Bezug zu und dem Bewusstsein für Identitätspunkte ist auch Inhalt und Lehre von spirituellen Schulen. Ihnen geht es mehrheitlich um die durchlässige Beweglichkeit des Identitätspunktes. Diese Idee macht sich auch die naturtherapeutische Annäherung an das Thema zunutze. Lassen Sie uns zur Verdeutlichung eine kleine Sage aus dem afrikanischen Yorubaland erzählen:

Im Anfang wie auch jetzt, war Olorun das große, das ursprüngliche Licht. Der Puls des Olorun hat Oxala, das liebende Licht, geboren und ihm zur Seite Elegbara, den dienenden Schatten, gestellt. Elegbara war der Diener, ja, fast könnte man sagen, der Sklave von Oxala. Elegbara gab wahrlich sein Bestes, aber je mehr er sich seiner unabänderlichen Lage der Verbundenheit mit Oxala bewusst wurde, umso mehr sehnte er sich nach Freiheit. Irgendwann war sein Drang danach so groß, dass er einen riesigen Felsen auf den (wie immer) in sich ruhenden Oxala schmetterte. Dieser zerstiebte in unendlich viele Teilchen und wurde in dieser Form in den Kosmos hinausgeschleudert. Anstatt sich seiner zu entledigen, sorgte Elegbara dafür, dass Oxala in der Welt Verbreitung fand und in aller Existenz präsent sein kann. (Das ist wohl das Schicksal »jener Kraft, die stets das Böse will und stets das Gute schafft« – nun denn.)

Augenscheinlich berichtet diese Geschichte – wie viele andere Schöpfungsmythen – von der Idee, dass das schöpferische Prinzip im gesamten Kosmos, in allen Wesen präsent ist. Sie erzählt von der Unzerstörbarkeit des Lichts, gibt jedoch auch schon Hinweise auf die Polaritätskräfte, die in jeder Entwicklung ihre Hände im Spiel haben.

Dass alle Wesen so etwas wie ein schöpferisches Prinzip, einen göttlichen Funken, eine essenzielle Mitte, einen spirituellen Referenzpunkt – oder wie auch immer es genannt wird – in sich tragen, ist eine über viele Zeiten und Kulturen hin verbreitete Annahme.

Die essenzielle Mitte ist keine Form, keine feste Struktur, die sich in den Dingen und Wesen finden lässt. Sie ist vielmehr ein prozesshafter Zustand, eine Haltung, man könnte auch sagen ein Bewusstsein oder eine Art Gleichgewichtssinn, der das Wesen mit seiner spirituellen Dimension in Verbindung bringt.

So gesehen ist die Mitte nicht ein Teil, der in uns wohnt, sondern eine Seinsqualität. Sie ist ein Tor, durch das sich eine andere Perspektive von dem erschließt, was wir für gewöhnlich Ich, Welt, Innen und Außen nennen. Das Besondere an dieser Perspektive ist, dass sie mehrere Blickwinkel zugleich einnimmt: Zum einen ist es die Sicht nach innen, was bedeutet, dass Ganzheiten erkannt werden, die wir einschließen. Zugleich vollzieht sich der Blick auch nach außen, hin zu all den größeren Ganzheiten, von denen wir ein Teil sind. Die Mitte ist daher ein Referenzpunkt für den kleinen und den größeren Sinnzusammenhang, in den ein Wesen eingebettet ist. Sie ermöglicht die Erfahrung von Vollständigkeit und Form, löst sie jedoch durch das Erweitern der Kontexte sogleich wieder auf und hütet damit das Gleichgewicht zwischen Getrenntheit und Eingebundensein.

Demzufolge schenkt ein solch zentrierter oder aktivierter Referenzpunkt einem Wesen Stabilität und Verankerung und zugleich Bewegung und Fluss.

Zentrierung geschieht, wenn unser Identitätspunkt in einer gleichgewichtigen Bezogenheit durch alle Schichten unseres Seins wandert, mal von hier, dann von da aus auf die Welt schaut und auf dieser Wanderung den Lichtschimmer des Göttlichen in allem erahnen lässt.

Ein »zentrierter« Mensch wäre nach diesem Modell jemand, dessen Identitätspunkt auf alle Richtungen bezogen ist und sich natürlich als Referenzpunkt einpendelt. Dieses Gleichgewicht ist nichts Statisches, sondern etwas Prozesshaftes, das im Lauf des Lebens eine Dynamik des Ausgleichs entwickelt. Ein zeitweiliges Ungleichgewicht ist sogar notwendiger Teil der Entwicklung. Je nach Bedarf und Fokus muss mal die eine oder die andere Ebene im Vordergrund stehen.

Bei diesem Gleichgewicht handelt es sich auch nicht um eine mathematische Größe gleicher Teile. Das Gleichgewicht eines Wesens wird immer bestimmt von seinen Ressourcen und seiner Funktion im Weltenrad – so sieht das Gleichgewicht eines Löwen anders als das der Ameise aus. Spezielle Leistungen und Ausprägungen sind häufig nur durch die Präsenz eines spezifischen Ungleichgewichts möglich. So gesehen ist es hilfreich, zwischen einem natürlichen und einem unnatürlichen Ungleichgewicht zu unterscheiden.

Ein natürliches Ungleichgewicht lässt einen Teil besonders erstrahlen, erhält aber auch die anderen Bereiche am Leben. Ein unnatürliches Ungleichgewicht verschiebt die Mitte, kreiert ein verzerrtes (oft nicht wahrgenommenes) Selbstbild, löscht sukzessive das Leben in einzelnen Bereichen aus, führt zu einer Implosion oder Explosion der aufgeblähten Ebenen oder einer mangelnden Koordination zwischen den Ebenen, die dann erscheinen, als gehörten sie überhaupt nicht zueinander. Der Verlust einer natürlichen Mitte verhindert ein integriertes Bewusstsein als Ganzheit und – über kurz oder lang – die Verbindung zur Außenwelt. Eine solche Entwicklung ist dann häufig mitverantwortlich für Schmerz, Krankheiten oder leidvolles Sterben.

Eine Zentrierung der Mitte ist demnach ein präventiver und allenfalls heilender Vorgang, der darauf ausgerichtet ist, das Bewusstsein für einen durchlässigen Referenzpunkt zu fördern und dann einen entsprechenden Ausgleichsprozess zwischen den Ebenen zu ermöglichen.

Initiatorische Reisen

Auf den folgenden Seiten widmen wir uns seelischen Bewegungen noch einmal aus einer anderen Richtung kommend. Dabei ist uns wohl bewusst, dass alles schon allein durch das Medium geschriebene Sprache (aber nicht nur deshalb) von mentaler und damit psychischer Perspektive geprägt ist und jeder Ansatz, das Seelische zu beschreiben, bestenfalls eine Annäherung ist.

Zur Erinnerung: Was für die Psyche die Integration, ist für die Seele die fließende Befreiung ihrer Essenz. Dieses Grundmotiv wird in zahlreichen initiatorischen Geschichten oder Ritualen zum Ausdruck gebracht. So basieren alle folgenden Gedanken auf der Idee, dass die Initiation eine Abbildung der zentralen Seelenbewegung ist und Prozesse mit initiatorischem Charakter den Puls der Seele berühren.

Wir kennen den Begriff der Initiation vor allem aus der sozialanthropologischen Forschung. Dort wird unter Initiation ein ritueller Ablauf verstanden, der einen Prozess der Neuwerdung und die Einweihung in eine Funktion innerhalb der Gemeinschaft unterstützt.

Der initiatorische Prozess hat so ein Lernen zum Ziel, das auf eine Erweiterung der Handlungs- und Wahrnehmungsfähigkeit des Individuums hinwirkt, damit es seinen angemessenen Platz einnehmen kann. Die Initiation will den Menschen als Ganzes erreichen, ihn für seine neue Verantwortung rüsten und modellhaft auf alle weiteren Wandlungsschritte, die nicht ausbleiben werden, vorbereiten.

Interessant ist, dass alle Initiationsrituale, die sich auf der Erde finden lassen, trotz der zahlreichen soziokulturellen Ausformungen scheinbar einem großen Grundmuster folgen. Zumindest konnte der französische Ethnologe Arnold van Gennep bei seinen vergleichenden Studien Anfang des vergangenen Jahrhunderts einen Dreischritt ausmachen, den man als einfache Basisstruktur für Initiationen anerkennen darf. Diese drei Schritte lassen sich als Phasen der Loslösung, der Schwellenerfahrung und der Wiedereingliederung beschreiben. Etwas später hat Joseph Campbell bei seiner Analyse von Märchen und Mythen aus aller Welt, in denen Übergangsprozesse thematisiert werden, dieselbe Grundstruktur »entdeckt« und sie als Monomythos, als Grundform aller Mythen, beschrieben.

Wenn hier von initiatorischer Gestalt die Rede ist, dann meinen wir damit nicht eine spezifische Initiation, sondern beziehen uns, in Anlehnung an van Gennep und Campbell, auf eine Grundstruktur, die seelischen Bewegungen zugrunde liegt. Etwas anschaulicher gesagt: Wir könnten uns vorstellen, dass die initiatorische Gestalt ein Tanz ist, der sich im Grenzraum zwischen Erde und Seele, zwischen Grobstofflichem und Feinstofflichem entwickelt, und dessen Grundschritt uns etwas über die Rhythmik der Seele zu erzählen vermag.

Die Radikalität der Seele

Ehe wir uns dem Aufbau dieser Idee genauer zuwenden, wollen wir noch einmal ein paar Annahmen wiederholen, die uns begleiten, wenn wir von Seele oder seelischem Feld sprechen.

So wie die Psyche emotionale und mentale Kräfte in sich vereinigt, trägt die Seele die Schicht der Ahnen, die Schicht der »Götter« und die des reinen Lichts, den nicht dualen Urgrund in sich (vgl. Abb. 3). Wir verstehen die Seele folglich als fließende Kraft mit verschiedenen Dimensionen. Im »normalen« Fall – wenn Körper, Psyche und Seele einander gefunden haben – umfließt die Seele die beiden anderen Lebensrepräsentanzen und begleitet und durchdringt sie als umhüllender Raum. Wir vermuten die Seele nicht in uns, sondern wir vermuten uns in der Seele. (Das erinnert an den empörten und oft zitierten Ausspruch, den Martin Buber anlässlich eines Vortrages vor einer theologischen Gesellschaft getätigt haben soll: »Aber meine Herren, die Seele ist doch nicht in uns, sie ist doch zwischen uns!«)

Es würde dem Seelischen nicht ganz gerecht werden, sie als reine Lichtgestalt zu interpretieren. Sie trägt Lichtvolles und Abgründiges gleichermaßen und unausweichlich in sich. Während das Dunkel der Psyche eher als Schattenwirkung des Ausgeklammerten gesehen werden kann, das sich erhellt und verwandelt, wenn Friede einkehrt, lebt das Dunkel der Seele in sich und durch sich. Es ist nicht die Folge von etwas, es *ist* einfach, da seiend und zugehörig, in seiner Bewegung, in seiner Funktion. »Weise Seelen« haben das Dunkel nicht überwunden, sondern lassen es als Teil der Welt wirken und ergeben sich ihm radikal, so wie sie sich auch dem Lichtvollen radikal ergeben.

Es gibt jedoch auch Schattenkräfte, die sich in Seelen einnisten und sie an ihrer Bewegung hindern. Diese Schattenkräfte können aus Ahnen-, gottesmystischen Schichten oder auch aus psychischem Terrain einfließen.

Während hier nun die Psyche Friedensarbeit leisten würde, geht die Seele einmal mehr in ihre Grundbewegung, die uns erbarmungslos erscheinen mag: Sie stülpt das Fremde nach außen, lässt es abfließen, schickt es hinaus ins Nichts, wenn nötig, schleudert sie es hinaus und durchtrennt alle Fäden, die später Zugriff nehmen könnten. Eine gesunde Seele ist radikal in ihrer Freiheit, in ihrer Bewegung, in ihrem Loslassen, ihrer Loslösung und in ihrem Schutz vor unerwünschtem Zugriff.

Hier können wir wieder den Bogen zur Initiation schlagen und vielleicht erahnen, weshalb beinah alle initiatorischen Rituale dieser Welt letztlich ein vielschichtiges Härtetraining sind. Da werden Novizen schutzlos in den Urwald geschickt, müssen zahlreiche Prüfungen bestehen, der Einsamkeit, dem Wahnsinn trotzen, schmerzhafte Zeichensetzungen an ihren Körpern überleben und dergleichen mehr. Mut, List, Durchhaltekraft und Demut müssen sie lernen und mit diesen Tugenden die Kraft ihrer Seele freisetzen, die ihrerseits mit all dem ihrem Lebenspuls folgt.

Das Wesen der Seele ist frei und radikal. Ein Mensch, der von seiner Seele berührt, bewegt oder gar gerufen wird (und endlich hört), wird in vielen Gesetzen, die er verinnerlicht hat, erschüttert, und er wird erschüttern; vor den Kopf stoßen, von heute auf morgen Haus und Hof verlassen, die Scheidung einreichen, die Arbeit kündigen, dem Leben, an dem er jahrelang Stück für Stück gearbeitet hat, den Rücken kehren. Die Psyche lernt von der Seele den Abschied. In vielen Formen, ein ganzes Leben, mal zärtlich, mal spielerisch, mal gnadenlos – je nachdem wie Psyche und Seele den sie verbindenden

Widerspruch aushalten können. Vielleicht damit sie dann, wenn es darauf ankommt, spätestens wenn es ans Sterben geht, diesen Übergang gut miteinander bewältigen können.

Gegen das Wesen der Seele ist kein Kraut gewachsen, aus ihr wird nie ein Hausmütterchen werden. Aber man kann sich ihr zuwenden, ihr immer wieder Raum geben, mit ihr lernen und mit ihr tanzen, damit sie nicht mit zerstörerischer Wucht zu einem Befreiungsschlag ausholen muss.

Die folgenden Schritte erzählen von den Bewegungen einer Seele, die sie in ihrer eigenen Rhythmik mal im Größeren, mal im Kleineren wiederholt.

Der Ruf

Aus der Perspektive der Psyche geht es beim Lernen mit und in der Seele immer »ums Ganze«, es steht ein kleiner oder großer Tod, zumindest immer ein Kontrollverlust und eine Phase des Chaos ins Haus. Für einen Aufbruch mit der Möglichkeit des Todes, braucht es einen wirklich guten, einen triftigen Grund, erst recht, weil nicht sicher ist, dass dieser Prozess in ein Neugeborenwerden mündet.

Der gute Grund entsteht, wenn sich das Wesen der Notwendigkeit für Veränderung schleichend oder plötzlich gewahr wird. Das kann eine innere Stimme sein, die nagt und zieht und lockt, oder ein Traum, der durch Mark und Bein geht, nicht verstanden wird, aber verstanden werden will. Das kann die Begegnung mit einem Menschen sein, die zuerst einen Stein und dann alles ins Rollen bringt, oder das Angebot für eine Reise, für einen neuen Auftrag, für eine Weiterbildung. Es kann aber auch einfach eine plötzliche Eingebung sein, uns scheinbar aus dem Nichts ergreifend. Manchmal packt das »Schicksal« aber auch grob zu: schickt uns Krankheit, einen Unfall, den plötzlichen Verlust eines geliebten Menschen oder einer Sicherheit, auf die wir unser Leben gestützt haben.

Wie auch immer der Ruf uns ereilt, mit ihm geht eine Art Erwachen einher, eine Aufregung und Ahnung, dass Wesentliches vor uns liegt, dass auch wir im Weltenlauf gesehen sind, gemeint sind. Noch ist nicht klar, ob wir den Mut, die Größe und das Glück haben, durch das Feuer zu gehen, ganz und gar. Auch wissen wir nicht, ob wir die Schwellen überschreiten, die Prüfungen bestehen, die Früchte ernten und in die Welt tragen werden, oder ob wir an irgendeinem Punkt aus der Bewegung flüchten und uns auf vermeintlich gemütlichere Lager (die es aber vermutlich dann gar nicht mehr gibt) zurückziehen. Das alles wissen wir in dieser Zeit des Rufs noch nicht, aber wir ahnen, dass etwas auf uns zurollt, etwas, das uns, wenn wir ihm zustimmen, mitnehmen wird.

Demnach ist der Ruf auch die Zeit des Zweifels, der Ambivalenz, der Verweigerung oder des Versuchs, Lösungen zu entwickeln, die einem sowohl das Neue ermöglichen als auch das Alte bewahren. So kann das Gerufensein lange dauern oder auch nur kurz. Wenn der oder die Berufene aus innerer Entscheidung oder vielleicht aus Erschöpfung die Weigerung aufgibt, dann tauchen oft erste helfende Instanzen auf, die sie an die erste entscheidende Schwelle führen.

Die Loslösung

Wer dem Ruf schließlich folgt, stimmt dem Abschiednehmen zu. Vielleicht mit Schreck erfülltem Ausdruck, dennoch ist das Wesen nun bereit, dass sich zu ihm Gehöriges löst und vom Fluss des Lebens mitgenommen wird. Im Unterschied zur Zeit des Rufs, der den Betroffenen oft brüsk mit großen Verlusten konfrontiert, ist jetzt die innere Zustimmung zum Verlust, die aktive Anerkennung des Unvermeidlichen, der wesentliche Punkt. Damit beginnt das Wesen, wir könnten ihn oder sie ab diesem Punkt als Held, Heldin sehen, sein Haus, das, was sie war, was sie für sich hielt, zu verlassen. Vielleicht geht sie noch einmal durch dieses Haus, vom Keller bis zum Dachstock, nimmt jedes Teil, das zugleich ein Teil ihrer Geschichte und damit ihrer selbst war, noch einmal in die Hand und legt es ab, im Wissen, dass sie im Lauf der Dinge keinen Anspruch mehr darauf erheben kann. Vielleicht trifft sie noch Freunde, schreibt Briefe und sucht nach Wegen, das, was sie sich oder anderen schuldig geblieben ist, so weit es geht, ins Lot zu bringen. Und vielleicht will sie noch allen danken, die ihr nahe waren, sie genährt und geliebt haben, weil sie keine Gewissheit darüber hat, dass diese Nähe, diese Verbundenheit, die Liebe auch nach ihrem Auszug noch da sein wird, weil sie nicht sicher sein kann, dass die Nähe nicht einer Fremdheit weicht, weil das Leben es so will.

All das ist innere und äußere Arbeit, die unsere Heldin angeht, oft gar nicht wissend, wieso oder wozu das alles, nur ahnend, dass sie sich selbst bald fremd sein wird. Es stellt sich ein Vorgefühl ein, dass sie als diese Fremde in der Fremde alle Aufmerksamkeit im Moment braucht, dass möglicherweise alles, was sie in der alten Welt in Unordnung zurückgelassen hat, dort als Monster ihre Wege kreuzt, sie erschreckt, verführt, in die Irre lenkt.

Die Grenze und ihre Wächter

All dies erledigt unsere Heldin zwar schon im Schutzfeld der initiatorischen Prüfung, aber dennoch als die, die sie jetzt noch ist, und noch immer hat sie die Wahl, ihre Unternehmungen als routinemäßigen Hausputz abzuspeichern und zum Status quo zurückzukehren. Tut sie das nicht, wird sie unweigerlich an eine wahre Grenze kommen, die keine Rückkehr zum Alten mehr erlaubt. Wenn sie diese Grenze überschreitet, sei es aus eigener Entscheidung oder weil sie stolpert, gestoßen oder dorthin verführt wird, dann zählen nur noch das Hier und der Augenblick.

Aber vorerst wollen wir noch ein wenig an dieser Grenze, an diesem Tor zur Anderswelt, verweilen. Dort entscheidet sich nämlich, in welches Reich unsere Heldin eintreten wird, in welcher Tiefenschicht, in welchem Raum, in welcher Wirklichkeit sich ihr Tod und ihre Wiedergeburt vollziehen wird, was sterben wird und was geboren.

Wir erinnern uns: Ein Wesen wird von einem Ruf zur Wandlung berührt, von einem Aufruf zu einem nächsten Wachstumsring, es wird in Zweifel gestürzt, mit innerem Widerstand konfrontiert. Bereits zu diesem Zeitpunkt beginnen die ersten Hindernisse, die man auch als Prüfungen bezeichnen könnte, die es zu bestehen gilt. Ist dieser erste Raum durchschritten, ist die Zustimmung zum Ruf erfolgt, beginnt der Prozess der Loslösung und alles, was damit zusammenhängt. Zwar erhält die Heldin oft Unterstützung aus der Fülle der Welt (plötzlich taucht die neue Wohnung auf, der uralte Freund ruft an, eine alte Konfliktgeschichte löst sich wie von selbst ...), aber sie wird dennoch in ihrer Absicht geprüft. Ist sie reinen Herzens? Ist sie zur Demut bereit, auch wenn ihr Großes oder – was vermutlich das Schwierigere ist – Kleines widerfährt? Wird sie mit den mächtigen Kräften, in die sie eintauchen wird, verantwortungsvoll umzugehen wissen? Was sind die Ziele und Motive, die sie treiben? Unter welchen Dienst will sie den Aufbruch stellen: Folgt sie ihrem Bedürfnis nach Besonderheit und Anerkennung, ihrem Stolz oder der bescheidenen Hingabe an das Größere?

Im benannten Grenzraum wird unsere Heldin ihren Wächtern begegnen, jenen prüfenden Instanzen an sichtbaren und unsichtbaren

Pforten, die darüber entscheiden, in welches Goldland oder Pechland sie eintritt.

Jeder Held, jede Heldin hat seine, ihre Wächter. Die Figuren an dieser Grenze, diesem »point of no return«, sind dergestalt, dass sie die Schwachstellen der Helden treffen mögen. Es sind graue, kläffende Hunde für die »Feiglinge«, es sind armselige, hutzelige, jammernde Weiblein für die Hochmütigen, es sind Superengel mit Feuerschwertern für die Selbstgerechten; sie alle verlangen ihre Art von Wegzoll, der darüber entscheidet, in welcher Klasse die Heldin ihre Reise fortsetzen wird.

Interessanterweise werden diese Wächter – so grässlich, hässlich, furchterregend sie vor der Grenze auch ausschauen mögen – hinter der Grenze zu den wichtigsten Beschützern der Heldin auf ihrem Weg. Sie sind Doppelgesichter, Janusköpfe und ein deutlicher Hinweis darauf, dass nichts auf dieser Reise ohne die dazugehörige Polarität vor sich gehen wird, das Schöne und Grauenvolle werden sich die Waage halten.

Die Anderswelt

Irgendwann ist die Zeit der Vorbereitung, des Abschieds, der (Reife-) Prüfungen vorbei, irgendwann – vermutlich genau dann, wenn man am wenigsten damit rechnet, bei einem harmlosen Spaziergang zum Beispiel – fällt unsere Heldin in die verdeckte Grube (weil sie mit ihrem Blick dem netten Vögelchen gefolgt ist und nicht darauf achtete, wohin sie tritt) und durch sie hindurch und fällt und fällt und fällt und landet schließlich in einer anderen Welt. Sie öffnet die Augen und sieht sich um. Die Umgebung kommt ihr in neuem Licht entgegen, und unsere Heldin begegnet ihr als Kind, ohne Struktur und Strategie, nur ausgesetzt dem, was ist.

Genau genommen ist unsere Heldin nun schon gar nicht mehr unsere Heldin, sie ist geführt von unsichtbarer Hand. Sie lässt sich führen, kann keinem Glück und keinem Verderben mehr ausweichen, hat nun keine andere Wahl, als ihrem Schicksal zu begegnen.

Was ist bei diesem »Fall«, es könnte auch ein Sprung sein, die Durchquerung eines Flusses, das Durchschreiten einer goldenen Tür, genau geschehen?

Der Eintritt in die Anderswelt ist vergleichbar dem Eintreten in einen zeitlosen Raum, in dem nichts Vergangenes, nicht Zukünftiges, nur Gegenwärtiges gilt. Er bewirkt das »Vergessen« oder genauer das

»Aufgeben« des Sinnes der eigenen Geschichte. Unsere Heldin wird sanft oder dramatisch von sich selbst getrennt, die Fäden ihrer sozialen und biografischen Identität durchschnitten und das, was dann noch bleibt, wird in die weite Welt bzw. »große Seele« hinausgeworfen, um das zu sehen und zu erfahren, was nötig ist in ihrer Bewegung.

Mal blickt die große Seele mit dem Antlitz der liebenden Güte, mal mit dem grauenvollen Nichts, mal mit dem strömenden Gleichmut auf die kleine Seele im Weltenmeer. Und diese – rückhaltlos ins Jetzt und die Ewigkeit geworfen – begegnet allem bedingungslos, und sie wäre ohne die Begegnung mit den Wächtern den Ereignissen der Anderswelt schutzlos ausgeliefert.

Die Geschichten, die sich im »Dort« auftun, sind nun vielfältig wie das Leben selbst, und wir können unserer Heldin bei ihrem alchemistischen Prozess nicht Schritt für Schritt folgen. Wir müssen sie eintauchen lassen in ihr schöpferisches Chaos, müssen geduldig und mit Vertrauen warten, bis das Weltenmeer sie wieder an eine sichtbare Grenze ausspuckt. Nur so viel sei als Vermutung (und bestimmt nicht mehr als das) über diese Wandlungsphase gesagt: Es könnte sein, dass sie vom Licht geblendet und vom Dunkel verschluckt wird, während sie durch das ewig Weibliche und ewig Männliche hindurch eine Ahnung vom Urgrund und damit auch von sich selbst erhascht. Es könnte sein, dass sie viele Monster besiegen, vielen Versuchungen widerstehen muss, es könnte sein, dass sie vielen Göttern und Göttinnen dienen muss, ehe sie selbst vom unbeschreiblichen Akt der Liebe ergriffen wird, der aus ihrer eigenen Gottheit (oder besser Göttlichkeit) entspringt. Und es könnte sein, dass dieser Liebesakt in sie hineingeboren wird, als Prinzip, als Quelle des Lebens. Und vermutlich erlebt die Heldin diese Ereignisse als mystisch und segensreich zugleich – aber das können wir, die wir in der Normalwelt verharren, eben nur vermuten.

Wieder deutlicher können wir sehen, was mit unserer Heldin geschieht, wenn sie selbst langsam zu Bewusstsein kommt. Dieser Prozess der Bewusstseinsbildung katapultiert sie wieder in die Nähe einer Grenze, diesmal an jene, die zurückführt in die Welt der Ordnung, der Zeit, der Handlung und des freien Willens. So wie es, um in die Anderswelt zu kommen, nötig war, die Fäden durchzuschneiden, so bewegen sich nun neue Fäden auf sie zu, die sie wieder mit der »normalen« Welt verbinden.

Die Rückkehr und die Aufgabe

Wer meint, die Heldin müsse nun einfach drauflosgehen, hätte nichts mehr zu befürchten, nichts mehr zu tun, der täuscht sich. Auch hier – wie immer in Grenzgebieten – wird sie vor die Frage gestellt: Wird sie sich dem gegenüber, was sie in ihrer Wandlungszeit erfahren durfte, als würdig erweisen? Wird sie es aufrichtig und stark, aber bescheiden in die Welt hinaustragen? Wird es ihr überhaupt gelingen, die Grenze zu überschreiten, wird sie die Fäden aufgreifen, wird sie sich der Aufgabe stellen, die im »Hier« auf sie wartet?

Nicht selten verweigern sich die Betroffenen an diesem Punkt, sie wollen das Besondere, das sie gefunden haben, nicht gehen lassen, wollen auserwählt bleiben in der Anderswelt. Aber je mehr oder länger die Weigerung dauert, umso mehr verliert das Erfahrene seinen Glanz, umso mehr wird das Segensreiche zur Obsession.

Unsere Heldin muss also, will sie Heldin bleiben, den Fluss erneut überschreiten, sie muss die Augen aufschlagen und dem, was sich zeigt, ins Antlitz schauen. Sie wird im Leben, das sie dann zu bewältigen hat, ihrem Blick ins Jenseitige einen Platz geben und ihre Erfahrungen mit jenen teilen, die es brauchen. All das klingt einfacher, als es ist. Vielleicht ist es sogar die schwierigste Phase von allen, weil die (irdische) Ernüchterung, die Auskühlung nicht ausbleiben wird. Hier ist Kraft, Durchhaltevermögen, Mut und Beweglichkeit gefragt, so wie

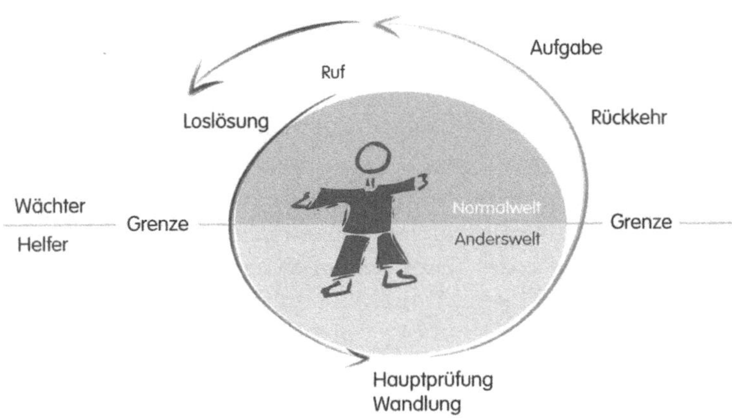

Abb. 6: Initiatorische Gestalt

damals beim Aufbruch, nur fehlt nun der Lockruf des Abenteuers, der über viele schwierige Momente hinweghelfen kann. Diesen Lockruf, die Zugkraft muss die Zurückgekehrte nun in sich selbst tragen und immer wieder neu entwickeln.

Dann erst, wenn auch dieser Schritt bewältigt wurde, ist die Gestalt geschlossen, bis vielleicht irgendwann ein neuer Ruf ertönt und alles, als wäre es das erste Mal, von vorne beginnt.

Dieser gesamte beschriebene Zyklus ist die initiatorische Gestalt mit dem Dreischritt von Trennung, Wandlung und Einfügung. Wir nehmen an, dass unsere Seele an der Nahtstelle zu Körper und Psyche in solchen initiatorischen Prozessen mit ursprünglicher Lebenskraft gefüllt, erneuert und immer essenzieller in ihrer Funktion im »großen Ganzen« ausgerichtet wird. Ebenso vermuten wir, dass die ähnlichen Strukturen, die sich weltweit in Märchen und Mythen finden lassen, ein menschlicher Ausdruck, eine Beschreibung von Seelenbewegungen sind. Ob es sich dabei um Seelenwachstum oder Seelenentwicklung oder eher um ein Lernen zwischen Körper/Psyche und Seele handelt, bleibt offen und ist an dieser Stelle auch nicht von vordergründiger Bedeutung.

Wichtiger erscheint uns anzuerkennen, dass Menschen eine tiefe Sehnsucht nach solchen Prozessen in sich tragen und in vielen Formen, virtuell oder real, danach suchen, sofern sie nicht ohnedies vom Leben hineingeworfen werden. Die Zustimmung zu diesen Prozessen ist möglicherweise eine Hinwendung zu unserer feinstofflichen Dimension; so wie nur das zu Wirklichkeit werden, also wirken kann, was wir wahrnehmen, gibt diese Hinwendung zur »Seele« ihr erst den Impuls, für das Wesen »wirksam« zu werden.

Wenn wir im naturtherapeutischen Prozess von der Sprache der Seele reden, also von unserem Versuch, seelischen Prozessen gerecht zu werden, dann beziehen wir uns auf unterschiedliche Art immer wieder auf diese Grundprinzipien initiatorischen Lernens.

Die Praxis zeigt, dass allein der ungewöhnliche Aufbruch in die Natur, den eine naturtherapeutische Intervention mit sich bringt, in vielen Menschen eine Art initiatorischen Instinkt weckt. Vielleicht ist dies dadurch zu erklären, dass dem Aufenthalt in der Natur die üblichen Zuschreibungen genommen werden: Es geht nicht um Sport, es geht nicht um Erholung, es geht nicht um das Sammeln von Pilzen, es geht nur um einen selbst und die eigene Gesundheit. Dieses Bewusstsein allein genügt häufig schon, um an Hänsel und Gretel, an den Herrn der Ringe, an Parzival und an alle Figuren, die ihrerseits plötzlich in der Wildnis in seltsame Abenteuer gerieten, erinnert zu werden. Man fürchtet, selbst zu so einer Figur werden zu können, man schaudert beim Gedanken, dass sich eine Erdspalte auftun, die Bäume sprechen, die Flut einen mitreißen könnten.

Ohne Zweifel sind es Mythen, die sich dergestalt nähern, aber sie bewirken bei den Wesen nicht selten sehr konkrete Träume, Ängste, Vorstellungen und Handlungen.

Wenn Menschen um ihrer Entwicklung oder ihrer Gesundheit willen in die Natur aufbrechen, dann regt sich in ihnen zu Recht die Angst vor dem Sterben. Gehen sie dennoch, dann gehen sie in gewisser Weise schon als Held, der sich auf eine abenteuerliche Reise begibt. So kommt die initiatorische Struktur ins Feld. Ohne dass auch nur das Geringste darüber gesagt ist, wacht eine Grundordnung über das Geschehen und kreiert sichtbare und unsichtbare Grenzen, hinter denen die Welt eine andere ist.

Parallelwelten

In der oben beschriebenen klassischen initiatorischen Gestalt ist die Anderswelt auch der Seelenwelt gleichzusetzen. Die Überschreitung der Grenze kommt dem Wechsel von horizontaler und vertikaler Ebene gleich. In Anlehnung daran betrachten wir die Parallelwelt, die sich im naturtherapeutischen Prozess auftut, als einen Raum an der Nahtstelle zwischen körperlichen, psychischen und seelischen Wirklichkeiten. Die Natur wird in ihrer konkreten materiellen, aber auch in ihrer energetischen und feinstofflichen Präsenz wahrhaftig. Weil wir ihr als Parallelwelt begegnen und einige wenige Grundregeln beachten, wird sie zum Wandlungsraum, der das »auftauchen« lässt, was für einen nächsten Entwicklungsschritt (auf welcher der Ebenen auch immer) gerade benötigt wird. Manch einer muss stolpern oder sich in den Finger schneiden. Jemand anderes kann einen herzförmigen Stein, der am Wegrand liegt, mitnehmen, im Traum seinem Vater begegnen und viele Stunden weinend am Bach sitzen, ehe Ruhe einkehrt. Wieder andere werden zwar vom Blitz nicht getroffen, aber dennoch verlangt die Erleuchtung, die sie erfasste, dem Leben eine andere Perspektive zu geben.

Parallelwelten sind ein Raum oder Bewusstseinsprozess, der, wie schon weiter oben erwähnt, die Kraft hat, bedeutsame Informationen im Klienten zu wecken, die sowohl körperlicher, psychischer als auch seelischer Qualität sein können.

Über Raum- und Zeitgrenzen hinweg werden Erfahrungen ermöglicht und Handlungen aktiviert, die für die psychische Integrität oder die seelische Freiheit des Protagonisten wichtig sind und die diese beiden oft widersprüchlichen Kräfte im kooperativen Sinn mit- oder zumindest nebeneinander wachsen lassen.

Wir sind der Überzeugung, dass die Bildung von Parallelwelten durch die initiatorische Grundstruktur von naturtherapeutischen Interventionen begünstigt wird. Darüber hinaus vermuten wir, dass ein solches Vorgehen sogar eine implizite Einladung an die Seele ist, an der Bewegung, die das Wesen zu unternehmen gedenkt, mitzuwirken.

Da seelische Vorgänge einen unberechenbaren, Chaos stiftenden oder auflösenden Charakter besitzen, hat die Menschheit in Form von Ritualen oder rituellen Strukturen eine Methode, man könnte sagen einen Trick entwickelt, der es trotz der Gefahren erlaubt, Seelenräume zu betreten. Rituale sind zeremonielle Verdichtungen, symbolische Handlungen, die sich mit klar vorgegebener Struktur und Abfolge auf bestimmte Ziele hin ausrichten. Ein Ritual ist ein Code, der einer größeren, meist feinstofflichen Kraft etwas mitteilen will: Dank, Würdigung, Bitte, Sühne, Verankerung von Gesetzen oder die Begleitung von Übergängen sind die zentralen Inhalte solcher Handlungen. Worum es inhaltlich auch immer gehen mag, im Kern handelt es sich bei einem Ritual um einen Schutzwall, einen Sicherheitsrahmen, eine Schwimmweste oder einfach einen roten Faden, der ermöglicht, ins feinstoffliche Dickicht einzutauchen, aber ebenso hilft, aus diesem wieder nach Hause zu finden.

Über die therapeutische Bedeutung von Ritualen oder rituellen Verschreibungen wurde vielfach und qualitativ publiziert. Auch die Naturtherapie macht sich dieses methodische Mittel zunutze. An dieser Stelle sei daran erinnert, dass wir rituelle Strukturen als Formen verstehen, die in erster Linie, aber nicht nur, seelische Kräfte ansprechen.

Mit derselben Intention integrieren wir auch Märchen und Mythen in den Arbeitsprozess. Manchmal dienen sie als inhaltliches Leitbild, manchmal setzt sich eine Geschichte spontan in Szene, manchmal erinnern bestimmte Themen an Märchen- oder mythologische Figuren und werden dann als Mythenspiel oder in einer anderen szenischen Form aufgegriffen. All diese Möglichkeiten sind Wege, auf symbolische Art und Weise an die Seele heranzutreten, ihr Bilder zu schenken, über die sie sich angesprochen und eingeladen fühlt.

Die initiatorische Gestalt, rituelle Strukturen, die gezielte Integration von Märchen und Mythen und Parallelwelten sind die Hauptkanäle, über die der naturtherapeutische Prozess Seelisches anerkennt und aktiviert.

II. Zugehörigkeit zum Leben

»Bei sich beginnen, aber nicht bei sich enden; von sich ausgehen, aber nicht auf sich abzielen; sich erfassen, aber sich nicht mit sich befassen.«

Martin Buber

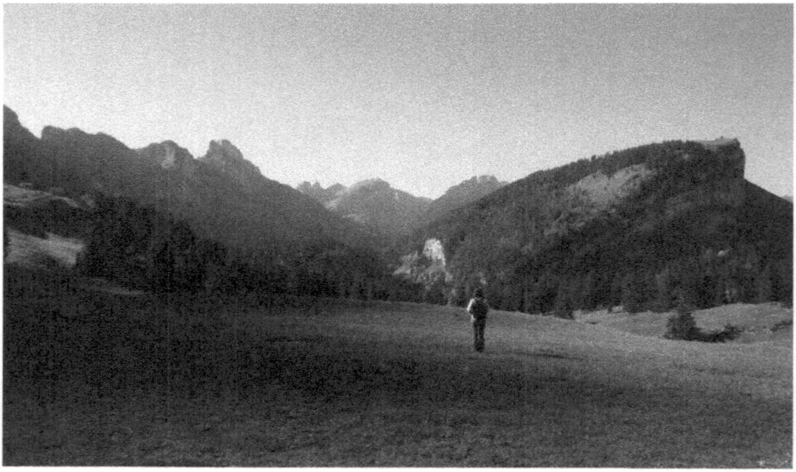

Die große, leitende Idee der Naturtherapie ist das Prinzip der Zugehörigkeit.

So vermuten wir als Grundvoraussetzung für Gesundheitsentwicklung, dass ein Wesen sich unmittelbar und bedingungslos dem Leben angeschlossen fühlt. Die Zugehörigkeit zum Leben an sich ist der Schlüssel, um den sich vieles dreht.

Das Prinzip der Zugehörigkeit oder auch das Grundrecht auf Zugehörigkeit hat mit der Aufstellungsarbeit und den Konzepten, die sich daran knüpfen, einen großen Bekanntheitsgrad erlangt und viele Menschen auf ihrer Suche nach Heilung unterstützt. Die Weitung des Blickes von der Familie zur Sippe, so auch die Mehrgenerationenperspektive und die möglichen Gesetzmäßigkeiten, die darin wirken – das Recht auf Zugehörigkeit ist eine davon –, haben therapeutische Konzepte der vergangenen 20 Jahre maßgeblich geprägt und befruchtet.

Jene »Zugehörigkeit zum Leben«, die wir hier meinen, trägt die bisher definierten Bedeutungen in sich und erweitert sie. Während sich das Recht auf Zugehörigkeit im Kontext des Familien-Stellens meist auf die psychische und oft auf die Ahnenebene der Seele bezieht, bildet diese hier benannte »Zugehörigkeit« eine Brücke zur Schicht der göttlichen Prinzipien.

In ihr nimmt das Leben seinen »Ausdruckslauf«, dort befinden sich die Quellen und die Samen, die sich als Lebenskräfte auf alle anderen Ebenen verteilen. Die Zugehörigkeit, die hier ihren Ursprung hat, bedeutet Lebensrecht und Lebenskraft an sich, unantastbar von Schuld- und Unschuldsfragen, die auf der Erde und mitunter noch der Ahnenebene wirken mögen.

Diese Zugehörigkeit ist vielleicht das, was vielerorts als Urvertrauen beschrieben ist. Trotz der hohen Abstraktion dieses Prinzips sind die Auswirkungen auf das Lebensgefühl und die Grundstimmung eines Menschen ganz konkret; es macht einen gravierenden Unterschied, ob wir uns dem Leben zugehörig fühlen oder nicht.

Dem Menschen ist dieses Recht auf Zugehörigkeit zum Leben mitgegeben. Die Erinnerung an und die Verbindung mit diesem Lebensrecht sind wichtige Motoren bei der Bildung und Zentrierung der Lebenskräfte, die für Gesundheit sorgen.

Gesundheit versteht sich hier nicht als statischer Zustand, sondern als Prozess, bei dem die drei Lebensrepräsentanzen Körper, Psyche und Seele, miteinander verbunden und zueinander ausgerichtet, dem Leben die Ehre erweisen. Sie sind von ihm durchflossen und bringen es zum Ausdruck.

Die Verbundenheit der drei Dimensionen sorgt für eine ausstrahlende Gegenwart, für Leibhaftigkeit sowie für eine Integrität der eigenen Grenzen. Diese Grenzen sind in ihrem Charakter sowohl klar als auch fließend und bieten dem Menschen größtmöglichen Schutz bei gleichzeitiger Durchlässigkeit.

Die Ausrichtung der drei Dimensionen ermöglicht, dass sie als kooperatives Netzwerk dem gleichen Grundpuls folgen und ihre unterschiedlichen Wirkkräfte in eine gemeinsame Richtung lenken können.

Diese Ausrichtung oder Verbindung wird durch eine essenzielle Mitte ermöglicht, erneuert und beweglich gehalten. Sie steht für die originäre Essenz des Wesens und balanciert friedlich den Widerspruch des Menschen, mit einem freien Willen ausgestattet und dennoch dem Schicksal unterworfen zu sein. Wir schlagen vor, diese Mitte als einen Referenzpunkt zu sehen, der das menschliche Bewusstsein mit Verantwortung und Demut verbindet und es in seinem Doppelwesen zwischen vertikalen und horizontalen Kräften im Gleichgewicht hält.

Die vier großen Hypothesen für das naturtherapeutische Konzept sind also die Existenz, die Verbindung und die Ausrichtung der drei Ebenen Körper, Psyche und Seele sowie die Idee einer Mitte, die als Referenzpunkt für das menschliche Bewusstsein wirksam sein kann.

Unabhängig vom Leiden, ob körperlicher, sozialer, psychischer oder seelischer Natur, gleich in welchem therapeutischen Kontext, ob in Einzel- oder Gruppentherapie, freiwillig oder verordnet, weben folgende Fragen das Grundmuster einer naturtherapeutischen Intervention:

Ist der Mensch ganz gegenwärtig, ist Leben in ihm, ist er am Leben (beteiligt)?

Sind Körper, Psyche und Seele miteinander verbunden?

Wie steht es um das Gleichgewicht der drei Lebensebenen, gibt es eine Dominanz oder eine Ausblendung einer Dimension?

Woran knüpft der Mensch seine Identität?

Wie kommunizieren die drei Ebenen miteinander und wie kommunizieren sie mit der Welt?

Wohin oder wie fließt die Lebenskraft (der Aufmerksamkeitsfluss) des Menschen?

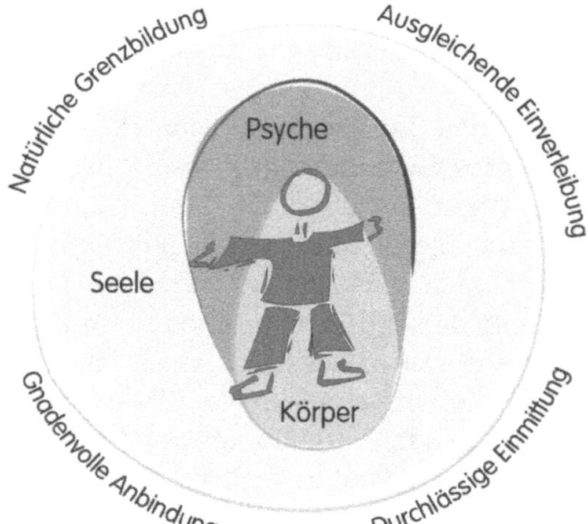

Abb. 7: Wirkprinzipien

Die Anerkennung der Lebenszugehörigkeit, die als roter Faden dem therapeutischen Geschehen Orientierung schenkt, hat vier Prinzipien in sich verwoben:

das Ziehenlassen, das Zu-sich-Nehmen, die Verbindung und die Einmittung.

Unter Prinzipien verstehen wir hier Prozessverläufe, die auf allen drei Ebenen und unterschiedliche Art geschehen können. Sie dienen als Orientierung zur Interventionsführung: für das Wahrnehmen der wesentlichen Phänomene, die Entwicklung einer Ahnung für einen nächsten Schritt, zur Entscheidung für oder gegen eine bestimmte Methode oder auch zur Erklärung dessen, was dem Menschen in der Natur vielleicht »von selbst« geschehen ist.

1. Natürliche Grenzbildung

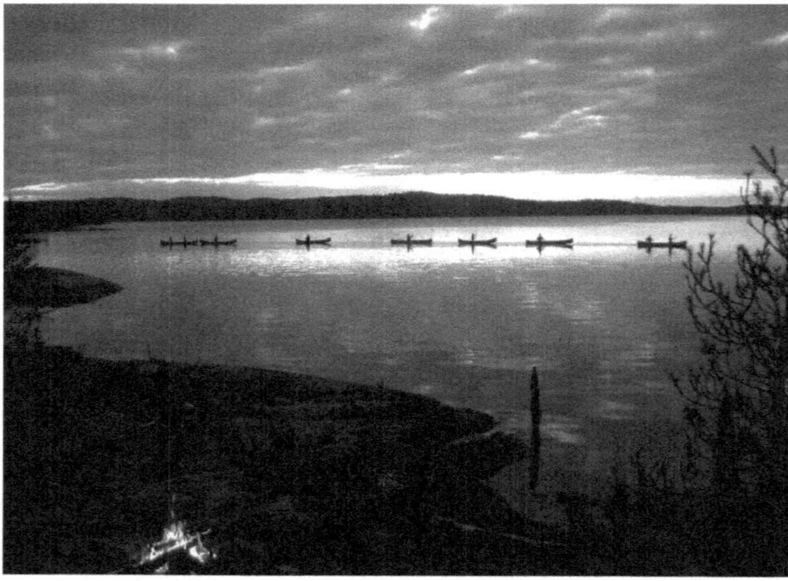

Abladung

Alle Welt weiß, dass das Leben, die Bewegung, die körpereigenen Prozesse einen natürlichen Verschmutzungsprozess mit sich bringen, der nach regelmäßiger Wiederholung der Körperpflege ruft.

Was auf der körperlichen Ebene unbestritten anerkannt ist, wird in mentalen, emotionalen oder spirituellen Belangen allerdings oft vergessen. Viele Menschen gehen in Bezug auf ihr Denken und Fühlen von einer Art geschlossenen Einheit aus, die eine bestimmte Verfassung hat bzw. nach bestimmten Mustern funktioniert. Dass unser Denken und Fühlen und damit auch unser soziales Verhalten möglicherweise ähnlichen Prozessen ausgeliefert sind wie unser Körper, wird selten wahrgenommen.

Die Sache ist banal: Unsere Psyche wie auch unsere Seele nehmen innerhalb ihrer strukturellen Bedingungen permanent Elemente aus der Umgebung auf und werden mit Fremdpartikeln beladen, die sich anhaften oder einlagern können. Sie haben einen Einfluss auf die

Qualität unseres Denkens sowie auf unsere emotionale Befindlichkeit. Vermutlich kennt ein jeder Momente, in denen gerade noch alles in Ordnung war, aber nach dem Einkauf im Supermarkt möchte man am liebsten aus der Haut fahren?

Neben diesem Phänomen des Aufnehmens aus der Umgebung, produzieren unsere Psyche und zum Teil auch unsere Seele selbst körpereigene »Feinstoffe«, die aus dem System hinaustransportiert werden wollen. Auch sie lagern sich ähnlich wie die Fremdpartikel in diesen Strukturen an und warten auf Abladung.

Wir dürfen davon ausgehen, dass nicht nur unser Körper, sondern ebenso unsere Psyche und unsere Seele regelmäßiger Reinigung bedürfen. Sofern diese »Entschlackung« nicht geschieht, beginnen sie früher oder später damit, Krankheiten zu produzieren.

Unberufen bietet bereits das ganz normale Leben viele Möglichkeiten zur Abladung: Ein gutes Buch kann unsere Gedankenwelt erfrischen, Filme, Konzerte, Theater- oder Ausstellungsbesuche können die Möglichkeit geben, in eine andere Welt einzutauchen und dabei loszulassen, was sich vielleicht in uns angesammelt hat; Sport und Bewegung wirken ausgleichend nicht nur auf den Körper, sondern auch auf unsere allgemeine Befindlichkeit.

Viele beschreiben, wie gut ihnen ein Spaziergang im Wald oder überhaupt der Aufenthalt in der Natur tut. Selbst wenn uns solche Prozesse alltäglich und selbstverständlich erscheinen, zeigen sie doch im hohen Maße ihre psychohygienische Wirkung.

Auch im naturtherapeutischen Prozess geschehen solche Abladungsprozesse oft nebenher, fast ungesehen. Dennoch messen wir ihnen innerhalb der Choreografie des Prozesses große Bedeutung bei und öffnen dafür eigene Interventions- und Zeiträume, wenn es nötig erscheint. Ein mit mentalen oder emotionalen Resten chronisch oder akut überladener Körper kann neue Informationen schlecht aufnehmen und ebenso wenig gut verarbeiten. Daher sind Abladungsphänomene häufig die ersten Zeichen, die sich zeigen.

Bei mehrtägigem Aufenthalt in der Natur, wenn draußen gearbeitet, gegessen und geschlafen wird, werden allein durch die Bewegung, das erdnahe Schlafen und Sitzen, den unmittelbaren Kontakt zu offenem Feuer und natürlichen Gewässern, d. h. insbesondere durch die direkte Begegnung mit den Elementen, Abladungsprozesse in

Gang gesetzt. Durch die Rahmengestaltung, die Sprachführung und Übungsanleitungen können wir diese natürliche Bewegung einbetten und verstärken. Nicht immer wird dieser Prozess von den Menschen als angenehm erlebt: Kopf-, Muskel- und Rückenschmerzen, Ängste und Ärger, Hyperaktivität oder große Müdigkeit, schneller Wechsel von emotionalen Befindlichkeiten, übermäßiges »Schwatzen« oder aber seltsames »Verstummen« können sich als vorübergehende Symptome einstellen. In der Begleitung ist es in solchen Momenten ratsam, nicht vorschnell Interventionen anzubieten (und damit allenfalls einen nötigen Abfluss zu verhindern), sondern der Weisheit des Wesens sowie seiner Originalität zu vertrauen, die für sich rechte Form der Reinigung zu finden.

In jedem Fall steht die Abladung als Grundprozess ähnlich einer Wundreinigung vor jeder einschneidenden Operation. Sie ist eine hygienische Sicherheitsmaßnahme, die uns davor bewahren kann, mehr zu tun, als der natürliche Heilungsvorgang erfordert.

Ableiten und Grenzen ziehen

Während die Abladung einen Reinigungsprozess meint, der zur alltäglichen ganzheitlichen Pflege gehört (oder gehören sollte), beziehen sich Prozesse der Ableitung auf Ein- oder Ablagerungen. Solche Einlagerungen können sich auf einer oder oft mehreren Ebenen »festsetzen« und das System in seinem Funktionieren beeinträchtigen. Bildhaft gesprochen, sind es Fremdkörper, die sich eingenistet haben und ein Eigenleben auf Kosten des Gesamtsystems führen. Im schlimmen Fall ziehen sie die Aufmerksamkeit des Wesens konsequent auf sich, werden zum (falschen) Mittelpunkt und manövrieren das System in ein Ungleichgewicht, machen es »krank«. Anders als bei den alltäglichen Aufladungen lassen sich Einlagerungen meist nicht durch einfache wie oben beschriebene Abladungsprozesse auflösen. Sie fordern, weil sie als Teil der Struktur ja nicht nur Irritation, sondern je länger sie dauern auch Funktion übernehmen, eine sorgsame Ableitung.

Solch ein Ableitungsprozedere kann verglichen werden mit einem liebevollen Abschied von etwas, das wir lange als etwas selbstverständlich zu uns Gehörendes mitgetragen haben. Dazu zählen die Schritte des Erkennens und des Würdigens sowie die Bereitschaft des Loslassens, die sich in einer aktiven Form der Rückgabe oder in einem eher passiven Ziehenlassen ausdrücken kann. Die Ableitung erfordert oft einen Trauerprozess und eine neue Ausrichtung, eine Neuorganisation des »Selbstverständnisses«.

Manchmal erleben Menschen Dinge, die ihre Grundkonstitution übersteigen. Sie müssen etwas durchleben oder besser überleben, was ihnen genauso gut den Tod hätte bringen können, sie müssen Gewalt oder Grausamkeit an sich selbst erleiden oder an anderen sehen. Sie werden in eine Lage gebracht, in der sie im wahrsten Sinne des Wortes »wunderbare« Handlungen vollbringen müssten, die sie aber nicht erbringen können. Stattdessen erfahren sie Hilflosigkeit und Ohnmacht, der sie auf der Ebene des Bewusstseins dadurch entkommen, dass sie sich aus dem Geschehen hinauskatapultieren.

Dieses »Heraustreten« aus dem Geschehen bedeutet, dass diese Menschen ihren Identifikationspunkt vom Körper und meist auch von der Psyche weg in die Seelendimension werfen und von dort aus – sozusagen aus Distanz und Sicherheit – das Vorgehen verfolgen. Dies hat den Effekt, dass der Körper in der Gefahrensituation ohne reflektierende Verzögerung ganz basal-instinktiv und damit optimal reagieren kann. So betrachtet, vollbringen Menschen in solchen Situationen doch »wunderbare« Handlungen – nur leider wird ihnen das erst nach einem mehr oder weniger langen Leidensweg bewusst.

Lassen Sie uns noch einmal vor Augen halten, was in Krisensituationen, bei Unfällen, Gewaltszenen, plötzlichen schweren Verlusten oder länger andauernden, belastenden Situationen wie emotionaler Unterversorgung, Demütigung oder Überforderung etc. geschieht: Es kommt zu einer partiellen oder vollständigen Trennung von Körper, Psyche und Seele, und der Identifikationspunkt des Wesens verschiebt sich in das seelische Feld.

Dort kann sich der Referenzpunkt am Ori- oder Orofeld ausrichten und in eine lichtvolle oder abgründige Dimension gelangen. Glücklicherweise gelangen Menschen mit solchen Erfahrungen eher in lichtvolle Bereiche. Ein Absturz in die Schattenwelten passiert erst dann, wenn die natürliche Anbindung, die Rückverbindung mit allen Ebenen, nicht gelingt. Die Ganzheit des Wesens wird geteilt, von der irdischen Perspektive getrennt, und der Mensch verliert über kürzere oder längere Zeit seine »Mitte«. So betrachtet, sind das die Nebenwirkungen einer komplexen Überlebensstrategie.

Uns begegnen hier strukturell ähnliche Prozesse wie bei einem rein körperlich ausgerichteten Heilungsverfahren: Die Chemotherapie zum Beispiel tötet zwar möglicherweise die bösartigen Zellen, nur greift sie eben auch das gesamte Immunsystem an. Die Heilung verläuft auf einem schmalen Grad, wobei im Kampf gegen die Krankheit die Integrität des Gesamtwesens zeitweilig aufs Spiel gesetzt wird. Ebenso ist es bei einer Gefährdung des Wesens als Ganzes: Das Schlimmste wird auf Kosten der Verbindungs- und Schutzkraft (des seelischen Immunsystems) verhindert.

Die Heilung der Ursachen dieser massiven Überlebensstrategie heißt primär, eine (Wieder-)Verbindung herzustellen. Das, was von der seelischen Perspektive aus wahrgenommen wurde, will in das Gesamtwesen integriert, in die psychische Wirklichkeit übersetzt werden, damit ein sicherer Identifikationsplatz gefunden und eingerichtet werden kann.

Bei guten Ausgangsbedingungen kann dieser Heilungsprozess ganz natürlich, wie von selbst, geschehen. Dann sind die eigenen Ressourcen stark genug, die soziale Vernetztheit des Betroffenen gewährt Sicherheit und Unterstützung, und die Zustimmung zum Leben mit seinen schönen und schweren Elementen ist gegeben. Für eine Person beispielsweise, die in ihrer Kindheit vielen Gewalterfahrungen ausgesetzt war, oder jemand, der seine Familie bei einem Unglück verliert, sind genau diese guten Ausgangsbedingungen nicht gegeben. Dadurch ist der natürliche Heilungsprozess erschwert, und der Bruch des Wesens kann zu unangenehmen und behindernden Verwachsungen führen.

Eine Form solcher Verwachsungen entsteht vermutlich dadurch, dass beim Zusammenkommen der drei Körper die Psyche jene schreckliche Erfahrung draußen behalten möchte, zugleich aber ihrer Grundbewegung der Integration folgen muss. Sie manövriert sich in eine zwiespältige Situation, bei der sie sich immer wieder eine Geschichte erzählt, die sie nicht hören will. Und je weniger sie gehört wird, umso häufiger und eigensinniger wird sie erzählt. Erschwerend kommt hinzu, dass diese Erzählungen nicht in geordneter Sprache, sondern meist in bildhaft emotionaler Weise ausgeschüttet werden.

Auf diese Weise bildet sich im Wesen ein Film, der, weil er nicht gesehen und mit dem Rest verbunden ist, ein Eigenleben und eine Eigenrhythmik entwickelt. Er zieht sich auf sich zurück, entzieht sich auch dem Zugriff der allgemeinen psychischen Steuerungsmechanismen und macht, salopp formuliert, was er will. Erscheint plötzlich und erzählt seine Geschichte, aus einer vielleicht längst vergangenen Zeit, und schildert sie wieder und wieder, als sei sie Gegenwart.

Der Stoff des Geschehens, der damals wirklich wichtig war, wird heute zu einem skurrilen Fremden im eigenen Haus, der – und das ist das Leidvolle – kommt und geht, wie er will, sich einnistet und uns latent bedroht. Obwohl das Schreckliche schon viele Jahre her ist, lebt es in uns und erschreckt uns jeden Tag aufs Neue.

In der Psyche entwickeln sich somit Bereiche, die nicht sinnvoll mit dem Größeren verbunden sind, die in sich selbst rotieren und zu unsteuerbaren und unberechenbaren Fremdkörpern werden. Sie mögen durchaus einen Teil in sich tragen, der zu Recht in die Psyche aufgenommen werden will, weil er wirklich dazugehört, als Teil der Lebensgeschichte des Menschen. Durch das Exildasein besteht allerdings die Tendenz, eine Eigengeschichte zu entwickeln, die mit der Ausgangsgeschichte nur noch in verstrickter Form zu tun hat und die die Psyche auch beim besten Willen nicht zu sich nehmen kann. Beispiele für solche Eigengeschichten zeigen sich darin, dass Opfer von Gewalttätigkeiten nicht selten Schuldgefühle entwickeln, die eigentlich der Täterseite zustehen. Andere wiederum entwickeln ein Gefühl von Verantwortung für eine Katastrophe, die sie weder verantworten noch verhindern hätten können.

So kommt zum ohnedies schwer Verdaulichen noch Unverdauliches hinzu und kurbelt einen Teufelskreis an, der sich nicht nur nach innen, sondern auch nach außen bewegt. Das Unverdauliche wird im Leben konkret wiederholt und immer wieder reinszeniert.

Die gute Absicht dieser Wiederholung von schwierigen Erfahrungen liegt darin, dem Gewesenen einen sinnvollen Frieden zu verleihen – seine Wirkung ist allerdings gegenteilig. Um diesen Wiederholungszwang aufzulösen, ist aus naturtherapeutischer Sicht nicht nur die Integration des Abgespaltenen nötig, sondern auch eine Ableitung dessen, was sich im Laufe des Prozesses als Fremdes »hinzuerzählt« hat.

»Fremde« Einlagerungen entstehen aber nicht nur durch Erfahrungen des Schreckens, sondern ebenso durch die Kraft von liebender Bindung. Wie an anderer Stelle bereits erwähnt, wird das psychische Potenzial eines Wesens durch die psychische Resonanz seiner Umgebung erweckt. Neben vielen anderen Struktur gebenden und ordnenden Kräften halten wir die primäre Liebe, die sich in neugeborenen Lebewesen in einer bedingungslosen Hinwendung zum Leben zeigt und in der Umgebung im idealen Fall durch Schutz, Nahrung und

Beziehung zum Ausdruck kommt, für die zentrale Kraft der psychischen Ausformung.

Gemäß ihrem fließenden Charakter sorgt die Liebe für eine Anbindung, welche die Grenzen zwischen den Wesen fließend lässt, das heißt, sie verschmelzen und trennen sich und tragen so zu gegenseitigem Wachstum bei (sofern alles gut geht, was Gott sei Dank oft der Fall ist). Dennoch bergen die Bewegungen des »Liebens« auch Gefahren in sich, weil sie auf natürliche Ausgleichskräfte des Nehmens und Gebens, der Abgrenzung und Hingabe angewiesen sind. Diese Gesetze gelten wohl für alle liebenden Verbindungen, gleich zwischen welchen Partnern in welchem Alter, aber man darf davon ausgehen, dass die Liebeskraft des Kindes in besonderer Weise von seiner unmittelbaren Bezugsumgebung abhängt, weil die Grenze des psychischen Körpers besonders durchlässig und erst in Ausbildung begriffen ist.

Es kann geschehen, dass sich liebend Gebundene (was nicht unbedingt heißt, dass sie sich auch als Liebende erleben) psychische Informationen, Strukturen und Muster zuspielen, die, wenn sie nicht natürlich wieder abfließen, den eigenen psychischen Raum besetzen. Menschen übernehmen auf diese Weise Gefühls-, Sprach- und Handlungsmuster von anderen und halten sie für ihre eigenen.

Diese Fähigkeit zur Übernahme und damit zur Wahrnehmung von »fremden« psychischen Wirklichkeiten stellt grundsätzlich eine wunderbare Funktion sozialen Lebens dar, sie ist vermutlich sogar eine Grundlage für die Herausbildung von Ethik und mit Sicherheit eine Voraussetzung für heilendes Handeln. Wenn diese Übernahme aber nicht nur vorübergehenden, sondern bleibenden Charakter bekommt und obendrein nicht nur die Übernahme von »fremdem« Stoff, sondern sogar von in anderen eingelagerten Fremdschichten bedeutet, dann kann dies reichlich verwirren. Zum Beispiel können plötzliches Auftauchen von Gefühlsqualitäten, die aus dem Kontext heraus nicht verständlich sind, chronische Gefühlslagen, die jemanden nicht direkt am Leben teilnehmen lassen, Handlungen, die man sich nicht erklären kann, oder Wiederholungen von Lebensstrickmustern anderer Generationen auf solche Einlagerungen von Fremdgefühlen hindeuten.

Es bringt die Psyche in die nun schon hinlänglich bekannte Lage, dass sie versuchen wird, Dinge zu integrieren, die nicht integrierbar sind, weil sie nicht zu ihr gehören und dabei die beschriebenen Kreise drehen.

Aus diesem Blickwinkel heraus geht es im naturtherapeutischen Prozess darum, dass wir (Klienten wie Begleiter) unterscheiden lernen, welches Unwohlsein dazu auffordert, Ausgeschlossenes aufzunehmen und zur Versöhnung zu bringen, und welches darauf hindeutet, dass etwas Fremdes freigelassen werden will.

Ablösung und Neuordnung

Bis jetzt haben wir von Einlagerungen gesprochen, die sich aus dem konkreten biografischen Erleben über die natürlichen Bindungskräfte bilden. Das können »Skripte«, Glaubenssätze, Gefühlsqualitäten und Handlungsmuster sein, die wir von nahe stehenden Menschen übernehmen und für unser Eigenes halten. In Auseinandersetzung mit unserer Biografie und dem für uns relevanten Bezugssystem können wir meist erkennen, von wem dieses Fremde kam, für wen wir beispielsweise etwas mittragen, wen wir entlasten oder wem wir die Treue halten wollen. Die Bewusstheit darüber – der nachvollziehbare Lebensbezug – wird dann den Prozess der Auslagerung oder der Ableitung unterstützen. (Dennoch ist dieser Schritt oft nicht einfach, weil das Bewahrende, Anhaftende mitunter recht hartnäckig am Werk ist.)

Noch ein Stück komplizierter ist es, wenn sich in den psychischen Körper Phänomene einlagern, die nicht mehr aus dem konkreten Erleben, sondern aus spirituellen Dimensionen kommen. So tragen Menschen Lebensmuster anderer Zeitschichten und Generationen in sich, die sie weder miterlebt noch erzählt bekommen haben. Wie dies geschieht, darüber können wir nur spekulieren. Die Einlagerung scheint gemäß ihrer subtilen, feinstofflichen Kraft so »unsichtbar« im Wesen Platz zu nehmen, dass sie kaum als solche erkannt und mit dem Eigenen verwechselt wird. Diese Verwechslungen können zu Identifikationsprozessen führen, bei denen Menschen das Leben anderer Menschen wiederholend leben und von Impulsen und Gefühlen gesteuert werden, die ihrer eigenen Sinnhaftigkeit entbehren.

Wir nehmen an, dass jede Art von Einlagerung die Integrität und Immunität des psychischen Körpers mehr oder weniger schwächt. So beginnt der teuflische Kreis, dass eine geschwächte Psyche nicht nur mit ihrer bereits vorhandenen Schwächung zu kämpfen hat, sondern auch noch für weitere Schwächungen, sprich Anhaftungen, »offen« ist.

Die Durchlässigkeit zwischen psychischem und seelischem Feld, die grundsätzlich für eine gesunde und ganzheitliche Ausrichtung des

Wesens wichtig ist, kann für eine geschwächte Psyche zum Verhängnis werden, weil seelisches Material in sie einfließen, aber nicht mehr abfließen kann. Wenn die innere Orientierung rund um die wesentliche Frage »Was gehört zu mir?« oder »Was gehört nicht zu mir?« aus dem Lot ist, beginnen viele Menschen verstärkt Bemühungen zur Integration zu leisten und manövrieren sich so unweigerlich in noch größere Schwierigkeiten.

Seelische Kräfte werden von der Psyche oft als massiv, dominant und unbändig erlebt. Im psychischen Kontext sind sie dies tatsächlich, weil sie dort, in ihrer freien Bewegung massiv eingeschränkt, zu Überschlagungen neigen und einen explosiven Charakter entwickeln. Die Seele kann psychische Strukturen sprengen, sie »auffressen« und sich ungestüm und ohne Richtung an einen Körper heften. Bei dem, was wir hier beschreiben, lässt sich letztlich nicht mehr unterscheiden, ob die Einlagerungen in der Psyche oder in der Seele zu finden sind. Es ist bereits ein heilloses Durcheinander eingetreten, unter dem alle Ebenen zu leiden haben. Wenn die Psyche kapituliert, stülpt die Seele oft die Seite des Abgrunds nach außen, und der Körper wird zur leeren Hülle oder geht in ganz absonderliche, oft zwanghafte Verhaltensmuster – erstarrt, schläft, zittert beispielsweise.

Ausgehend von der Annahme, dass seelische Kräfte initiatorischen Gesetzmäßigkeiten folgen, und um den Schutz der Psyche willen, die nach seelischen Einstürzen wieder lernen muss, ihre eigenen Grenzen wahrzunehmen und ihnen zu vertrauen, gehen wir bei der nun nötigen Form des Ziehenlassens eher von einer Ablösung als von einer Ableitung aus.

Worin liegt der Unterschied?

Bei Prozessen der Abladung und der Ableitung fließen Elemente aus dem Wesen ab, eine innere Neuorganisation geschieht, aber die Wesensgrenzen bleiben unverändert oder bewegen sich in der ihnen eigenen natürlichen, organischen Veränderung. Ablösung hingegen fordert einen klaren Schnitt, eine Abtrennung von vorhandenen Selbstbildern, einen Prozess der Neuwerdung, der klare Grenzen gegenüber dem Gewesenen steckt. Ablösungsprozesse werden von Betroffenen als umwälzende Veränderungsschübe erlebt, die sie unweigerlich zu anderen machen, als sie waren. Sie sind vergleichbar mit einem Erdrutsch oder nach einem Hochwasser: Danach sieht die Landschaft einfach anders aus, der Fluss hat sich einen neuen Weg gebahnt.

Bei der Ablösung von seelischen Einlagerungen ist die Arbeit an einer klaren Grenze bedeutsam. Ja, vielleicht geschieht die Ablösung genau dann, wenn sich die Psyche ihrer Grenze bewusst wird, sie kraftvoll setzt und verteidigt. Viele erleben diesen Moment als Fall und Landung, als ein Zusammenschrumpfen auf etwas »Normales«, als eine Eingrenzung, hinter der sich eine neue Freiheit auftun kann. Sobald die Psyche diese Grenze zieht, gehen die seelischen Kräfte ihren Weg.

Einen Schnitt machen heißt auch, sich verabschieden von emotionalen, gedanklichen, sozialen oder übersinnlichen Erinnerungen, die einem trotz ihrer Fremdheit vertraut geworden sind. Das ist ein großer Verzicht. Es wird im Extremfall wie die Trennung von der eigenen Vergangenheit und Geschichte, vom Netz der Familie, vom eigenen Ideal empfunden. Dass es die Trennung von einer »Fälschung« ist, spielt für die emotionale Realität anfangs keine Rolle. Es ist ein Verlust, und er wird als solcher erlebt. Es ist aber auch die Kreation einer Nullstunde, der konsequente Beginn eines neuen Kapitels, das die Möglichkeit enthält, dem Leben eine neue Richtung zu geben.

Bei all dem, was Begleiter tun mögen, um eine Ablösung dieser Art zu unterstützen, ihr Gelingen bleibt doch eher ein Akt der Gnade, als die Folge einer Intervention. So bewegt sich dieser Prozess im Bereich des Nichtmachbaren, der von allen Parteien eine kräftige Portion Mut und Demut verlangt.

2. Ausgleichende Einverleibung

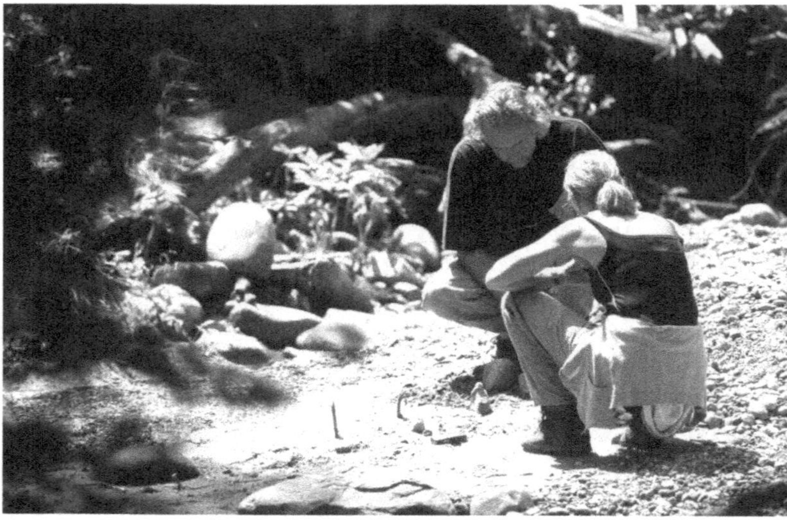

Während das Ziehenlassen der Grundidee folgt, dass Menschen auf allen Ebenen »Fremdanteile« in sich aufnehmen können, die sie in ihrer Integrität behindern, wendet sich das Prinzip des Zu-sich-Nehmens, der ausgleichenden Einverleibung, scheinbar dem Gegenteil zu.

Im Laufe des Lebens, der sozialen, emotionalen und körperlichen Biografie und des Prozesses der Identitätsbildung, geschieht es, dass Teile des Ganzen auf der Strecke bleiben, verloren gehen oder aus vielfältigen Motiven heraus nicht mehr als dazugehörig erkannt und behandelt werden.

So entstehen »Lücken« in der Wesenhaftigkeit, die der Grundbewegung der Psyche zuwiderlaufen. Im Versuch, das Verlorengegangene zurück an Bord zu holen, wirft sich die Psyche immer wieder waghalsig über die Reling und weist in oft schmerzhafter Art auf die notwendige Rettung hin. Dass dabei in Härtefällen statt Rettung noch mehr Teile ihrer selbst untergehen, liegt in der zynischen Natur solch waghalsiger Manöver.

Unser Motiv muss daher sein, der Psyche bei ihren Rettungsversuchen derart zu Hilfe zu kommen, dass sie von einem sicheren Ort aus das Manöver durchführen kann, oder anders gesagt, wir müssen sie dabei unterstützen, eine *andere* Bewusstseinsqualität zu entwickeln.

Bevor wir darauf genauer eingehen, sei auf einen möglichen Zusammenhang zwischen der Abspaltung oder Ausblendung eigener Anteile und der Aufnahme fremder Anteile verwiesen. Interessant ist nämlich, dass das eine kaum ohne das andere vorkommt, dass es nicht den »Abspaltungs-» oder »Aufnahmetyp« per se gibt, sondern dass vielmehr beide Phänomene parallel erscheinen. Vermutlich öffnen sie einander sogar Tür und Tor, selbst wenn eine Seite offensichtlicher zutage tritt, als die andere. Es hat den Anschein, dass die Aufnahme leichter und schneller geschieht, sobald das Wesen in sich »Lücken« hat, wie eine Art Vakuum, das gefüllt werden will. Demgegenüber wird die Tendenz, Eigenes auszublenden, möglicherweise verstärkt, wenn sich ein Gefühl des (fremden) Vollseins in der Person ausbreitet. Für die therapeutische Arbeit hat solches miteinander Erscheinen und einander Bedingen Konsequenzen: Wenn ein Prozess das Ziel einer Ableitung verfolgt, ist der Therapeut herausgefordert, auch auf die andere Seite zu schauen. Was muss vielleicht noch integriert werden? Gelingt die notwendige Integration nicht innerhalb nützlicher Frist, wird die entstandene Leere erneut mit Fremdem gefüllt werden. Solch eine Erfahrung wird von den Betroffenen dann oft als Rückfall erlebt und bezeichnet, und sie nährt ein Gefühl der Ohnmacht à la »Es nützt ja alles nichts«.

Dasselbe gilt für die andere Richtung. Wer einen Integrationsprozess begleitet, wird seine Augen offen halten für Fremdanteile, denn Eigenes und Fremdes beginnen einander zu bekämpfen, wenn sie in einer Einheit behalten werden. In diesen Fällen entwickeln die Klienten eine Ambivalenzbewegung, die häufig mit starken Schuldgefühlen einhergeht. Wenn das zu lange andauert, wird die Abwendung, der Abbruch des Prozesses – anders gesagt, eine neue Desintegration –, die Folge sein.

Daher ist es bei der therapeutischen Begleitung von Ableitungs- und Integrationsprozessen wichtig, die jeweils andere Seite der Medaille im Auge zu behalten. Nicht, weil dort zwingend Handlungsbedarf besteht, sondern damit wir so eher davor geschützt sind, in ein »Mehr-desselben-Muster« zu geraten, das allenfalls am Notwendigen vorbeizielt.

Jetzt aber zur Integration, zur (Wieder-)Aufnahme von Verlorenem.

Liebevolles Einschmelzen

Wir haben weiter oben schon betont, dass wir der natürlichen Integrationskraft der Psyche viel Vertrauen schenken; und tatsächlich ist das ein zentraler Faktor.

Unsere Rolle als Begleiter nähmen wir allerdings zu leicht, wenn wir einzig auf diese Kraft der Selbststeuerung setzten. Auch würden wir die wichtige Tatsache übersehen, dass viele Menschen nicht in der Lage sind, etwas zu sich zu nehmen, selbst wenn es offensichtlich vor ihnen liegt.

Einige sehen es gar nicht, manche weisen es von sich, andere wieder werden beim Anblick derart von Gewissensbissen geplagt, dass sie vor lauter schlechtem Gewissen die Zusichnahme nicht vollziehen können. Ein Integrationsprozess ist kein beiläufiges »Ah, da bist du ja wieder«, sondern ein komplexer Einschmelzungsvorgang.

Ausgehend von der Vorprägung des psychischen Wesens, kontinuierlich in Sachen Friedensarbeit aktiv zu sein, darf man damit rechnen, dass uns das Leben am laufenden Band Erfahrungen zuspielt, die einer größeren Integrität dienen würden, sofern wir sie als »besonders« erkennen. Das geschieht meist erst, wenn es entweder durch einen außergewöhnlichen Rahmen hervorgehoben wird oder wenn es uns in überdurchschnittlicher Stärke »anspringt«. Dann kann sich in uns eine Ahnung einschleichen, oder es kann uns etwas so überraschen, dass wir beginnen hinzuschauen.

Im naturtherapeutischen Prozess bietet das Unterwegssein in der Natur solch einen außergewöhnlichen Rahmen, der zu einem Raum werden kann, in dem Ahnungen und Überraschungen in besonderer Dichte erscheinen und scheinbar Unspektakuläres plötzlich unsere Aufmerksamkeit gewinnt.

Welcher Art muss die Wahrnehmung sein, damit das, was gesehen werden will, auch gesehen werden kann? Wie will etwas angeschaut sein, damit ein unter Umständen jahrzehntelanger Abspaltungsvorgang eine andere Richtung nehmen kann? Aus welcher Ebene müssen die Bilder oder Informationen auftauchen und welche Bewusstseinsschicht müssen sie berühren, damit sie nicht, wie schon so oft, abgewiesen werden? Und wie kann der Raum oder eine Begleitung diesen Prozess unterstützen?

Es ist hilfreich, sich der zentralen Gefühlsqualitäten zu erinnern, die mit Ausblendungen einhergehen, will man die Qualität des

Hinschauens näher erfassen, die das erste Eis schmelzen lässt. Ausblendungen, Ausschließungen, Abtrennungen geschehen nicht aus Spaß, nicht aus Vergesslichkeit oder Schadenfreude, sondern weil sie zu einem bestimmten Zeitpunkt einen wichtigen Schutz dargestellt haben: Angst, Schmerz, Scham und Schuld sind jene Gefühle, die unmittelbar mit Ausblendungen in Verbindung stehen und die vermieden werden wollen.

Demzufolge ruft sowohl langsames als auch überraschendes Auftauchen einer Ausblendung auch die dazugehörigen Gefühle wieder hervor.

Wie also hinschauen, damit das Vergessene aufsteigen und bleiben kann und nicht vor lauter Schreck sofort wieder verschwindet?

Die meisten Menschen lernen im Laufe ihres Lebens eine Art des Schauens, die dazu geeignet ist, ihre Bewegungen in den üblichen sozialen und geografischen Lebensräumen zu ermöglichen und zu koordinieren. Das ist ein Blick, der in Schärfe erfasst, Gestalt und Hintergrund trennt, Prioritäten setzt und bewertet, Orientierung zwischen den Richtungen bietet. Diese Art des Schauens ist uns aus dem Alltag sehr vertraut und geschieht vorbewusst, in gewisser Weise wirkt sie als selbstverständliche Kraft in uns und führt oft unbemerkt Regie.

Unglücklicherweise ist gerade sie bei der Annäherung an lange Verlorenes nicht sehr nützlich – das Zugreifende, Bewertende, Zerlegende in ihr ist zu stark.

Hilfreich ist hingegen ein Schauen, das nicht zoomt und mit Bedeutung belegt, sondern weitestgehend unfokussiert in die Weite blickt, sodass nichts wirklich scharf, dafür aber vieles nebeneinander, vielleicht sogar ineinander fließend, wahrgenommen werden kann. Dies geschieht im Rahmen des Möglichen bewertungsfrei, lässt das, was in den Blick kommt, dort, wo es erscheint, stößt es nicht weg, holt es nicht her. Jenes Schauen will nichts vom Betrachteten, es wird von einer absichtslosen Instanz genährt, die das Geschehen ohne moralischen Überbau zulässt, verschwommen, unfassbar.

Eine solche Wahrnehmungsqualität will also zuerst ermöglicht, geübt oder provoziert sein, ehe ein nächster Schritt geschieht. Der Aufenthalt in der Natur ist dabei einmal mehr eine hervorragende Unterstützung: Hier ist eine amoralische Präsenz gegeben, die uns weitestgehend bedeutungsfrei entgegenkommt. Auch vom Begleiter muss diese Art des Schauens ausgehen, sodass der Funke zum Klienten überspringen kann.

In diesem »Schonraum« steigen jene verlorenen Bilder oder Informationen auf, die gesehen werden müssen. Wenn es gelingt, sie für eine Zeit in dieser Zwischenwelt zu belassen, dann ist der erste Schritt auf dem Integrationsweg gelungen.

Parallel dazu wird es für das wirkliche Gelingen von Integration wichtig sein, dass der Betroffene in sich und rund um sich eine subjektive Erfahrung von Schutz und Geschütztsein hat. Er oder sie braucht einen sicheren Ort, einen Identitätspunkt, der vom Auftauchenden uneinnehmbar ist, der immun ist gegen die emotionale und moralische Fracht, die an die Bilder gekoppelt ist. Von diesem Ort aus kann er sich dann hinausbegeben (in das wie auch immer geartete »Vergessene«), aber auch jederzeit zum Ausgangspunkt zurückkehren, um zur Ruhe zu kommen.

Dieser sichere Ort kann mit einer neutralen, am Geschehen nicht aktiv beteiligten Instanz verglichen werden. Die Selbstwahrnehmung der Betroffenen ist in dieser Phase vergleichbar mit einem Pendel, es ist ein Hin- und Herwandern zwischen der einen und anderen Welt, was eine langsame Kontaktaufnahme mit dem »scheinbar« Unbekannten, dem Bedrohlichen ermöglicht. In zumutbaren Dosen begegnet die Person dem Grauen und seinen Folgen, sei dies Abwehr, Erstarrung, Wut oder was auch immer.

Aus dem Beschriebenen erkennen wir, dass für den therapeutischen Prozess von Integration die Erfahrung von Schutz, Schutzraum oder schützender Instanz besonders förderlich ist. Sie ermöglicht jenen Pendelprozess, der wiederum langsam eine Verbindung zwischen dem einen und dem anderen entstehen lässt.

Irgendwann, nachdem diese Doppelwahrnehmung installiert ist, die Pendelbewegung gelingt, aber auch Angst und Schrecken ihre Macht zeigen, beginnt das eigentliche Wunder: das natürliche Einfließen der Kraft, die wir als Schöpfungsliebe bezeichnen.

Woher diese kommt, wie sie genau ermöglicht wird und ob unsere Bezeichnung »Schöpfungsliebe« ein wirklich passender Name ist, das bleibt ungewiss.

Sicher jedoch ist, dass in solchen Integrationsprozessen oft eine Kraft auftaucht, die wie ein warmer, weicher Strom ins Geschehen einfließt, der lange eingefrorene Teile schmilzt und zu einem neuen Ganzen verbindet.

Wir vermuten, dass diese Kraft mit der großen »Friedens- und Verbindungsbewegung« der psychischen Dimension im Zusammenhang steht, und ihr beständiges Auftauchen in den unterschiedlichsten Momenten und Situationen lässt uns annehmen, dass diese natürliche »Heilkraft« nicht von irgendwo herkommt, sondern allgegenwärtig ist und vorwiegend durch eine gewisse Art von Bewusstsein oder Hinwendung wirksam wird.

Das Einfließen dieser Schöpfungsliebe ist aus naturtherapeutischer Perspektive ein von der Natur geschenkter, alchimistischer Prozess der Gnade, der die Kraft besitzt, emotionale Strukturen zu verändern: Aus Verzweiflung wird Versöhnung, aus Ohnmacht wird Verantwortung, aus Angst wird Hoffnung, und aus Schuld wird Kraft.

Das klingt wie in einem billigen Dreigroschenroman, und doch ist es die innere und äußere Wirklichkeit, die bei Einverleibungsprozessen in diesem Stadium oft genau so beschrieben wird.

Menschen erleben, dass ihr Körper von einer besonderen Wärme belebt wird, dass sie in einen Raum eintreten, der hell und leicht ist, dass sie sich mit dem, was sie sehen, unmittelbar verbunden fühlen, dass neue Zusammenhänge und Ordnungen in ihnen entstehen.

Manchmal kommt diese Kraft aber auch so unvermittelt, dass Menschen vorerst mit »Abwehr« reagieren. Vielleicht sind es auch verdichtete Ableitungsprozesse, die für das Neue Platz machen wollen: Sie erbrechen, bekommen Atemnot, reagieren mit Kreislaufschwäche, werden von Schreianfällen oder Weinkrämpfen gepackt.

In jedem Fall ist das Einfließen jener Primärkraft ein delikater Moment, für dessen Gelingen eine rechte Portion Vertrauen in natürliche Ordnungskräfte angezeigt ist. In ihm birgt sich Heil, aber ebenso die Gefahr eines »Rückfalls« in die Spaltung, wenn durch die Stärke der Gefühle die Doppelwahrnehmung entgleist und die subjektive Schutzempfindung zurückgeht.

Eine anspruchsvolle Herausforderung für den naturtherapeutischen Begleiter ist die Haltung passiver Aktivität. Wenn dieser Prozess der Verbindung, der neuen Verschmelzung oder Einverleibung beginnt, wenn also der Klient sich ans Reich der Schöpfungsliebe andockt, dann sind größere Kräfte am Werk. Denen kann sich der Naturtherapeut (der dann übrigens oft wirklich nicht zur Stelle ist, weil der Klient zum Beispiel an einem Bach allein jene Erfahrung durchlebt) nur vertrauensvoll unterwerfen, er kann sie weder antreiben, noch verlangsamen, noch wirklich verhindern. Er kann sich aber in seiner Haltung und Wahrnehmung mit zwei Polen verbinden: mit dem Vertrauen, dass die Dinge ihre Ordnung finden werden, und der Ahnung, dass es für alles einen Ort des Schutzes gibt.

... und selbst das Selbst ...

Wir haben den Prozess des Zu-sich-Nehmens oben in einer vierteiligen Grammatik beschrieben: die Ahnung oder Überraschung, das durchlässige Hinschauen, die Pendelbewegung und Verbindung und das Einfließen der Schöpfungsliebe. Diese Abfolge ist zwar nicht universell gültig, aber sie bewährt sich als Leitfaden bei der Begleitung von Integrationsprozessen.

Im Folgenden laden wir ein, noch einen Blick auf die Wirkungsebenen zu werfen, auf denen solche Integrationsprozesse heilsam sein können.

Prozesse der Einverleibung gleichen persönlichen Entdeckungsreisen. Dabei werden bislang nicht gesehene Ressourcen (wieder) entdeckt oder, wie schon erwähnt, Lücken auf der biografischen Landkarte gefüllt und sinnvoll mit dem Ganzen verbunden (was letztlich ja auch einen Zuwachs an Ressourcen bedeutet). Infolgedessen wächst das Bewusstsein über das eigene Territorium, den eigenen Raum und ebenso die eigenen Grenzen hinaus. Die Wahrnehmung eines vollständigeren Bildes lässt auch klarer erkennen, was tatsächlich dazugehört und was nicht.

Integrationsarbeit hat daher immer auch eine Wirkung auf die Selbstwahrnehmung und das subjektive Empfinden von »Wer bin ich?«. Mit der Entwicklung von angemessenem Selbstbewusstsein und einer Wahrnehmung für die eigenen Grenzen erhöht sich die natürliche und geschützte Ausstrahlung eines Wesens, in ihm beginnt sich eine natürliche Ordnungskraft zu entfalten. Je verzerrter – im verkleinernden oder aufblähenden Sinn – ein Selbstbild ist, umso eher gerät der Mensch in unklare, verstrickte, konfliktträchtige oder gar gefährliche Situationen.

Integration und Schutz sind einmal mehr einander bedingende und stärkende Dimensionen.

Diese Entdeckung von Ressourcen ist nicht nur ein psychisches oder seelisches Phänomen, es kann auch ganz konkret auf der körperlichen Ebene seinen Ausdruck finden.

Manchmal noch unterstützt durch die Bewegung in der Natur, häufig aber schon von vornherein bewusst, formulieren viele Menschen den Wunsch, ihren Körper oder einzelne Körperteile wieder mehr mit Leben zu füllen. Ein naturtherapeutischer Begleiter ist zwar kein Körpertherapeut, aber es ist sehr nützlich, wenn seine innere und äußere Körperwahrnehmung sensibilisiert und differenziert ist und er in dieser Sensibilität auch seine Klienten wahrnehmen kann. Welche Teile des Körpers sind sichtbar aktiv, genutzt, energetisiert und belebt, welche scheinen »wie zufällig« auch noch da zu sein, ohne »Saft« oder unbewegt?

Körperorientierte Therapieformen sind darin spezialisiert, eine Querverbindung von körperlicher und psychischer Ebene herzustellen. In der systemischen Naturtherapie gibt es bislang keine spezialisierten Thesen in dieser Richtung, wohl aber die Erfahrung, dass eine Neuentdeckung von körperlichen Ressourcen in den meisten Fällen die entsprechende Integrationsbewegung auf psychischer oder seelischer Ebene begleitet, fordert oder auslöst. Wir haben weiterhin beobachtet, dass bestimmte Körperpartien tendenziell mit bestimmten mentalen oder emotionalen Themenbündeln zusammenhängen und diese wiederum in bestimmten Naturräumen oder speziellen elementaren Konstellationen aktiviert werden können.

Mitunter ruft auch die Seele nach bewusster Erweiterung, oder genauer: nach erweitertem Gesehenwerden. Dann stellt sie den Menschen vor initiatorische Schritte oder lässt ihn mehr oder weniger feinfühlig das Unsichtbare »spüren«. Dann wird vielleicht der größere Raum, in den wir eingebettet sind, auch als Wirklichkeit wahrgenommen. Der Bezug zu Vorfahren oder anderen seelischen Instanzen sowie die Erfahrung von göttlichen, spirituellen Kräften gewinnen an Bedeutung, rücken ins Blickfeld.

Wenn sich aber Seelisches, so wie wir vermuten, wild und frei bewegen will, dann greift das Bild der Einverleibung zu kurz. Die Einverleibung muss dann zu einer Leiberweiterung werden, und genau darum geht es bei der Bewegung der Anbindung.

3. Gnadenvolle Anbindung

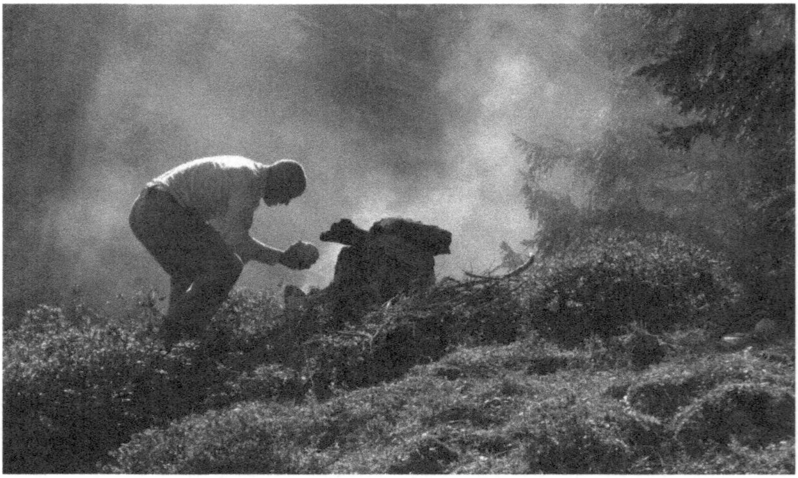

Während sich die Bewegungen des Ziehenlassens und Zu-sich-Nehmens auf Prozesse innerhalb der Ebenen konzentrieren, schaut die Bewegung der Anbindung auf die Welt zwischen den Ebenen. Wir erweitern den Blick auf den nächstgrößeren Kontext, von unserem Modell ausgehend, auf das Zusammenspiel von Körper-Psyche-Seele. Der Begriff des »Ankommens« nährt sich aus der Überzeugung, dass ganzheitliche Präsenz, einfacher gesagt, wirkliches Dasein, von einer Verbundenheit der biologischen, psychischen und spirituellen Dimensionen abhängt. Auch wenn sich die Ausstrahlung, die Wirkungskraft und das innere Wohlbefinden eines Menschen mit dem Zusammenkommen dieser Dimensionen deutlich und sichtbar verändern: Die Idee der Anbindung scheint uns anfangs abstrakter und weniger fassbar als Ableitungs- oder Integrationsprozesse.

Das liegt vielleicht daran, dass Anbindung über weite Strecken Bewusstseinsarbeit ist, die sich naturgemäß luftig zeigt.

Die Augen der Betrachtung

Ehe Anbindung geschieht, braucht die Klientin eine Ahnung davon, von wo aus sie auf die Welt schaut, wo ihr Identifikationspunkt liegt.

Sie muss sich nach ihrem »Auge« auf die Suche machen, das sich hinter dem wohlbekannten »blinden Fleck« versteckt hält.

Diese Frage: »Von wo aus blicke ich auf die Welt?« kann zentraler Impuls und Motor für einen umfassenden Wandlungsschritt sein.

Auch wenn sich dieses »Auge« immer wieder entzieht, weil jedes Erhaschen einer Ahnung letztlich von einer nächsten, in dem Moment nicht sichtbaren, Schicht aus geschehen kann, bringt dieser Prozess eine vielschichtige Erweiterung der Welterfahrung mit sich. Die Zweidimensionalität von »Hier ich und dort es« weicht einer mehrdimensionalen, in die Tiefe und Weite gehenden Wahrnehmung. Die Gewissheit, dass alles so ist, wie man es sieht, weicht der Ahnung der Vielschichtigkeit. Wichtiger als diese allgemeine philosophische Wirkung ist die Entwicklung eines Selbstbewusstseins darüber, von welchem Bezugspunkt aus sich der Betrachter die Welt erschließt und womit er sich selbstverständlich identifiziert.

So kommt es häufig vor, dass Menschen ihren Identifikationspunkt mehrheitlich im Körper, in den Gefühlen, im Denken oder auch im seelischen Feld haben. Dies hat zur Folge, dass sie die Welt durch dieses Raster sehen und jenes, was außerhalb dessen ist, nicht ins Wahrnehmungsfeld rückt. Sehen Menschen ihre Umgebung vorrangig mit ihrem emotionalen Auge, dann nehmen sie die Sichtweisen der körperlichen, mentalen oder seelischen Augen kaum wahr, und diese bilden sich allmählich zurück.

Damit konzentriert sich das Leben mehr und mehr auf einen Teil, der auf Dauer überlastet ist und (Krankheits-)Signale senden wird.

Wir haben in vorhergehenden Abschnitten schon darüber nachgedacht, wie es zu solchen Verschiebungen von Schwerpunkten in eines oder maximal zwei der Felder kommen kann, während das dritte Feld scheinbar gar nicht anwesend ist. In der Praxis begegnen uns dabei vielfältige Kombinationen.

Ein gewisses Maß an ungleichgewichtiger Verteilung der Identifikation sorgt für die individuelle Schönheit und Originalität des Wesens. Es geht hier nicht um Nivellierung, sondern um die Erinnerung daran, dass es auch andere Lebensdimensionen gibt und auch sie zur Ganzheit dazugehören. In Bezug auf das Prinzip der Anbindung wird deutlich, dass letztlich nur etwas, das auch im Blick ist, angeschlossen werden kann.

Neben »Abspaltungen« der Dimensionen, die sich aufgrund solcher Identifikationsschwerpunkte manifestieren und stabilisieren, zeigt sich oft ein weiteres Phänomen.

Es gibt Wesen, die durchaus auf allen drei Ebenen Identifikationsplattformen verankert haben, dies auch kraftvoll zum Ausdruck bringen und doch einen zerfledderten, inkongruenten oder gespaltenen Lebenszugang entwickeln. Oft erwecken sie den Eindruck, als wüsste die Linke nicht, was die Rechte tut, als würde die Koordination zwischen den Teilen nicht klappen, die dann mit Ablösung reagieren. Wer sich genauer diesen Identifikationspunkten zuwendet, dem mag zweierlei auffallen: Verschiebungen auf der Zeitachse und Brüche in der Lebensgeschichte. Was bedeutet das?

Idealerweise sind die Identifikationspunkte in der Jetztzeit verankert. Sie passen sich dem jeweiligen zeitlichen Kontext an, bleiben in der Gegenwart. Es kommt jedoch (gar nicht so selten) vor, dass dieses Mitgehen im Zeitfluss unterbrochen und die Identifikation an einem bestimmten Punkt der Vergangenheit oder mitunter sogar in der Zukunft eingefroren ist. Dann interpretiert, klischeehaft dargestellt, die Psyche die gegenwärtige Umgebung aus den Augen eines Kindes, während der Körper und die Seele im Fluss der Zeit mitgeschwommen sind und der Welt als »Erwachsene« begegnen. Dies kann zu mächtigen Missverständnissen führen und das Zusammenkommen der Ebenen verhindern.

Neben den Zeitverschiebungen auf der eigenen Biografieachse kann es im Zusammenhang mit Fremdeinlagerungen vorkommen, dass ein Identifikationspunkt gar kein eigener, sondern ein fremder Referenzpunkt ist, der in den meisten Fällen ebenfalls eine Zeitverschiebung hervorruft.

In diesem Fall konstruiert ein Betroffener auf einer oder mehreren Ebenen eine Wirklichkeit, die mit seiner eigenen Lebensgeschichte und seiner Zeitlinie nur bedingt etwas zu tun hat. Die Verwirrung, die daraus entsteht, ist leicht vorstellbar.

Je mehr wir in die Darstellung der vier Prinzipien eintauchen, umso deutlicher wird, dass eine isolierte Betrachtung der Bewegungen von Ziehenlassen, Zu-sich-Nehmen, Anbindung und Einmitten zwar zu einem besseren Erkennen der Grundmuster dienlich ist, aber der therapeutischen Wirklichkeit nur zum Teil gerecht wird. In der Praxis fließt das eine oft in das andere, folgt ein Schritt auf den nächsten, zeigt eine Absicht die Notwendigkeit einer anderen. So auch im oben genannten Beispiel: Wir können aufgrund diverser Hinweise einen therapeutischen Prozess der Anbindung induzieren und dabei auf das Phänomen der Fremdeinlagerung stoßen, das zuerst abgeleitet werden will, ehe an Anbindung zu denken ist. Und weil Ableitungen meist nach einer Integration rufen, will zuvor vielleicht noch etwas hereingenommen werden, ehe der eigentliche Schritt der Anbindung geschehen kann, sofern er dann überhaupt noch nötig ist.

Aber lassen Sie uns annehmen, dass das Tor der Anbindung offen steht. Welche Schritte sind nun zu bewerkstelligen?

Der erste Schritt ist, wie schon erwähnt, die Arbeit am Selbstbewusstsein rund um das Auge oder die »Augen«, mit denen man die Welt betrachtet.

Im zweiten Schritt folgt die Suche nach oder das Einrichten von neuen Plattformen auf den bisher kaum »vertretenen« Ebenen.

Es kommt zu einer Belebung und Erweiterung der eigenen Identifikation: nicht mehr nur: »Ich denke, also bin ich«, sondern auch: »Ich fühle, also bin ich«, »Ich schwitze, also bin ich«, »Ich träume, also bin ich« etc.

In dieser Phase erleben Menschen oft eine große Befreiung, eine nahezu kindliche Freude über die Erlaubnis, mehr zu sein, als sie meinten. Im Eifer des Lebensdranges werden dann oft neue Ehen geschlossen und alte Häuser verkauft. Das, was möglicherweise so lange nicht hat sein können, holt sich in einem großen Feuer der Begeisterung eine gehörige Portion Aufmerksamkeit. All das darf und soll seinen natürlichen Lauf nehmen. Bei der naturtherapeutischen Begleitung ist in dieser Phase lediglich darauf zu achten, dass in der Begeisterung für das Neue nicht das bisher Bekannte unter die Räder kommt. Dann wäre es ja nur ein Austausch und nicht wirklich eine Erweiterung.

»Ich bin mehr, als ich meinte, ich bin dieses und jenes, und ich darf mal dieses und mal jenes sein.«

Das ist eine wesentliche Grunderfahrung in dieser Zeit: Ich darf aus den Augen des Körpers, dann wieder aus den Augen der Psyche und dann aus den Augen der Seele ins Leben schauen und danach handeln. Ich darf wie ein Kind mal hierhin und mal dahin gehen, ich darf forschen, wie es sich da und dort anfühlt, ich darf mit diesen Ebenen und der Fülle vertraut werden. Ich darf mich mal hier, mal dort beheimatet fühlen, selbst wenn es zwischen dem einen und dem anderen Differenzen gibt.

Das Entdecken dieser Ebenen provoziert die Installation von Identifikationspunkten, oder anders ausgedrückt, das Bewusstsein darüber, wie sich die Welt aus dieser Perspektive zeigt. Das ist eine wichtige Voraussetzung für den Prozess der Anbindung.

Hinwendung und Hinbewegung

Anbindung setzt eine Hinwendung und Hinbewegung der drei Ebenen zueinander voraus. Aus dieser Hinwendung kann dann eine Hinbewegung entstehen, die in eine Ankoppelung mündet, oder umgekehrt, aus der Hinbewegung eine Hinwendung.

Das Zusammenkommen und -bleiben der drei Ebenen kann als Vollendung einer ganzheitlichen Hinbewegung zum irdischen Leben gesehen werden.

Ähnlich wie bei Integrationsschritten wirkt auch bei der Anbindung eine primäre Kraft, die wir Schöpfungsliebe nennen, als zentrale helfende Instanz. Auch in diesem Kontext stellt sich die Frage, was wir tun können, um diese Kraft ins aktive Fließen zu bringen.

Während bei Integrationen eine Pendelbewegung letztlich zu einer Einfügung eines Teiles in ein Ganzes führt, wird beim Anbinden dreimal Ganzes zu einer flexiblen und kooperierenden Großeinheit verbunden, ohne dass eines der drei seine Integrität aufgibt. Es gibt

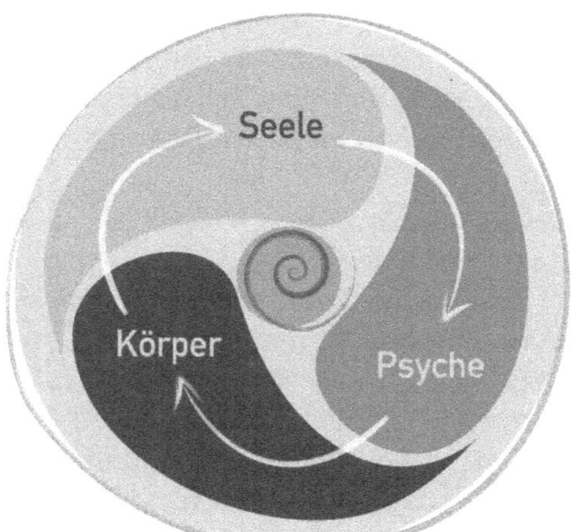

Abb. 8: Zirkuläre Bezogenheit

keine hierarchischen Unterschiede, nicht eines fließt ins andere, vielmehr stellen sich alle drei mit ihren Mitteln in den Dienst einer gemeinsamen Bewegung. Wenn sich eine der Ebenen als oberste Instanz fühlt und die Unterwerfung der anderen fordert, kann Anbindung nicht gelingen oder kommt die Schöpfungsliebe nicht ins Fließen.

Daher braucht der therapeutische Rahmen neben dem Bewusstsein für die drei Ebenen einen einladenden Raum, in dem sie als gleichwertige Partner aufeinander zugehen bzw. einander erwarten können.

Beim Aufbau solcher Räume hilft uns das Bild von einer zirkulären Bezogenheit der drei Lebensrepräsentanzen aufeinander. In dieser Vorstellung sind zwar alle für alle wesentlich, es gibt jedoch eine gewisse Ablaufrichtung im Hinblick auf die Frage: »Wer dient wem primär?« oder: »Wo sind unmittelbare Anknüpfungspunkte?«

In diesem Modell dient – hier auf Erden – der Körper primär der Seele, die Seele der Psyche und die Psyche dem Körper. Anders formuliert, braucht der Körper für seine gesunde Entwicklung primär die Psyche, die Psyche braucht die Seele und die Seele braucht den Körper.

Wir folgen damit der Hypothese, dass Anbindung leichter geschieht, sofern die gegenseitige Bedingtheit respektiert wird; wenn der Körper (also vom Identifikationspunkt des Körpers aus) so lange einladend zur Psyche schaut, bis die »natürliche« Anziehungskraft zwischen den Feldern eine Hinbewegung der Psyche zum Körper auslöst.

Dieses Schauen lässt einander in Freiheit, und doch stecken in ihm die Kraft der Anerkennung und die Erlaubnis des Näherkommens. Viele Experimente und Forschungen haben gezeigt, dass die jeweils »unterstützenden« Repräsentanzen eine klare Botschaft jener brauchen, in dessen Dienst sie sich stellen; als wäre eine Aufforderung oder ein Auftrag nötig, damit sie ihre Wirkung entfalten. So wird die Psyche vor allem vom Körper gerufen, die Seele von der Psyche und der Körper von der Seele. Mit Ruf ist hier eine Einladung gemeint, sich dem Verbund anzuschließen: »Komm bitte zu mir/zu uns. Schließ dich mir/uns an. Ich bin/Wir sind bereit, wir brauchen dich.« So könnte dieser Ruf auf einfachste Weise übersetzt klingen.

Ist diese Hinwendung erfolgt, braucht es Ruhe und die Geduld der einladenden Instanz. Es ist hilfreich, wenn sie in sich ruhend die Hinbewegung der anderen Ebene »abwartet«. Hinwendung und

Hinbewegung sind gleichwertige Kräfte. Wenn eine Ebene beides übernimmt, stiftet sie – wenn auch in guter Absicht – Ungleichheit. Sie wird dann zur führenden Instanz und verhindert das, wonach sie sucht, die Anbindung.

Dasselbe gilt in die umgekehrte Richtung. Die Seele kann sich aktiv auf den Körper zubewegen, der Körper auf die Psyche, die Psyche auf die Seele. Für die eigentliche Anbindung brauchen sie jedoch die Größe, auf die Einladung der anderen zu warten.

Wenn dieses Spiel von Hinwendung und Hinbewegung zu einer Anbindung führt, dann erwächst im Betroffenen ein Bewusstsein von Erweiterung und Wachstum, dann steht plötzlich oder auch langsam ein Mehr an Ressourcen zur Verfügung, die miteinander – wenn auch parallel an »verschiedenen« Baustellen – für einen gemeinsamen Brennpunkt wirken. Das innere und äußere Erleben wird ganzheitlicher, das Wesen facettenreicher und gegenwärtiger.

Wie beim Integrationsprozess kommt Schöpfungsliebe zur Wirkung. Während Integrationsprozesse innere Wärme und Frieden auslösen, sind Anbindungsprozesse meist mit einer Erfahrung von Erweiterung verbunden, so als würde man durch eine Tür in einen größeren Raum gehen, der mehr Bewegungs- und Gestaltungsmöglichkeiten bietet.

Spürbare Gegenwart ist wohl der beste Hinweis dafür, ob Anbindung geschieht und gelingt. Aber auch eine gelungene Anbindung kann durch einschneidende Erfahrungen zeitweilig wieder getrennt werden. Auch Anbindung ist prozesshaft und will gepflegt werden, wie alle anderen Lebensfunktionen.

4. Durchlässige Einmittung

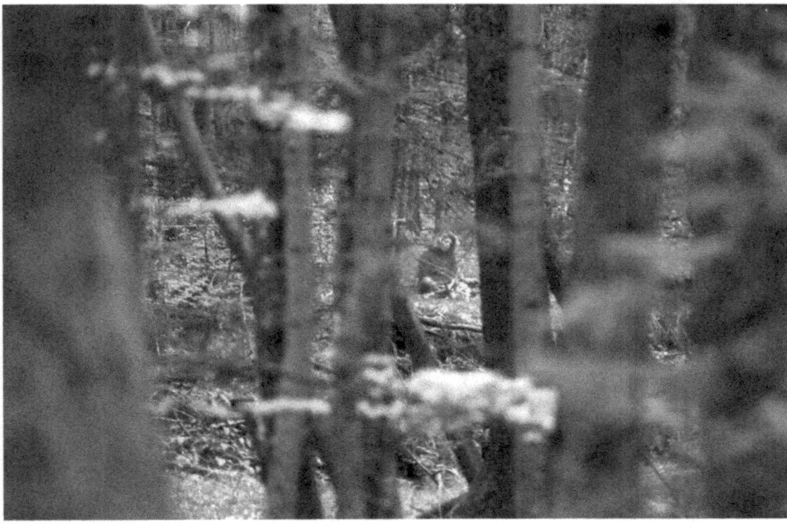

Mit der Idee von Prozessen der Einmittung vollziehen wir, noch deutlicher als bisher, eine Hinwendung zu transpersonalen Ebenen. Hier überschneiden sich therapeutische Konzepte und Interventionen mit Elementen, die eher einer spirituellen Bewusstseinsschulung gleichen. Dass wir sie dennoch als integrierten Teil der therapeutischen Grammatik begreifen, liegt an ihrer stark ausgleichenden, entwicklungsfördernden, schützenden und damit präventiven und gesundheitserhaltenden Wirkung.

Ausgehend von einer Körper-Psyche-Seele-Einheit, die sich auf den Ebenen in einem fortlaufenden Reinigungs- und Integrationsprozess befindet, bewirken Einmittungsprozesse Ausgleich, Ausrichtung und Wiederverbindung mit primären Lebenskräften und spirituellen Instanzen.

Auflösung der Identifikation

Die Grundlage für diese Schritte ist die Arbeit an einem »durchlässigen« Bewusstsein. Während es für das Zusammenkommen und

Ankoppeln der Ebenen wichtig war, einen erweiterten Identifikationsprozess einzuleiten, müssen wir nun das scheinbare Gegenteil erfahren und üben, nämlich dass wir all das sind und gleichzeitig auch nicht; dass wir uns über den Körper identifizieren können, aber nicht der Körper sind; dass wir uns über unsere Gefühle oder Gedanken identifizieren können, aber nicht unsere Gefühle und Gedanken sind; dass wir uns über unsere seelischen Schichten identifizieren können, aber nicht unsere Seele sind.

Dieser Prozess verlangt von uns ein weites und durchlässiges Bewusstsein, die Hingabe an etwas Größeres oder Selbsttranszendenz. Zweifelsohne kann dies nur gut geschehen, wenn gleichzeitig selbstbildende Prozesse ablaufen; eine Feststellung, die uns nun endgültig in eine komplexe Parallelität der vier Prinzipien eintauchen lässt.

Die Ausprägung einer solchen nicht identifizierten, nicht anhaftenden, durchlässigen Haltung und Wahrnehmung wird in fast allen spirituellen Schulen unter verschiedenen Namen als Voraussetzung für spirituelle Entwicklung angenommen und geübt.

Im naturtherapeutischen Rahmen dient die Arbeit an der Nichtidentifikation nicht einem spirituellen Lernziel. Sie ist aber die Voraussetzung dafür, dass den drei Ebenen eine gleiche Qualität von Aufmerksamkeit geschenkt wird. Wenn die sonst unbemerkt und meist vorbewusst laufende Hauptidentifikation mit einem oder mehreren Teilen zumindest manchmal einer gleichwertigen Nichtidentifikation Platz macht, dann beginnen der Körper, die Psyche und die Seele in einem autopoietischen (aus sich selbst heraus gesteuerten) Verfahren zueinander und miteinander neue Ordnungen zu entwickeln.

Diese Entwicklung lässt die Ebenen in eine dem Wesen und seiner Funktion angemessene, ausgeglichene Potenz kommen und richtet sie miteinander so aus, dass sie mit dem nächstgrößeren Seinskontext in fließender Verbindung stehen. Dabei entwickeln sie optimale Kooperationsbedingungen in sich und auch in Bezug auf den größeren, hier spirituellen Kontext.

Die natürliche Ausrichtung der drei Ebenen bewirkt somit ein Durchströmen des Lebens an sich oder auch eine erneute Verbindung mit dem Schöpferischen. Sie sind dann wie die drei Weisen aus dem Morgenland, die sich mit dem Stern von Bethlehem verbinden, der ihnen Ziel und Richtung gibt.

Die Erfindung und Nährung der Mitte

Wenn Menschen absichtlich oder zufällig in diese Wahrnehmung der Durchlässigkeit und Nichtidentifikation kommen, dann beschreiben sie ein Gefühl von auseinandergenommen und neu zusammengesetzt zu werden; als würden sie plötzlich das Innen und Außen als grenzenloses Ineinander sehen und von Licht und Kraft durchflossen sein. Für die Betroffenen sind dies oft stark prägende, mystische Erfahrungen.

Damit solche Erfahrungen nicht völlig dem Zufall überlassen werden, haben Menschen auf kreative Art verschiedenste Techniken entwickelt, um jene Wahrnehmung zu üben: Meditation, Gebet, Tranceformen, Gesänge, Tänze etc.

Im naturtherapeutischen Kontext dient uns die Idee einer Mitte als hilfreiches Bild, die absichtslose Aufmerksamkeit zu trainieren. Jene Mitte kann als essenzieller Schnittpunkt aller Lebensebenen gesehen werden, der zugleich durchlässiges Tor in alle Richtungen ist. Die Hinwendung zu solch einem »Punkt« heißt, in ihm allem und nichts zu begegnen, weil er Teil von allem ist, aber nichts festhält. Von ihm aus blicken wir durchlässig auf alles Existierende und lassen es zugleich durchziehen.

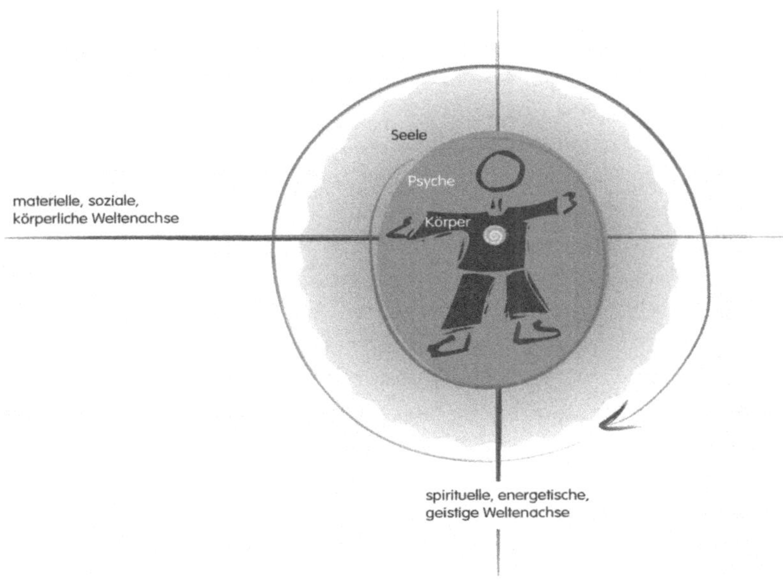

Abb. 9: Eingemitteter Referenzpunkt

Während wir eine solche Instanz erfinden und durch Zuwendung nähren, kann die Natur ihre Arbeit tun und unsere Ebenen neu ausrichten. Einmal mehr muss in der naturtherapeutischen Arbeit das Eigentliche dem »anderen« überlassen werden, während wir als Begleiter oder Klienten nur vorbereitende oder Rahmen gestaltende Arbeiten übernehmen können.

Wie schon genauer erläutert, ist die Mitte kein Ort, sondern eher ein Bewusstseinszustand, den man durch Zufluss von Aufmerksamkeit stärken und nähren kann.

Diese Aufmerksamkeit kann aus jeder Ebene herauskommen, also konkret handelnd, mental, emotional oder geistig sein und im besten Fall möglichst viele Schichten integrieren.

Leider reicht es meist nicht, sich eine durchlässige Mitte vorzustellen, damit diese zu wirken beginnt, dennoch ist dies ein wichtiger erster Schritt.

Die theoretische Grundlage der systemischen Naturtherapie dafür, Einmittungsprozesse zu fördern, greift auf ein elementares Kreismodell zurück, das in traditionellen Kontexten bei der Ausprägung von spirituellen Referenzpunkten schon seit langem nützliche Dienste leistet.

Das Elementarkreismodell, auf das wir später noch differenzierter eingehen werden, meint, dass das Leben in einem Kreislauf natürlicher Kräfte seinen Ausdruck und seine ständige Erneuerung findet. Die vier Elemente Feuer/Erde/Wasser/Luft kreieren in der Welt ständige Ausgleichsbewegungen. Das relative Übermaß eines dieser Elemente stiftet verzerrte Weltbilder, während eine ausgeglichene Elementarbewegung jene eingemittete Durchlässigkeit fördert. Davon lässt sich ableiten, dass ein ausgewogener Kontakt mit allen Elementen Zentrierung hervorruft.

Diese Grundidee machen wir uns in der Naturtherapie, welche die Möglichkeit zu konkreter, metaphorischer, energetischer und spiritueller Elementerfahrung bietet, zunutze. Wir stellen uns bei der Konzeption einer Intervention folgende Fragen: Bietet der Rahmen die Möglichkeit, mit allen Elementen in Kontakt zu kommen? Welche elementare Hauptqualität birgt die Landschaft, die wir gewählt haben? Stimmt sie überein mit dem elementaren Profil des Anliegens oder des Menschen? Folgt die therapeutische Choreografie einer natürlichen Bewegung?

Wir folgen der (alten) Idee, dass das Durchlaufen des Kreises die Stärkung der Mitte zur Folge haben kann. Wir nähern uns der Mitte in elementaren Erfahrungszyklen an, lassen dabei langsame Ausgleichsbewegungen innerhalb der Ebenen geschehen, lenken die Aufmerksamkeit immer wieder auf eine durchlässige Mitte und überlassen der Natur das Wunder der Ausrichtung und Einmittung.

III. Wandlungsraum Natur

Müsset im Naturbetrachten
Immer eins wie alles achten;
Nichts ist drinnen, nichts ist draußen;
Denn was innen, das ist außen.
Johann Wolfgang von Goethe

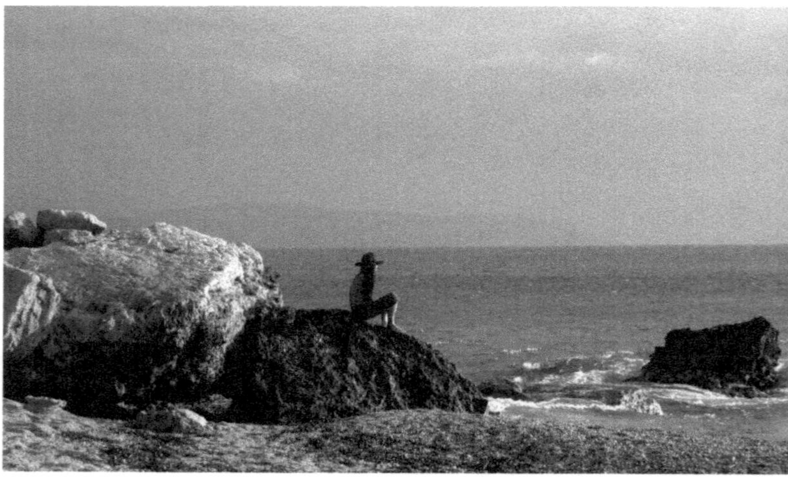

Der folgende Abschnitt führt aus der Perspektive der Psychotherapie in Neuland. Wir deuten darin an, wie der Aufenthalt in der Natur und dabei speziell Landschaftsstrukturen und elementare Kräfte den Entwicklungsprozess von Menschen unterstützen können. Es muss aus zweierlei Gründen bei einer Andeutung bleiben. Zum einen weil alles Folgende als zwischenzeitliches Forschungsergebnis angesehen werden will, das sich mit jeder neuen Erfahrung nuancieren oder differenzieren kann. Zum anderen liegt es uns fern, diagnostisches Denken und Vorgehen zu unterstützen, indem wir mit fertigen Rastern oder gar Rezepturen erscheinen. Eher assoziativ und fragmentarisch als aus einem kompakten Guss, fügen sich auf diesen Seiten Impulse, Bilder, Gedanken und Praxisbezüge zu einem offenen, beweglichen Bild.

Zur Natur haben wir – fast könnte man sagen – von Natur aus eine Beziehung. Sie mag originell und einzigartig sein, sie mag biografisch und kulturell geprägt sein, sie mag sich im Laufe des Lebens verändern oder uns als unveränderliches Prinzip begleiten, sie mag bemerkt oder unbewusst sein, was bleibt, ist eine, dem Menschen innewohnende Beziehung zur Natur. Diese Beziehung prägt die Bewegung, die Wahrnehmung, die Begegnung und letztlich die Erfahrung, die Wirklichkeit in der Natur. Es gibt so viele Arten, in die Natur zu gehen, und jeder hat seine selbstverständlich richtige.

Systemisches naturtherapeutisches Arbeiten ist allerdings nur aus einem bestimmten Haltungsspektrum heraus wirksam, es ist nicht beliebig. Es beginnt daher am besten mit der Erinnerung, dass Natur nicht einfach Natur ist, dass die Naturgeschichte und Geistesgeschichte des Menschen eng verflochten sind und es viele individuelle Formen der Zuwendung, der verinnerlichten Beziehung gibt.

Der Mensch hat sich im Laufe seiner Geschichte aus einem unbewussten »Verschmolzensein« mit seiner natürlichen Umwelt in einen Prozess des Selbstbewusstwerdens hineinbegeben. Auch wenn mystische Ansätze zur abendländischen Geistesgeschichte gehören, so hat sich in ihr doch das Prinzip des Dualismus durchgesetzt. Die Natur wurde zu einem mechanistisch funktionellen Ding, das verwaltet und benützt werden kann. Das Rationale hat die Führung übernommen, und es neigt dazu, die äußere wie auch die innere Natur zu unterdrücken. Das rief und ruft nach Gegenströmungen, in denen sich die Sehnsucht nach Natur, Naturmystik, der Weltseele, nach ganzheitlichem Denken, aber auch Freiheit Ausdruck verschafft.

Doch die Welt nimmt ihren Lauf: Technik, Wissenschaft, Industrie, Fortschritt – das sind die Themen, die bewegen. Die Natur wird darin mehr und mehr zur Funktion, zum Instrument, zum Lieferanten für Rohstoffe oder auch zum Ort, der zur Erholung dienen kann.

So sind wir in einer Zeit angekommen, in der die Menschen sich ausreichend mit sich selbst und der Welt auseinandergesetzt haben und erkennen, dass sie nur innerhalb von Hintergründen und Zusammenhängen existieren. Hier rücken auch Fragen nach unseren Wirklichkeitskonstruktionen und einer Ethik, die Natur, Gesellschaft und Bewusstsein neu verbinden, in den Blick.

In all dem fließt dennoch die dualistische Weltauffassung »Natur hier und ich dort« als Grundprinzip des In-der-Welt-Seins in unseren Adern. Nicht zu übersehen ist auch, dass die vernunftsorientierte

Erkenntnis in dominanter Weise unser Dasein bestimmt und die Naturphilosophie in erster Linie Männersache war und ist. Leiblich-sinnliche, bildhafte, ganzheitliche Wahrnehmungsformen scheinen darin wie Rückfälle in »primitive« mythologische Zeiten. Der Menschheit ist in weiten Teilen das Auseinanderschälen von Natur, Kultur und Bewusstsein gelungen (vgl. Wilber 2001).

Jedes hat seinen Platz, seine Gesetze, seine Wirkung; was bisher noch wenig in das alltägliche Leben eingedrungen ist, ist ein Verständnis davon, wie diese großen Drei miteinander in Verbindung stehen, wie sie ineinander wirken.

Nach diesem Streifzug also: Welche Haltungen oder auch welche Begriffszuschreibungen finden wir heute, wenn wir von Natur sprechen?

Mit Natur kann zum einen alles gemeint sein, was außerhalb von Städten liegt. Fauna und Flora, Landschaften, Gegenden. Nicht zu ihr gehören technische oder künstlerische Werke des Menschen und auch der Mensch selbst. Er steht ihr gegenüber, als denkendes Wesen, als Forscher, als Techniker, als Erholung Suchender. Die Natur ist ein Es, allenfalls ein Instrument, das dem Menschen für seine Entwicklung zusteht. In ihr wird Sport betrieben, sie wird bezwungen, erklommen, befahren, besurft. Je nach Geschmack und Generation. Sie ist eine Ressource, sie wird genützt, sie ist ein Konsumraum, sie wird konsumiert. Heilpflanzen, Schlammpackungen gehören ebenso dazu wie Sonnenuntergänge.

Diese Ich-Es-Haltung ist weitverbreitet und tief verankert. Viele bleiben – auch wenn sie viele Tage in der Natur unterwegs sind – beobachtende Konsumenten, sie bleiben, obwohl sie draußen sind, »draußen«. Für die allermeisten ist diese Art der Naturerfahrung wertvoll, entspannend, lustvoll und vor allem selbstverständlich.

Übrigens: Die nationalsozialistische Ära scheint uns für die Beziehungsentwicklung von Mensch und Natur, zumindest im deutschsprachigen Raum, von Bedeutung zu sein. Die damals praktizierte Naturmystik – das Feuer, der Berg, die Reinheit und Macht und die rund um diese Attribute fulminant präsentierte Bildersprache – hat zusammen mit den Verbrechen dieser Zeit möglicherweise eine Haltung von Angst und Abwehr gegenüber tiefen Naturerfahrungen in vielen Menschen hinterlassen; so als ob sie sich durch die Hinwendung zur Natur schuldig machen würden. Erlaubt ist Naturerfahrung im Sinne von Sport und Entspannung. Naturbegegnung jedoch, die uns anrührt und bewegt, ist für viele in einen Tabubereich geraten.

Daneben finden wir auch »romantische« Haltungen in der Naturbegegnung. Die Welt wird als Ganzes erfasst (oder zumindest versucht man dies redlich), man erlebt sich als Teil von ihr, sie gibt Zeichen, spricht mit einem, schenkt Kraftplätze und Hinweise. Nicht selten bringen Menschen hier eine Art der Interpretation der Zeichen mit, die sie aus Seminaren mit außereuropäischem Kultureinfluss, zum Beispiel mit indianischem, asiatischem oder australischem Hintergrund, gelernt haben.

Im Wissen um das Maß der Umweltzerstörung und die Potenz der menschlichen Technik, bringen andere eine sorgenvolle, mütterliche, ökologisch bewusste Beziehung zur Natur mit. Die Natur kann dabei ein Dort sein, ein Es, dem man Sorge zu tragen hat, oder auch ein Teil von sich selbst, der als leidend und bedürftig, aber auch großartig und mächtig erlebt wird.

Es gibt jedoch auch welche, die der Natur nüchtern gegenüberstehen. Ihr Naturbegriff ist davon geprägt, dass alles Lebende zur Natur dazugehört, so auch der Mensch, dass alles aus dem evolutionären Prozess hervorgegangen ist und weiterhin – auch ohne unser besonderes Zutun – seinen Lauf nehmen wird.

Neben diesen vier Zugängen gibt es ganz generell auch noch die Unterscheidung zwischen jenen, die der Natur ein Eigenleben, ein Bewusstsein zuschreiben, und solchen, die davon ausgehen, dass die Natur letztlich nur durch die menschliche Wahrnehmung lebendig erscheint. Während die einen so eher einem Gegenüber voller Phänomene begegnen, das auf sie einwirkt, ist für die anderen die Natur »nur« ein Spiegel, auf den Eigenes projiziert und sichtbar gemacht wird.

Im naturtherapeutischen Sinn verstehen wir unter »Natur« Naturräume und Landschaften, die weitgehend frei sind von zivilisatorischen Einrichtungen, aber die Möglichkeit bieten, sich darin zu bewegen und zu leben. Das können Wälder sein, Alpgebiete, Küstenlandschaften, Flussauen, Wüstenabschnitte. Es bedarf keiner entlegenen Wildnisgebiete, es können relativ kleine geografische Abschnitte sein, die einfach zu erreichen sind und doch abseits von »Naherholungszentren« und vorgegebenen Wanderwegen die Möglichkeit einer außergewöhnlichen Naturbegegnung bieten.

Unsere Haltungspraxis ist davon gekennzeichnet, dass wir uns mit der uns umgebenden Umwelt als vernetzt betrachten, dass das Leben als Prinzip durch uns wie auch durch die Natur fließt und alles, was geschieht, auf der Basis einer lebendigen Interaktion von lebendigen Systemen geschieht. Von dieser eher breit und undifferenziert angelegten Grundhaltung abgesehen, ist es für den therapeutischen Prozess hilfreich, die eigenen inneren Naturbilder möglichst undogmatisch und durchlässig mit sich zu tragen und durch sie hindurch achtsam und neugierig zu sein für die Naturbilder, Zugänge und Beschreibungen unserer Klienten. Sie sind ausschlaggebend für die Wege und Begebenheiten, die sich uns eröffnen werden.

1. Autopoietische Prozessräume

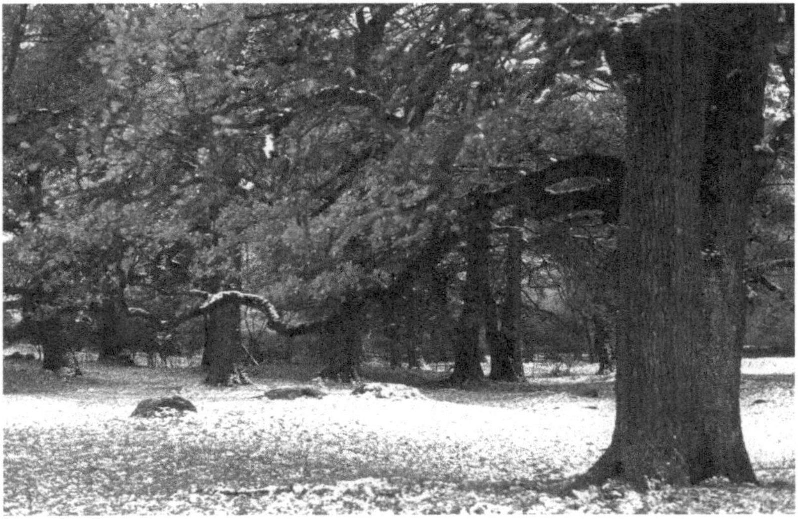

Zur Konstellation von Wandlungspunkten

Die Handlungschoreografie der systemischen Naturtherapie ergibt sich aus einem Zusammenspiel von Naturerfahrung, szenischer Arbeit, Kreativtechniken und rituellen Strukturen.

Es ist, wie schon öfter erwähnt, ein Vorgehen, das sich im Kräftedreieck Natur, Klient, Therapeut und den zahlreichen Erfahrungs- und Handlungsmöglichkeiten der sich dazwischen öffnenden Räume entwickelt.

Die Funktion des Therapeuten liegt weitestgehend darin, einen Rahmen zu stellen und zu hüten, der dem Klienten erlaubt, mit sich und der Natur in eine Bewegung zu gehen, die ihn an zentrale Wandlungspunkte und darüber hinaus führt.

Die Anlage des naturtherapeutischen Setting folgt der Absicht, die allgegenwärtigen autopoietischen Lebenskräfte wahrzunehmen und wirksam werden zu lassen. Wie in anderen Publikationen schon beschrieben (vgl. Kreszmeier u. Hufenus 2000), unterscheiden wir in Entwicklungsprozessen drei verschiedene Stadien, welche die Klienten im Zuge dieser Bewegung durchlaufen können.

Das erste Stadium zeigt sich durch eine Verdichtung von Bildern, Erfahrungen oder Mustern, die als Problem, Leid oder Hindernis etc. erlebt werden. Hier begegnen wir der Rekonstruktion des »Problemsystems«, oft in einer identifizierten Art und Weise. In diesen Momenten sind die Menschen ganz eingenommen von dem, was sie erleben, sind in einem hohen Grad betroffen (nicht selten, weil ihnen ausgerechnet hier wieder etwas geschieht, das sie ja gerade vermeiden oder verändern wollten), und sie reagieren innerhalb ihrer »Muster«.

»Ich hatte auch eine krasse Nacht«, hakt Veronika ein. »Anfangs war alles ruhig, bis ich aufgewacht bin und bemerkt habe, dass ich ganz nass geworden bin. Da habe ich angefangen, mich über mich selbst zu ärgern, dass ich das Zelt so doof aufgestellt habe; auch nachdem mir Habiba einen Tipp gab, fand ich es nicht der Mühe wert, es zu verändern. Jetzt hatte ich den Dreck. Ich stand also auf, um am Strand ein Paddel zu holen, auf dem ich eine andere Zeltkonstruktion aufbauen könnte; ich ging die 20 Meter zum Strand, dann sah ich das Feuer und ging dort noch vorbei, um mich ein wenig aufzuwärmen und zu trocknen, und wollte dann zurück zu meinem Platz. Nur das Problem war, ich konnte ihn nicht mehr finden. Ich schwöre, ich wollte einfach zurück auf meinen Platz, und den gab es nicht mehr. Ich bin da durch den verwachsenen Olivenhain gestolpert, habe Kreise gezogen, bin wieder zurück zum Strand, damit ich einen neuen Ausgangspunkt habe. Ein nächster Anlauf, der aber wieder nichts brachte. Ich war hoffnungslos verloren in einem Umkreis von 50 Metern! Ich sage es euch, das war nicht normal. Ich bin da herumgeirrt, als wäre ich nicht von dieser Welt, orientierungslos habe ich irgendwie ein Bein vor das andere gestellt. Angst habe ich keine gehabt, ich bin ja auch an vielen Lagern vorbeigekommen, aber um das ging es gar nicht. Es war einfach ein irrsinniges Verlorensein, das mich durch die Nacht getrieben hat, und plötzlich stand ich vor meinem Platz und war wieder voll da. Fragt mich nicht, wie oft ich vorher an dem Platz vorbeigegangen bin. Keine Ahnung! Jedenfalls war dann wieder alles normal, ich habe das neue Zelt gebaut und bin dann trocken geblieben. Aber diese Sequenz war komisch!«

Oft gelingt es durch den natürlichen Prozess des »Weitergehens«, der ja in einem Setting platziert ist, der sich mit Ressourcen verbindet, viele Erfahrungsebenen aktiviert und Überraschungen bereithält, der zur Musterunterbrechung dient, dass die Klienten selbst geführt in eine

Phase kommen, in der sie die Freiheit erlangen, aus verschiedenen Perspektiven auf ihr »Problem« zu schauen. Sie werden zum Zeugen ihrer selbst und »erkennen«. Sie gewinnen eine dissoziierte Haltung und in dieser mehr Möglichkeiten, Neues zu sehen.

Die natürliche Bewegung nach der Erkenntnis ist für gewöhnlich der Impuls, Neues oder anderes nicht nur zu erdenken oder zu erahnen, sondern zu tun, zu erproben.

Das ist eine Phase, in welcher der Klient von der Rolle des Zuschauers wieder in die des Protagonisten wechselt. Er ist bereit, in eine neue Rolle zu schlüpfen, sich von ihr und ihrer Bewegung ergreifen zu lassen. Wir nennen diesen Moment den »Wandlungspunkt«.

»Ich bin ja da mit dem Thema der Abhängigkeit. Ich mache mich so schnell emotional und überhaupt abhängig und habe ja einen Goldgriff, wenn es darum geht, abhängige Partner zu finden. Also, ich glaube, ich bin das, was man eine klassische Co-Abhängige nennt. Meine Männer hängen an der Nadel und ich an ihnen. Das nervt mich schon so! Und darum bin ich auch hier. Schluss mit dieser elenden Abhängigkeit!«, beginnt Simone ihre Erzählung. »Tja, und schon als ich zu meinem Schlafplatz kam, wurde mir klar, dass das Dach alles andere als regensicher ist. Und schon gar nicht sturmsicher. Aber bitte. Zuerst dachte ich, es wird schon gehen. Aber es ist nicht gegangen. Ich bin mindestens drei Mal aufgestanden und habe versucht, die Plane an der Felswand zu fixieren, hatte keine Ahnung wie und wollte alles, nur niemanden um Hilfe bitten. Ich wollte nicht schon wieder von jemandem abhängig sein. Ich wollte es selbst können. Wahrscheinlich habe ich stundenlang an meinem Zelt gebastelt, trotzig, verzweifelt, elend. Von meinem Platz aus habe ich immer das kleine Feuer gesehen, ich wusste, dort drüben sind Habiba und Cito und ich müsste nur dort rüber, und sie würden mir helfen. Aber das wollte ich nicht. Irgendwann habe ich es aufgegeben und mich umgeschaut, da und dort waren noch andere Lichter zu sehen. Die hatten wohl ähnliche Probleme. Und plötzlich hat sich in mir etwas verändert. Plötzlich war mir klar, dass wir alle miteinander, aufeinander angewiesen sind, auf die eine oder andere Art. Die Abhängigkeit hat sich in ein Angewiesensein verwandelt. Keine Ahnung wieso, aber das hat mich ganz ruhig und friedlich gestimmt. Und ich bin dort gesessen und habe immer wieder den Satz, der in mir aufgestiegen ist, wiederholt: ›Ich bin als menschliches Wesen auf andere angewiesen.‹ Das klingt jetzt so banal, aber für mich war es wie eine Erleuchtung. Jedenfalls bin ich dann aufgestanden und habe mich noch einmal meiner Plane zugewandt.

Einen Versuch wage ich noch, sollte es dann nicht klappen, würde ich als Wesen, das auf andere angewiesen ist, um Unterstützung bitten. Und es hat geklappt, das Dach hat gehalten, ich habe mich endlich flachlegen können. Wie viel ich geschlafen habe, weiß ich nicht, aber irgendwas ist in mir zur Ruhe gekommen. Jedenfalls fühle ich mich so.«

Der idealtypische Verlauf eines solchen therapeutischen Prozesses wäre eine vollendete, selbst geführte Bewegung von einem Ausgangspunkt über einen Erkenntnisprozess hin zu einem Wandlungspunkt.

Nun zeigen die meisten Probleme (ohne die man ja wohl keine professionelle Hilfe aufsuchen würde) aber leider die Tendenz, die natürliche Bewegung an irgendeinem Punkt zu unterbrechen, sie nicht zu vollenden und stattdessen in eine Rotationsbewegung zu münden (siehe die Fallbeispiele zur Linienarbeit, S. 210 ff.). Dies geschieht in sehr unterschiedlichen Phasen des Prozesses: in der hartnäckigen Wiederholung des Problems, an der Grenze hin zur Erkenntnis, in der stetigen Wiederholung der Erkenntnis, an der Grenze zur Wandlung oder sogar noch in der Wandlung selbst. Die Menschen sind ungeheuer kreativ darin, mit sich selbst eine Art »Mensch ärgere dich nicht« zu spielen, wobei sie sich an den verschiedensten Punkten ihres Weges, manchmal unmittelbar vor dem Ziel, wieder zurück zum Ausgangspunkt katapultieren. Ein Moment der Unachtsamkeit oder Gelassenheit, was eigentlich Hochmut bedeutet, ein Augenblick des Zauderns, wo Mut angesagt wäre, und schon dreht man erneut eine »Ehrenrunde«.

Im systemischen Sprachgebrauch ist oft von einer Unterbrechung der Unterbrechung die Rede, wenn die therapeutische Intervention beschrieben wird, die versucht, solche rotierenden Bewegungen zu vollenden. Aus diesem Grund sind sowohl die Anlage des naturtherapeutischen Rahmens als auch die methodischen Handreichungen hilfreiche »Unterbrechungs-Unterbrechungs-Brücken«.

Wenn das Selbstverständliche zum Besonderen wird

Ehe wir uns genauer mit elementaren und topografischen Bedeutungsräumen und Möglichkeiten auseinandersetzen, seien hier noch Elemente erwähnt, die auf allen Gebieten eine methodische Rolle spielen, auch wenn sie schwerlich als Methoden im herkömmlichen Sinn bezeichnet werden können: das Entfachen eines Feuers, das Kochen am Feuer, das Suchen und Einrichten von Lager- und Schlafplätzen und oft auch das nomadische Ziehen von einem Ort zum anderen, sei es zu Fuß oder mit Hilfsmitteln wie Kanus oder Fahrrädern.

Anfangs mag es für viele befremdlich sein, dass Essen und Kochen Teile des therapeutischen Prozesses sein sollen, und das Übernachten draußen weckt eher romantisch abenteuerliche Gefühle (was übrigens keine schlechte Voraussetzung für ein therapeutisches Unternehmen ist) denn seriöse Arbeitsgedanken.

Und doch wird für die meisten bald allzu deutlich, welches Potenzial in diesen »Nebenbei«-Elementen steckt.

Das Feuer ist ein zentraler Sammelpunkt, ein Zentrum, ein Fokus, eine Heimat in der Wildnis. Für so ein Feuer den rechten Platz finden, es entfachen, Holz suchen und finden, das Feuer pflegen, es als Kochfeuer ausrichten oder als Licht- und Wärmespender – diese Tätigkeiten bieten für viele Menschen bedeutsame Anstöße. Es ist schon als alltägliche Notwendigkeit bedeutsam und kann innerhalb ritueller Strukturen sogar zum zentralen methodischen Element werden.

Neben dem Feuer sind es vor allem Plätze und Platzgestaltungen, die Menschen bewegen. Weil in der Natur keine Räume vorgegeben und bereits eingerichtet sind, werden wir auf unseren Instinkt zurückgeworfen, uns solche Schutzräume zu suchen. Mit wenig technischem Aufwand lassen sich Unterkünfte bauen, die für allgemeine Wetterbedingungen ausreichend Schutz bieten. Den richtigen Platz finden, jene Mulde, die genau passend für einen selbst ist, den Ausblick oder auch die Höhle, sich selbst ein schützendes Dach bauen und vieles mehr rund um den Schlafplatz, das ist oft mehr als nur eine Alltagshandlung. Es gibt kaum Menschen, seien sie routiniert oder unerfahren, die dem Hereinbrechen der Nacht in der Natur cool gegenüberstehen. So ist der Platz, der einen dann beherbergen wird, wichtig und erzählt oft noch eine eigene Geschichte dazu.

Wir lagerten in einer kleinen, fast runden Bucht, die nur durch ein etwa drei Meter breites Felstor zum Meer hin geöffnet war und deshalb auch von uns »die Gebärmutterbucht« genannt wurde. Wir arbeiteten dort mit szenischer Arbeit und befanden uns im üblichen Rahmen in einem Prozess.

So als würde er plötzlich von etwas überrollt, geriet einer der Teilnehmer in eine emotionale Krise, die von Panikattacken mit Hyperventilationstendenz und Angst vor Ersticken, von heftigem Weinen, Klammern und Zittern begleitet war. Es war eine schwierige Passage, wie ein langes Ringen, aber als das Schlimmste überwunden war, wirkte der Klient, als sei zumindest etwas Leben in ihn gekehrt. Seine auffällige Blässe, die Fahrigkeit und Nervosität seiner körperlichen und sozialen Präsenz, die Tendenz, in Monologe ohne Ende zu geraten, die ihn letztlich von seinen Zuhörern isolierten, anstatt sie mit einzubeziehen, all das schien einem ruhigeren, besser durchbluteten Wesen Platz zu machen. Aber freilich, die Lage war instabil, jederzeit könnte die andere Seite wieder stärker werden, und sein verlorenes Herumstreunen auf diesem kleinen Strand, das den Eindruck eines eingeschlossenen Tieres erweckte, war ein Zeichen, das uns zur erhöhten Achtsamkeit aufforderte. Später, als es darum ging, ein Nachtlager zu bauen, war für Gilbert klar, dass er für sich ein Haus bauen will, und er ging mit Engagement an die Sache heran und baute eine Hütte, für die er große Schwemmholzpfosten und Steinbrocken herbeischleppte. Die körperliche Arbeit tat ihm sichtlich gut. Zwei Fragen beschäftigten uns dennoch: erstens, ob er es durchhalten würde, seine Hütte wirklich fertig zu bauen, und zweitens, ob sie ihm dann nicht wegen der Schwere der Materialien über seinem eigenen Kopf zusammenkrachen würde.

Ohne darüber ein Wort zu verlieren, wurde die Hütte zu einem Sinnbild oder besser zu einem Phänomen, das uns für die notwendigen Interventionen eine Linie gab. Wir wissen, dass die intensive Arbeit in der Natur (wie jedes andere psychotherapeutische) Verfahren unter gewissen Bedingungen einen psychischen Ausnahmezustand auslösen und verselbstständigen kann. Es ist noch nie eine bedrohliche oder eskalierende Situation entstanden, aber wir wussten, dass davor niemand geschützt ist, der Menschen in Entwicklungsprozessen begleitet. Darum haben wir uns in der Situation auch mit einer anwesenden Fachärztin für Psychiatrie beraten und ihre Meinung eingeholt, die aber in der damaligen Situation auch keinen Handlungsbedarf sah. Während all dem ging die Arbeit weiter, die Gruppe bestand ja nicht nur aus Gilbert, sondern aus 25 weiteren Teilnehmern. Die Nachtlager waren gebaut, und sie wurden auch gebraucht, weil ein heftiges Gewitter in der Nacht über die Bucht hinwegziehen sollte. Als am nächsten Morgen fast alle von ihren regnerischen und stürmischen Abenteuern erzählen konnten, davon, dass ihnen die Plane weggeweht wurde und sich ein ganzer Wasserfall über sie ergossen hat, während Gilbert fröhlich aus seiner Hütte kroch, der weder Regen noch Sturm etwas anhaben konnten, war für uns das Zeichen klar: Gilberts Haus hält. Und so war es auch. Ob derlei Schlüsse zulässig oder fahrlässig sind, darüber lässt sich bestimmt streiten. Tatsache ist, dass wir uns seit vielen Jahren an solchen Phänomenen und Bildern orientieren und bisher gute Erfahrungen damit gemacht haben.

Übrigens wurde auch für Gilbert selbst diese Hütte zum Inbegriff seines Zustands, obwohl wir zum damaligen Zeitpunkt nie darüber gesprochen haben. Im Verlauf des knapp zweijährigen Prozesses hat er noch einige Hütten gebaut, die insgesamt immer funktionaler, ästhetischer und leichter wurden.

2. Topografische Inspirationen

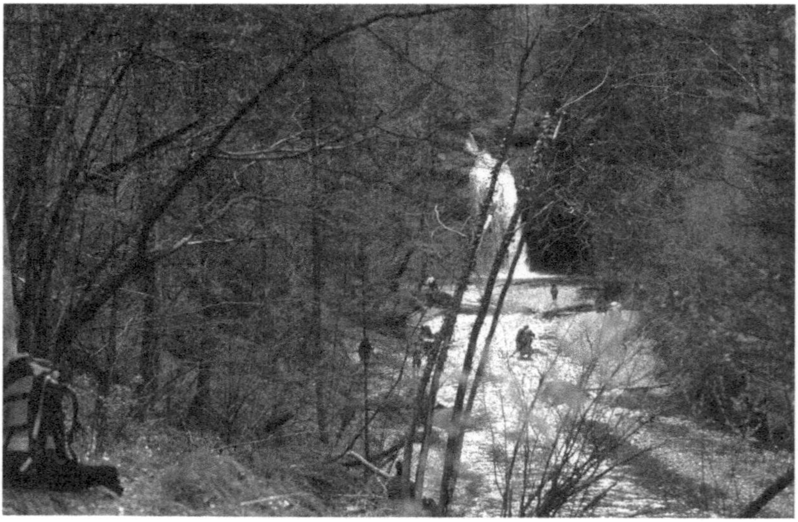

Der Berg – Dem Leben gerecht werden

Erst war der Planet, der später Erde genannt werden wird, ein Feuerball, der erst durch die langsame Abkühlung zur festen Materie erstarrte. Die oberste Schicht dieser Urmaterie besteht aus riesigen Platten, die sich langsam voneinander weg, aufeinander zu oder aneinander vorbei bewegen, wodurch Gräben und Aufwerfungen, Höhen und Tiefen, Täler und Berge entstehen.

Berge erzählen von der langen geologischen Erdgeschichte und sind Repräsentanten einer unendlichen Langsamkeit, die dem Menschen als Stillstand erscheint.

Berge rufen und faszinieren. Kahl, forsch, majestätisch und schön repräsentieren sie das Höchste, was die Erde zu bieten hat. Bar jeder Vegetation bilden sie Leben in minimaler und doch mächtiger Form. Wer in die Berge geht, wendet sich für diese Zeit von der pulsierenden Welt ab und begibt sich in einen Bereich, wo der Tod präsenter ist als das Lebendige. Wer oben auf dem Berg steht, dessen Blick geht in die Ferne, hin zum Meer oder besser gesagt dorthin, wo das Leben herkommt. Jeder Bergsteiger nimmt, wenn er auf dem Gipfel steht, auf die eine oder andere Art, bewusst oder unbewusst, Bezug zum Meer. Seinen Standort und seine Leistung misst er im Verhältnis zum Meer, genauer zur Höhe über dem Meer. Wer von den Bergen kommt, kehrt zurück ins Leben.

Der Berg bietet dem Menschen eine Grenze und mit jedem Schritt eine Grenzerfahrung. Er fordert Konzentration und Willen in solchem Ausmaß, dass unser Bewusstsein in einen außergewöhnlichen Zustand gerät. Es wird bereit, sich ergreifen und transpersonale Erfahrungen in sich einströmen zu lassen.

Ergriffenheit stellt sich nicht nur oben auf den Bergen ein, sondern oft auch in ihrer Nähe, durch ihre Ausstrahlung oder bei ihrem Anblick. Die Präsenz eines Bergmassivs strahlt Erhabenheit aus, die alles rundum klein und groß erscheinen lässt, die erhöht und erniedrigt zugleich.

Fern der Berge, oder mindestens deren obersten Regionen, blieben jene Völker, die dort oben den Sitz der Götter wähnten. Für sie waren die Berge heilig und unantastbar. Heilige Berge gibt es heute noch, man denke nur an den Adams Peak auf Sri Lanka, der sowohl für Buddhisten, Hindus, Moslems als auch Christen als heiliger Berg gilt. Oder an den Kailash in Tibet, der jedes Jahr Tausende von Pilgern anlockt – nicht um den Berg zu besteigen, sondern um ihn zu umwandern.

Wie oder wann wirken Berge auf unser Wesen?

Wenn wir die Berge therapeutisch nutzen wollen, können wir keine Leistungsaspekte in den Vordergrund stellen. Es ist zwar kaum möglich, Berge ohne körperliche Anstrengung zu erfahren, aber sie muss so dosiert sein, dass sie es dem Berg erlaubt, seine heilende Wirkung zu entfalten. Berge bieten uns trotz ihrer Kargheit einen topografisch lebendigen und vielseitigen Raum, dessen metaphorische Bedeutungen sich auch in der sprachlichen Beschreibung unseres Lebens niederschlagen: Weitblick haben, auf einem Grat wandern, den Höhepunkt erreichen, über dem Berg sein, am Abgrund stehen, einen steilen Aufstieg erleben, eine Talsohle durchschreiten. All diese Metaphern erzählen von der Gleichartigkeit innerer und äußerer Landschaftsstrukturen.

Mit der Bewegung in den Bergen erlebt der Mensch einen Wechsel in der Landschaft; schroffe Wände, bizarre Strukturen, Schluchten und Spalten, Plateaus und Kessel, Weite und Enge, einmal Bedrohung, dann Freiheit. Auf seinem Weg in die Berge wendet er sich ab von der sozialen Welt, doch er kehrt immer wieder zu ihr zurück – wie in eine Heimat.

Wenn wir das Sein und das Bewegen in Berglandschaften heilend gestalten wollen, müssen wir dies mit der Haltung jener Völker tun, denen Berge heilig sind und die dort eine Rückverbindung mit etwas Essenziellem suchen. Ein solches Bergsteigen gleicht dem Schreiten des Pilgerreisenden, einem Gebet in Bewegung. Auch wenn wir ruhig und bedächtig bergan steigen, ist der Weg mit Anstrengung verbunden. Unser Herzschlag und unser Atem rücken ungewohnt in den Vordergrund. Die Erfahrung von Leichtigkeit und mit ihr eine harmonische, fließende Bewegung wollen errungen werden. Nichts wird geschenkt, und alles kann jederzeit wieder ins Gegenteil kehren.

Der Berg erlaubt weder Unachtsamkeit noch Ausschweifungen: rasten oder weiterziehen, hierlang oder dortlang, weitermachen oder umkehren – jede Entscheidung hat unmittelbare Folgen. Wir bewegen uns in einem Feld von Recht und Unrecht, von Macht und Ohnmacht. Es fordert von uns Beherrschtheit, aber flösst uns auch ein Gefühl von Herrschaft ein. Ein Weg nach oben ist vielfach verbunden mit dem Bild von Machtgewinn. So provoziert der Berg eine sinnlich konkrete Erfahrung von Hierarchie: Wer oben ist, herrscht und thront über das Darunterliegende. Es ist ein subtiles Spiel von Selbstbeherrschung und Macht, in das dieser Raum uns verwickelt. Das ruft aber auch nach unbedingter Übernahme von Verantwortung für sich und sein Tun. Wer das übersieht oder vernachlässigt und in einen Rausch der Selbstüberschätzung gerät (vielleicht ist es das, was mit dem so oft zitierten Bergrausch gemeint ist), wird unweigerlich in mitunter lebensgefährliche Situationen geraten.

Der Berg setzt Grenzen und provoziert Grenzüberschreitung. Man handelt auf einmal und mit Absicht gegen die Vernunft und wagt sein Leben. »Das Leben wagen« verlangt aber den Umgang mit einem existenziellen Widerspruch, verlangt das Annehmen von Erfolg und die Inkaufnahme von Verlust, verlangt die Konfrontation mit der Möglichkeit des Todes. Das betrifft nicht nur die Extrembergsteiger: Gemäß Statistik verunfallen mehr »harmlose« Wanderer in den Bergen als Kletterer.

Oben auf dem Gipfel kann sich ein weiterer Horizont eröffnen, der den Menschen in die Mitte der Wirklichkeit versetzt. Nachdem auf dem horizontlosen Aufstieg durch enge Täler und auf schmalen Tritten das Ich fast der einzig wahrnehmbare Bezugspunkt war, nimmt der umherschweifende Blick oben die größeren Kontexte wahr.

Der Berg repräsentiert ein väterliches Prinzip. Wer in die Berge geht, sucht vielleicht auch die Nähe des »großen Vaters« (und misst dabei laufend die vertikale Entfernung zur »großen Mutter«, dem Meer), seinen Schutz, seinen Segen, aber auch die Herausforderung, ihm gleich oder gar noch größer zu sein. Für das Gelingen dieses Aufstiegs braucht es absolute Anpassung. Die Freiheit kommt – vermeintlich – erst oben, denn in Wirklichkeit ist der Spielraum auf dem Gipfel extrem klein, und die Welt liegt einem nur für einen begrenzten Zeitraum zu Füßen.

Man hört die Menschen sagen, dass sie in die Berge gehen, um Alltagsballast loszuwerden. Beschwerliches wird zurückgelassen, Giftiges ausgeschwitzt, Beengendes hinausgejauchzt, Anhaftendes weggeblasen. Oben angekommen, fühlen sie sich leicht, frei und euphorisch. Doch die gewonnene Freiheit ist eine Freiheit der Lüfte, sie ist flüchtig und kaum zu konservieren. Es droht beim Abstieg die alte Schwere mit jedem Schritt wieder zurückzukehren.

In naturtherapeutisches Vokabular übersetzt, bietet der Berg einen Raum, der neben der allgemein geltenden Abladungskraft vor allem in der Erfahrung des Gegensatzes von Horizontlosigkeit und Horizontweite zur Wirkung kommt. Er wirft den Menschen beim Aufstieg im hohen Maß auf sich selbst zurück, fördert einen (mitunter schmerzhaften) Identifikationsprozess. Er wirft ihn aber auf der Höhe gleichermaßen aus sich selbst hinaus in einen für das menschliche Empfinden unermesslichen größeren Kontext. Dies fördert die Auflösung von Identifikation – die beiden zentralen Punkte bei Entwicklungsschritten rund um Anbindung und Einmittung.

Der Berg ist unter dieser Betrachtung kein Ort für primäre Integrations- oder Ableitungsprozesse. Dazu fordert er zu radikal und kann gegebenenfalls sogar eine Verstärkung vorhandener Symptomatik auslösen. Der Absturz gehört als Möglichkeit zum Berg, das muss berücksichtigt sein.

Wenn jedoch eine solide sozioemotionale Basis besteht, ist der Berg das Mittel der Wahl für nächste Schritte von tiefer Ausrichtung, Zurechtrückung und verantwortungsvoller Einbettung ins Leben. Der Bergraum wendet sich, um mit der Zeitachse zu sprechen, nicht an kindliche Bedürfnisse, sondern an erwachsene Teile, die an der Begegnung mit polaren Kräften zu wachsen bereit sind.

Die väterliche Grundausstrahlung der Berge fordert das Finden des richtigen Platzes zwischen Macht und Recht einerseits und Demut und Annahme andererseits. So ist er auch der ideale Platz für lange anstehende Versöhnungsprozesse mit solchen Teilen der Lebensgeschichte, die der Klient seiner eigenen Verantwortung zuschreibt: eine Tat, ein Versäumnis, eine folgenschwere Entscheidung oder was auch immer daran geknüpft sein mag und innerlich (oder auch äußerlich) als Schuld erscheint. Der Berg ist kein Raum der Unschuld, er erlaubt kein kindliches Aufgehobensein, aber er fordert und fördert die Annahme der Konsequenzen und bemächtigt einen würdigen Umgang mit ihnen.

Die Alp – Der Raum zwischen Wahn und Sinn

Von der Spitze des Berges als Erleuchteter zurückzukehren, ist ganz wenigen vorbehalten – Moses war einer von ihnen oder auch Zarathustra. Die anderen müssen immer wieder hinauf, es sei denn, sie erkennen, dass es wenig Sinn macht, ganz auf die Spitze zu gehen und die Herausforderung mit dem »großen Vater« zu suchen. Das war die Weisheit der alten Bergvölker, die die Bergspitzen den Göttern überließen. Die Heiligen und Priester siedelten sich in jenem Zwischenraum an, wo heute noch die Bergklöster, -tempel und -heiligtümer der Welt stehen und der von den Menschen seit Urzeiten auch für die Alpwirtschaft genützt wird.

Wir wissen, dass der Älpler den Bergsteiger nie verstanden hat und auch heute noch nicht versteht. Dabei ist nicht zu übersehen, dass die beiden sich in vielem ähnlich sind: Beide sind Sonderlinge und gehen mit sozialen Anlässen eher sparsam um. Beide führen ein Leben, das vom Berg geprägt ist und wo alles seine Ordnung hat. Für beide ist es völlig indiskutabel, was Recht und Unrecht ist. Und beide gehen einer Tätigkeit nach, die wegen ihrer Ausgesetztheit Sorgfalt und Disziplin verlangt.

Und doch sind Älpler und Bergsteiger nicht wirklich vergleichbar. Während der eine in den Bergen lebt, besucht der andere die Berge nur für eine kurze Zeitspanne, und während er abends oder bei Unwetter zurück in die Zivilisation kehrt, bleibt der Älpler bei seinen Tieren oben, als Mensch allein inmitten der Naturgewalten und in der großen Stille der Nacht. Während der Bergsteiger sich gegen die bedrohlichen Umgebungsgewalten schützt, indem er seinen Körper mit speziellen Kleidern und anderen Schutzausrüstungen umgibt, bleibt der Älpler im einfachen Arbeitsgewand. Doch, wohl wissend, dass er sich am Rande einer Tabuzone aufhält, schafft er sich durch spezielle rituelle Handlungen und einer mitunter bizarr wirkenden Haltung einen Schutzraum, in dem er selbst, seine Tiere und sein Gut behütet sind. In der modernen Alpindustrie mit ihrer hoch subventionierten Widernatürlichkeit findet man Reste einer solchen Schutztradition meist noch in Form von Folklore. Aber in abgeschiedenen Regionen ist der in die Dämmerung gerufene Alpsegen des Senns noch jeden Abend zu hören.

Wie schützt der Senn diesen Raum? Zuerst wohl dadurch, dass er definiert, was zum Innen- und was zum Außenraum gehört. Über dieses Bewusstsein bittet er das »Es«, das Größere, um Erlaubnis, diesen begrenzten Raum vorübergehend zu besetzen und zu bewirtschaften. Er installiert und unterwirft sich einem Gesetz des Ausgleichs: dem Hier, was dem Hier, und dem Dort, was dem Dort.

Eine weitere Schutzmaßnahme ist eine innere Überzeugung darüber, was Recht und was Unrecht ist. Er stimmt dem Gesetz zu, dass er für einen »Frevel« gegen das »Es«, von diesem auch bestraft wird. Wie als Gegenzug dazu, belegt er mit dem Setzen von Signaturen, dem Läuten der Kuhglocken und dem Singen des Alpsegens den Raum mit einem Bann. Durch ihn fordert er die beheimateten Kräfte zu Kooperation heraus.

Die Alpregion ist ein Zwischenraum, der oberhalb des kultivierbaren Raumes liegt, aber unterhalb der Todeszone. In ihm begegnen sich das Reich der Lebenden und das Reich der Toten, das Materielle und Feinstoffliche. Wer sich in diesem Raum schutzlos aufhält, dem kann der Alpraum schnell zum Albtraum werden. Wer sich hier als spirituell Suchender ohne Schutz den Elementen hingibt, den kann statt Transzendenz, Auslöschung ereilen, statt Erleuchtung, Wahn.

Selbst »Heidi«, die vermutlich bekannteste Kindergeschichte der Welt, greift den Mythos Alp und seinen (radikalen) Heilungscharakter auf. Zur Erinnerung: Heidi lebt mit ihrem Großvater, dem Alm-Öhi und dem Geißenpeter auf der Alp. Einmal bekommt Heidi Besuch von der gelähmten Clara aus dem Tiefland. Der Geißenpeter wird eifersüchtig und stößt in der Wut den leeren Rollstuhl ins Tal. Ein Wunder geschieht: Clara lernt gehen.

So reich dieser Berg-Grenzraum in seinem Entwicklungspotenzial sein mag, so sehr ruft er auch nach achtsamer Zuwendung. Das

Wunder geschieht in der therapeutischen Praxis zwar auch, aber nicht einfach so.

Für unsere Arbeit bedeutet die Alp zusammengefasst Folgendes: Sie ist eine Zwischenwelt zwischen oben und unten, ein Raum, in dem sich eine Fülle von Kräften tummelt, welche die Menschen, gleich wo auf der Erde, zu Schutzriten bewegt – vielleicht, weil in ihr die Beseeltheit der Welt intensiver wahrnehmbar ist als an vielen anderen Orten. Sie steht für ein Sinnbild der bewussten Grenzziehung oder auch Grenzbildung von drinnen und draußen, von Vertrautem und Fremdem. Verstärkt wird diese Grenzbildung dadurch, dass die Kargheit der Alp zu einer sorgfältigen und disziplinierten Reduktion auf das Wesentliche herausfordert.

Unter diesem Blickwinkel ist sie ein unterstützender Raum für die Kristallisierung von Ableitungs- und allenfalls auch Ablösungsinterventionen. Sie führt den Menschen in einen reflexiven Zustand, der mitunter schmerzhaft deutlich macht, dass etwas Fremdes in einem ist, und ermöglicht durch die bewusste Auseinandersetzung mit Schutz die Herauslösung dieses Fremden und leitet es an das Draußen weiter. Auf der Alp liegt das Draußen entweder oben, wo hier das Reich der Toten, der Seelen oder anderer feinstofflicher Dimensionen ist, oder es liegt unten, dort, wo das soziale und körperliche Leben mit seinen Bezügen stattfindet. Die Arbeit auf der Alp erleichtert die Wahrnehmung darüber, wohin der fremde Teil geleitet sein will – nach oben oder nach unten.

Die klare natürliche Grenze der Alp – in den meisten Fällen ist der Alpraum ein klar begrenzter Horizontraum – unterstützt den Menschen in der Wahrnehmung und Pflege der eigenen natürlichen Grenze. Die Erfahrung von Begrenztheit und die innere Zustimmung zu ihr sind wesentliche Grundlage für Schutz. Wer über seine Maßen lebt, gefährdet sich, wer unter seinen Maßen lebt, lähmt sich.

Interessant ist in diesem Zusammenhang, dass der Alpraum schon früh als Kurort für Lungenkrankheiten genutzt wurde. Wenn wir den Atem als unmittelbare und fortwährende Kontaktaufnahme mit der Welt draußen verstehen, ist die Lunge mit ihrer Anlage als komplex gestaltete Großfläche das elementarste Kontaktorgan des Menschen. Sie wirkt, wenn auch subtil, das heißt unsichtbar und meist unbewusst, als Grenzwächterin zwischen dem Innen und dem Außen.

Die Alp kann uns in Resonanz bringen mit unbewussten Grenzfragen und mahnt uns darin, den Überschwemmungen des Wahnhaften zu widerstehen. Sie fordert den Therapeuten dazu heraus, den Klienten bei der Entwicklung von schützenden, mitunter ritualisierten, Handlungen zu begleiten, die ihm und seinen natürlichen Grenzen entsprechen.

Im Unterschied zum Berg, der als naturtherapeutischer Raum sparsam, ja vielleicht einmalig eingesetzt wird, kann die Alp in regelmäßigen Abständen besucht werden. Die Rhythmisierung des Hinauf- und Hinabziehens (die sich ja auch im Almauf- und -abtrieb zeigt) kann dazu beitragen, dass immer mehr Autonomie in der eigenen Schutzarbeit entwickelt wird. Schutzarbeit heißt hier nichts anderes als das Aufnehmen und Pflegen von Beziehung zur eigenen natürlichen Grenze.

Der Einsatz der Alp empfiehlt sich, wenn Menschen beklagen, dass sie von fremden Kräften gesteuert oder belagert sind, wenn sie sich auf subtile Art unfrei fühlen, nicht als Herr oder Frau im eigenen Haus, wenn sie sich manchmal selbst nicht kennen und sich ungeschützt oder indifferent als Spielball dem Leben ausgesetzt fühlen. Wie beim Berg ist auch bei der Alp darauf zu achten, dass der Klient über eine gewisse vitale Grundbasis verfügt, damit die herausfordernden Bedingungen auf der Alp sich nicht kontraproduktiv auswirken. Hier sei noch einmal auf den Heidi-Mythos verwiesen, weil er uns auf einfache Art von Grundstrukturen der »Alpkräfte« erzählt. Wir können uns dabei, wie so oft im Umgang mit Geschichten, Märchen und Träumen, vorstellen, dass alle darin vorkommenden Personen innere Anteile eines Menschen sind. Durch die Eifersucht und den Ärger des Geißenpeter verliert Clara ihren Rollstuhl – das Fremde, an das sie gebunden war. Der Ableitungsprozess ist hier (und nicht nur hier) nicht von hehren Gefühlen begleitet, im Gegenteil, es braucht sogar den Ausbruch des »Schattens«, der sich radikal genug an das Fremde heranwagt und mit ihm den Kampf aufnimmt. Aber was würde mit Clara geschehen, wenn sie nicht auf die inneren Ressourcen von Heidi und dem Alm-Öhi zurückgreifen könnte? Heidi und der Großvater stehen für die vitale Grundbasis, von der oben die Rede war. Wenn das Verhalten, die Ausstrahlung, die Lebenssituation des Klienten keine »Heidi« vermuten lässt, dann wäre es ratsam, vorerst andere Naturgebiete aufzusuchen und den Gang auf die Alp auf einen späteren Therapiezeitpunkt zu verschieben (sofern er dann noch immer nötig ist).

Wald – Vielgesichtiges Zauberland

Der Wald ist einer der bedeutendsten Räume für die naturtherapeutische Alltagspraxis. Zum einen weil er einem breiten Spektrum von Prozessen gerecht wird, zum anderen weil er vergleichsweise einfach zu erreichen und ohne technisches Spezialwissen nutzbar ist.

Gäbe es auf dem Planeten Erde keine Menschen, dann wäre der größte Teil des fruchtbaren Landes mit Wald bewachsen. Erst durch die menschliche Kultivierung wich der Wald zurück. Würde der Mensch die konsequente Eroberung und Pflege von Kulturland aufgeben, hätte sich der Wald schon innerhalb weniger Jahrzehnte viel Raum zurückerobert. Der Naturraum Wald ist der zentrale Gegenspieler des Menschen bei der Entwicklung von Kulturraum.

Nie hat der Mensch im Wald gelebt. Selbst jene Völker, die in größeren Waldgebieten beheimatet sind, leben auf natürlichen oder durch Arbeit erschaffenen Lichtungen, in Dörfern oder Räumen, die ihnen Schutz bieten und von wo aus sie zum Jagen und Sammeln in den Wald ziehen.

So ist der Wald eine »Dortwelt« jenseits des »Hier«. (Im Unterschied zur Alp, in der das *Drinnen* und *Draußen* und die Grenzbildung dazwischen bedeutend sind, führt uns der Wald hinein in den Unterschied von u*Hier* und *Dort* und lädt uns zur Grenzüberschreitung und zum Eintauchen in eine »Dortwelt« ein.)

Nicht immer kam der Mensch heil aus dem Wald zurück. Er konnte sich verirren, von wilden Tieren angefallen oder von »feindlichen« Menschen überfallen werden. Das Halbdunkel des Waldes, in dem sich vieles verbergen kann, ist ein Raum der unsichtbaren Gefahren, die überall und jederzeit lauern. So begleitet den Wald auch die Metapher einer unheimlichen Gefahrenwelt.

Die Entdeckung des Getreides als Kulturpflanze, die offensichtlich an waldfreien Plätzen besser gedieh als im Wald, führte dazu, dass der Mensch den Wald zu roden begann und Lichtungen für das Anlegen von Getreideäckern schuf. In den Ursprungsländern des Ackerbaus setzte langsam die Verwüstung ein. Um das tägliche Brot weiterhin zu sichern, wurde der Bau von Bewässerungsanlagen notwendig. An den Flüssen Nil, Jordan, Euphrat und Tigris entstanden erste Machtkonzentrationen, denn der Bau von solchen Anlagen verlangte nach einer größeren logistischen Organisation und nach der Schrift. Der Rückzug des Waldes ging einher mit dem Einzug der Hochkulturen.

Mit dem Zurückweichen des Waldes wurden im Mittelmeerraum die Mysterientempel zu einer Art Waldersatz, wobei das innere Waldesdunkel durch unterirdische Krypten, die Baumstämme durch Steinsäulen und das geschlossene Baumkronendach durch die Tempeldächer ersetzt wurden. Einzig der Dionysos-Mythos blieb dem Wald als sakralem Ort und Götterwohnsitz treu. Im Gegensatz zu den in die lichten Höhen der Berge erhobenen olympischen Göttern blieb Dionysos im tiefen Dschungel von Wildheit, Tierhaftigkeit und exstatischer, wüster Raserei. Im Zuge der Patriarchalisierung der Religionen hatten die Dionysos-Mysterien vor allem auf Frauen noch lange eine anziehende Wirkung, ist doch dieses Geschlecht von Natur aus mehr vertraut mit den sakralen Zusammenhängen von Sexualität und Geburt, Fruchtbarkeit und Regenerierung des Lebens.

Während der Mittelmeerraum schon kaum mehr über größere Wälder verfügte, waren die Gebiete nördlich der Alpen zur Zeit der Römer immer noch eigentliche Waldgebiete, was den römischen Geschichtsschreiber Tacitus in der ältesten historischen Nachricht über die Wälder der Germanen zur Aussage verleitete, dass das Land mit seinen schaurigen Wäldern einen widerwärtigen Eindruck mache.

Und während zur Zeit der Römer die Gebiete des Mittelmeerraumes und des vorderen Orients zu einer Region der Stadtkulturen mit schriftlichen Zeugnissen geworden sind, verharrten die noch nicht ganz sesshaft gewordenen schriftlosen Bauernkulturen des Nordens in einem vorgeschichtlichen Zustand. Für die keltischen Druiden war der Wald noch Heiligtum, und die nachgriechischen dionysischen »Weiberbünde«, die später als Hexen verfolgt werden sollten, konnten ihre Rituale noch unbehelligt ausüben. Erst mit dem Siegeszug der »Hochreligionen« wurden die »Waldreligionen« mehr und mehr verdrängt.

Nach und nach wurden dann in Mitteleuropa Städte gegründet, und damit begannen die Wälder massiver als zuvor zu schwinden, ohne dass sie wieder natürlich zuwachsen konnten. In den Fluren gab es nun ortsfesten Grundbesitz der Bauern, bestehend aus Äckern, angelegten Wiesen und Obstgärten. Dieses Land war aber immer noch von einem Waldteil umgeben, der in der Regel Allgemeinbesitz, »Allmende«, war. Da aber das ganze Land zum Einflussbereich der aristokratischen und kirchlichen Grundherrschaft gezählt wurde, fühlte sich diese als Herrscherin des Waldes und leitete daraus das Recht ab, über den Wald zu bestimmen.

Ganz im Sinne der Besitzer, die daraus eine Reihe von Verboten und Gesetzen erließen, blieb und wurde der Wald noch mehr zu einem Ort des Dämonischen, in dem sich Räuber, Zigeuner und anderes Gesindel herumtrieben.

Obwohl Wald aber immer mehr ein Wirtschaftsfaktor wurde, blieb er im Bewusstsein der Menschen ein emotionaler Raum, der in Literatur, Kunst und Musik hochgehalten wurde. So lässt William Shakespeare in seinem »Sommernachtstraum« Männer und Frauen der antiken Athener Gesellschaft in der Kulisse eines Waldes mit einer magischen Welt in Kontakt kommen. Der Wald ist bei Shakespeare ein »Ort der Nacht und verwirrten Leidenschaften, ein Ort von Anarchie und Ängsten, wo Verhalten nicht vorhersagbar ist und wo die Persönlichkeit des Einzelnen verwandelt wird« (Belsey 1993); ein Ort, wo Feen und Trolle die gesellschaftliche Ordnung durcheinanderbringen und die moralische Verwirrung verstärken, um sie dann am Ende aufzulösen.

Obwohl der Wald ab dem 18. Jahrhundert unter dem Einfluss des Wirtschaftsliberalismus immer mehr von Gemeinbesitz (Allmende) in den Status von Privatbesitz überführt wurde, blieb er im Bewusstsein der Menschen ein »freier« Raum, und es gab und gibt immer wieder Strömungen, die für diesen Freiraum ihre Stimme erheben. Die allgemeine »Entzauberung« des Waldes nahm dennoch ihren Lauf. Er wurde ökonomisiert, ökologisiert und wird heute auch zunehmend pädagogisiert.

Die Wiederentdeckung des Waldes als »Andersraum«

»Unseren Vorfahren ist der Wald alles in allem und alles zugleich gewesen«, schreiben die Gebrüder Grimm. Ihnen muss ja besonders aufgefallen sein, dass in fast allen Märchen der Wald eine wichtige Rolle spielt. Märchen waren ursprünglich Volkssagen, die unter Erwachsenen weitererzählt worden sind und die erst seit der schriftlichen Niederschreibung durch die Gebrüder Grimm und anderen als Märchen für Kinder angesehen wurden. Diese Geschichten berichten von magischen Geschehnissen in einer Region, die als dunkel und düster beschrieben wird. In den tiefen Wäldern wohnen Hexen und Geister, Zwerge und Riesen. Da gibt es unergründliche Teiche und geheimnisvolle Quellen. Wer aber die mannigfachen Gefahren, die im Walde lauern, überwindet und die Prüfungen besteht, der kehrt nicht nur unbeschadet, sondern gewandelt und beschenkt zurück.

Brüderchen und Schwesterchen kommen in einen großen Wald und setzen sich in einen hohlen Baum und schlafen. Das Brüderchen verwandelt sich am nächsten Tag in ein Reh, nachdem es aus einer Quelle getrunken hat, die von der Stiefmutter verzaubert war. Das Reh führt das trauernde Mädchen immer tiefer in den Wald, bis sie an ein Waldhaus kommen. Dort bleiben sie. Der König kommt auf der Jagd zum Waldhaus und nimmt das Mädchen und das Reh mit auf sein Schloss. Das Mädchen wird des Königs Frau.

Schneewittchen soll vom Jäger im Wald getötet werden. Sie bittet den Jäger um ihre Freiheit und verspricht, im Wald zu bleiben. Der Jäger tötet sie nicht, weiß aber um die wilden Tiere im Wald, die Schneewittchen sicherlich bald töten werden. Diese jedoch tun Schneewittchen nichts, und sie kommt zu einem Haus, in dem die sieben Zwerge wohnen. Nachdem es ihrer Stiefmutter doch noch gelingt, sie zu töten, erweckt sie ein Prinz zu neuem Leben.

Hänsel und Gretel versuchen mit heimlichen Tricks zwei Mal, den Weg aus dem Wald heraus zu finden, aber beim zweiten Mal geht es schief. In der Tiefe des Waldes lockt ein Lebkuchenhaus. Allerdings ist es eine »böse« Zauberin, die die Kinder in ihren Bann nimmt. Erst als es Gretel gelingt, die Hexe zu bezwingen, finden sie – reich beschenkt – den Weg nach Hause wieder.

In all diesen Geschichten könnten wir die klassische Gestalt der initiatorischen Reise ausmachen: der Ruf, die Prüfungen, die kleinen Helfer, das Verirren, die Verführung, die mutige Zentralhandlung und die Bezwingung des Dämonen, die Belohnung, die letzte Grenze, die Rückkehr. Der Wald ist dabei immer der Ort, wo das Besondere geschieht, ein Ort des Suchens, des Irrens und der Ausweglosigkeit, und gleichermaßen der Ort des Findens, der Initiation und der Antritt des neuen Lebens. Im Wald begegnet der Protagonist – psychologisch gesprochen – seinem eigenen Schatten.

Der finstere Tann, der unheimliche Forst, der magische Wald haben, wenn sie mit einer gewissen Absicht betreten werden, immer auch etwas von einem »verbotenen Ort« an sich. Schon die Kinder gehen in den Wald, um an verborgenen Plätzen Hütten zu bauen, die vom Waldbesitzer nicht entdeckt werden dürfen. Der Wald wird aufgesucht für verbotenes Tun, weil es sich dort gut verbergen lässt.

Zugleich ist er aber selbst oft verbotenes Gelände und zahlreichen Regelungen und Geboten unterworfen.

Wer im Wald nach Heilpflanzen sucht, muss sich auf einen Weg machen, der nicht einfach ist. Es gibt viele wohlbekannte und leicht anwendbare Heilkräuter auf Acker, Wiese, Alm und Heide. Die des Waldes jedoch leben im Halbdunkel, und ihre Wirkungen bleiben dem Uneingeweihten verborgen oder können ihm in ihrer Eigenschaft als Wesen einer Schattenwelt gefährlich werden. Der Bärlauch beispielsweise kann mit den Blättern des giftigen Maiglöckchens und der tödlich giftigen Herbstzeitlose leicht verwechselt werden. Die Mistel, jene aus den Asterix-Abenteuern bekannte Zauberpflanze der Druiden, nützt als einfach angewendetes Hausmittel nichts, sondern erfordert spezielle Zubereitung. Die Tollkirsche kann bei fachgerechter Zubereitung vieles heilen, ist aber als Pflanze hochgiftig. Mithilfe des Bilsenkrauts besänftigt Kriemhild in der Gudrunsage Brünhild, ermordet Hamlet bei Shakespeare den König, verwandelt Circe die Gefährten des Odysseus in Schweine, erzeugt Pythia in Delphi die Orakelsprüche und fliegen die Hexen in der Walpurgisnacht. Um die »dunklen« Pflanzen des Waldes rankt sich viel Unheimliches, und ihre Anwendung war schon in uralten Kulturen ein Geheimwissen der Eingeweihten.

Obwohl Wald aus mythologischer Sicht als der Ort der Schatten, der Gefahren und des Unheimlichen gilt, ist er im Vergleich zu anderen Naturräumen, wie der Bergwelt oder dem Meer, kein wirklicher Ort der objektiven Gefahren.

Die therapeutischen Motive des Waldes

Für ein vertieftes Verständnis der naturtherapeutischen Bedeutung des Waldes orientieren wir uns daran, dass er Sinnbild für das Paradies, aber auch für das Wilde, Dunkle, Verbotene ist. Das Paradies meint hier nicht nur die Seite des Schönen, sondern steht auch als Inbegriff für lebendige, gleichgewichtige Fülle, die in einem steten Prozess von Sterben und Neugeburt vielgestaltiges Leben hervorbringt. Es ist ein pulsierender Schöpfungsraum, in dem organische und anorganische sowie feinstoffliche Lebensformen friedvoll miteinander existieren, sich verschlingen und gebären. Wem es gelingt, die paradiesische Dimension des Waldes zu erreichen, der wird eingebunden in einen umfassenden Lebensreichtum.

Da der Wald aber auch für das Dunkle, Wilde und Verbotene steht, bewirkt er – ehe er sich von der paradiesischen Seite zeigt – Resonanz mit dem Dunklen, Wilden, Verbotenen. Er ist somit der prädestinierte Raum für die Entdeckung, den Kontakt und die Integration von »Schattenaspekten«, dem Nichtgesehenen, Vergessenen, Ausgeblendeten. Wer über die therapeutische Schwelle in den Wald tritt, dem werden viele Monster über den Weg laufen, die es zu zähmen gilt. Das Hauptmotiv ist hier ohne Zweifel der Prozess der Zusichnahme, der Weitung der eigenen Lebensgeschichte.

Weil Integrationsprozesse nahezu in allen therapeutischen Prozessen nötig sind – und sei es nur in Balance zu einer im Mittelpunkt stehenden Ableitung –, ist der Wald ein überaus hilfreicher Ort.

Bei der Begleitung ist zu beachten, dass die meisten Menschen anfangs tendenziell mit Widerstand oder Ablehnung auf den Wald reagieren. Dem Wald fehlt die Attraktion auf den ersten Blick, wie sie von den Bergen oder vom Meer ausgeht. Wozu in den Wald? Dort ist es schattig und feucht, dort fehlen der Ausblick und die Weite, die sich zu Recht viele Menschen, besonders in schwierigen Lebenslagen, wünschen. Der Wald verschließt sich vorerst, er will entdeckt werden.

Der Aufbruch in den Wald löst oft eine Ambivalenzbewegung aus, in der widersprüchliche Standpunkte, Komfortbedürfnis, Abenteuergeist, Unbehagen und anderes miteinander ringen. Dadurch werden die Menscher aber auch wacher und achtsamer für das, was sie umgibt, und weniger gebunden an fixe Vorstellungen (wie dies oft bei anderen Naturräumen der Fall ist), und diese Offenheit ist ein Nährboden für Veränderung.

Dann der Waldrand, auch hier lohnt es sich ein wenig zu verweilen, weil er im hohen Maß das Prinzip des Zwielichtigen, des Grenzwertigen vertritt, das den Menschen gleichermaßen lockt und abschreckt. Der Waldrand ist ein Raum, der Licht und Dunkel trennt und verbindet, ein Raum des »Verbotenen«. Dorthin ziehen sich Liebespaare zurück, dort treffen sich Jugendliche, um ihre Alkohol- und Haschischreife auszutesten, dort werden alte Kühlschränke und sonstiger Müll abgeladen, aber auch Prostitution und Gewalt finden dort statt. Warum gerade dort? Vielleicht in der Hoffnung, dass das Dunkel des Waldes alles verdeckt, verschluckt? Vielleicht in der Annahme, dass der markante natürliche Grenzraum dabei unterstützt, die eigenen Grenzen auszuloten und zu überschreiten?

Wer in den Wald geht, muss auch diesen Raum, den Grenzraum des »guten Geschmacks«, durchschreiten. Welche Themen sich da wohl ins Bewusstsein hieven oder geflissentlich übersehen werden können?

Angenommen man hat all das gut überstanden, die Ambivalenz und das Zwielicht, dann taucht man in den Wald ein, der als das Wilde und Dunkle eine ideale Bühne für biografisches, archetypisches, mythologisches Material darstellt. All das macht sich hemmungslos über den Zuschauer her und verwandelt ihn – ehe er sich versieht – in eine Hauptfigur. Plötzlich nimmt der Schatten Gestalt an, verlangen seltsame Wesen ihren Tribut, müssen Prüfungen bestanden werden.

Ganz konkret betrachtet, ist der Wald ein Raum, dem es an klaren Horizonten fehlt, der uns durch seine Vielfalt ohne räumliche Begrenzungen in eine Erfahrung der Orientierungslosigkeit wirft. Der Wald ist eine Naturerfahrung, die uns den freien Blick auf den Himmel, den Weitblick im Allgemeinen und Bezugspunkte zur Ausrichtung versagt. Zugleich konfrontiert er uns aber mit einer unsagbaren Vielfalt, mit einem komplexen Zusammenspiel elementarer Kräfte, mit der Fülle des Lebens, in dem alle Schichten des Daseins gleichgewichtig zusammenkommen können, mit seiner paradiesischen Seite, die für Wachstum und Wandlung sorgt. Aus sozialanthropologischer Sicht beschreibt Eliade den Wald als ein Synonym für den mythischen Mutterbauch, in dem der Initiand sich selbst neu gebiert.

Der Wald ist also Schreckensort und gleichsam Paradies, er kann uns verschlingen oder uns in uns selbst, unsere Mitte, schleudern, von der aus sich neue Ordnungen auftun.

Hin zu dieser heilenden Mitte führt aber oft ein dorniger Weg durch die Projektionswelt für Unverdautes. Und so ist der Wald zwischenzeitlich auch das Reich der Schatten, oder anders formuliert, das Reich, das verdrängtem, nicht gelebtem Leben Ausdruck verleiht.

Neben den Integrationsschritten aktiviert die Vielfalt bei gleichzeitiger Horizontlosigkeit nicht selten einen elementaren Instinkt, der Klienten oft zu scheinbar seltsamen und doch höchst sinnvollen Handlungen bewegt. Da kann es vorkommen, dass tiefe Erdgruben, Nester, Hütten gebaut werden, dass manche nicht mehr vom Feuer wegzubringen sind, andere immer wieder und wieder auf der Suche nach Feuerholz ihre Kreise ziehen. Viele Beispiele zeigen, dass solcherlei beinahe zwanghaft erscheinendes Verhalten einen tiefen Zweck erfüllt: Hier holt sich der Organismus, das Wesen, ganz elementar, was ihm zur Ganzheit fehlt.

Der Wald ist der Raum mit den größten, aber auch den am wenigsten differenzierten therapeutischen Möglichkeiten. Da sein Charakter die Vielfalt ist, kann er auch vielfältig genützt werden. Selbst wenn im Mittelpunkt Prozesse der Zusichnahme stehen, ist der Wald auch für alle anderen Schritte, von Abladung bis Ablösung, Anbindung und

Einmittung, ein guter Ort. Hier liegt es an der Fähigkeit des Therapeuten, das richtige Tor, den entsprechenden methodischen Rahmen und die Choreografie des Vorgangs gezielt zu gestalten.

Meer und Küste – Wiege der großen Mutter

Aus dem Meer entstammt alles Leben dieser Erde, und so ist es vielleicht das größte Sinnbild für Geburt und Schöpfung.

Wenn wir im naturtherapeutischen Kontext vom Meer reden, dann meinen wir einerseits jenen zweidimensionalen Raum der Meeresoberfläche, auf dem sich der Mensch mit einfachen Hilfsmitteln aufhalten und fortbewegen kann, und einen absoluten Horizont, der ihn unvermeidbar in die Mitte der Wirklichkeit versetzt. Wir meinen hier aber auch den Meeresgrund, die lockende und drohende Tiefe, das Unergründliche.

So ist das Meer Metapher für die Qualitäten einer großen Mutter, die uns sowohl tragen als auch verschlingen kann. Das Tragende kann dabei gleichzeitig ein Austragendes sein, und der verschlingende Urgrund gleichzeitig ein Schoß für Wiedergeburt.

Die meisten Mythen, die das Meer als Ort des Geschehens wählen, handeln von diesen beiden Aspekten. Von Noah über die Argonauten, Jonas, Odysseus, Donar bis hin zum »Alten Mann und das Meer« sind die Heldenreisen auf dem Meer Männerangelegenheiten (im Vergleich dazu erzählen Waldgeschichten mehrheitlich von weiblichen Protagonisten). Das mag daran liegen, dass ein weibliches Wesen durch die Symbolik einer verschlingenden Mutter nicht so essenziell gebunden werden kann wie ein Mann. Vielleicht ist die männliche Hauptbesetzung in Meeresnähe aber auch einfach nur Ausdruck der dualen Anziehungskräfte von weiblich und männlich.

Wie wir aus den Seemannsliedern wissen, sind es zwei Gefühle, die das Herz des Seemanns bewegen: die Sehnsucht nach der Ferne und das Heimweh nach Zuhause. Da es geografisch unmöglich ist, beide zu befriedigen, bleibt die Sehnsucht, egal in welche Richtung die Reise geht. Nur die Momente des Aufbruchs und jene der Rückkehr schaffen Augenblicke des inneren Friedens. Die ewige Unruhe des Seemanns entspricht der stetigen Bewegung des Meeres, die Strömung zieht uns fort, die Wellen bringen uns zurück.

Diese Kraft des Meeres, den Menschen zu bewegen, hat die Menschheit unglaubliche Leistungen vollbringen lassen. Man denke nur an die Besiedelung der Ozeanischen Inseln, die kleinste Punkte in einem riesigen Meer sind, die es punktgenau zu finden galt. Und an die frühen Fahrten der Kreter zur afrikanischen Westküste oder jene der Wikinger über den Atlantik.

Dieselbe Kraft macht sich die systemische Naturtherapie zunutze, indem sie für einen begrenzen Zeitraum den Seemann in den Menschen, sei es nun Mann oder Frau, lebendig werden lässt. Der naturtherapeutischen Prozess ist demnach so angelegt, dass er in den Rhythmus des »Ins-Meer-Hinausfahrens« und des »In-den-Hafen-Zurückkehrens« einschwingt. Auf subtile, aber höchst wirksame Weise ist dieses Pendel eine Yin-Yang-Begegnung, ein beständiges Rufen der Dualität von männlich und weiblich.

Ein Beispiel jener Pendelbewegung von Auslaufen und Anlegen im Laufe einer initiatorischen Reise zeigt uns die Geschichte des Odysseus, der so viele Male aufbrechen und stranden musste, ehe er seine Heimat fand.

Die Geschichte des Odysseus ist die Beschreibung eines Reifungsprozesses der menschlichen Persönlichkeit in all ihren Phasen, mit Kämpfen gegen Ungeheuer und Versuchungen, mit Rückschlägen und Prüfungen, bis der Held am Schluss der Geschichte ausrufen kann: »Ich bin Odysseus!« Auf dieser Heldenreise sind die Widersacher männlicher Natur, nämlich Zeus und Poseidon, während Hilfe und Unterstützung von einer weiblichen Gottheit, der Athene, kommt.

Das Eintauchen in das Meer ist ein Eintauchen in das große Weibliche, das dem Männlichen zur Ausgestaltung verhilft. Im Falle der Odyssee findet die Begegnung mit ganz unterschiedlichen Facetten des Weiblichen statt: der Mutter, der Hexe, der Geliebten, der Göttin und endlich der Frau.

In der alttestamentlichen Geschichte von Jona und dem Walfisch wird der Held auf seiner initiatorischen Meeresfahrt erst verschlungen, dann verbringt er drei Tage im großen Bauch, und schlussendlich wird er lebend wieder ausgespuckt. Es handelt sich hier um das klassische Beispiel einer psychischen oder spirituellen Wiedergeburt mit den Episoden: Rückkehr in den Mutterbauch, Aufenthalt im Bauch und Wiedergeburt nach drei Tagen. Der Ethnologe Leo Frobenius hat aufgezeigt, dass die meisten initiatorischen Meeresfahrten eine Verwandtschaft mit der Geschichte des Sonnenhelden aufweisen, der in einem Kästchen oder in einer Arche über das Meer fährt, eintaucht und erneuert wieder auftaucht. Frobenius bezeichnete diesen Monomythos als »Nachtmeerfahrt des Sonnenkönigs«.

Solange wir uns nur am Küstenrand, d. h. an Land, aufhalten, und uns nicht in die Wellen und Fluten wagen, sondern wie Badegäste an Sandstrände gehen und auf Felsenklippen sitzen, sind wir in einem Naturraum unterwegs, der von uns keine besonderen Kenntnisse und Fähigkeiten verlangt. Das genaue Gegenteil ist der Fall, wenn wir uns hinaus aufs Meer begeben, zumal wenn wir dies mit Kanus oder anderen kleinen Booten tun, wie es für den naturtherapeutischen Zweck dienlich ist. Das Meer ist groß und weit, leicht kann sich ein kleines Boot da verlieren, Winde können es weit hinaustragen, Stürme zum Kentern bringen. Wer das Kanu für die wirksame Rhythmik des Hinausfahrens auf das Meer und der Wiederkehr in den schützenden Hafen nutzen will, braucht fachliches Wissen oder eine entsprechende Begleitung, die Sicherheit gewährleisten kann.

Die naturtherapeutische Arbeit am Meer greift primär die Bewegung zwischen Wasser und Land, d. h. das Ausziehen ins ewig Bewegte, Wogende, Tiefe, Große und das Anlanden an einem neuen Ufer, an Land, auf der Erde, dem festen Grund, auf.

Die Beschaffenheit des Meeres, das Spiel seiner Farben, die jederzeit wechselnde Qualität seiner tragenden Oberfläche, die uns von spiegelglatt bis schaumgekrönt begegnen kann, die unergründliche Tiefe, die bedrohlich lockend oder unerklärlich tröstend sein kann, verbinden die Menschen unmittelbar mit ihrem emotionalen Körper. Die Fortbewegung auf dem Wasser, das uns unweigerlich mehr oder weniger stark wiegt und schaukelt, lässt bei vielen das scharfe, klare Denken zugunsten von weichen, diffusen Empfindungen zurückweichen. Es begünstigt den Kontakt mit dem Reichtum unserer Gefühle und verbindet die Menschen oft mit Erfahrungen aus dem vor- oder nichtsprachlichen Bewusstsein.

Am Wasser begegnen uns vor allem zwei Hauptmotive: Das eine sind die Stärkung und Integration von Gefühlen und den daran geknüpften Erfahrungen, die im Laufe des Lebens aus dem Bewusstsein geraten sind. So ist es ein Ort, der Prozesse der Integration auf direkte Art fördert. Zu berücksichtigen ist dabei die unendliche Macht des Meeres: seine Unberechenbarkeit, seine Tragweite im wahrsten Sinn des Wortes, die den Menschen oft unvorbereitet, von einem Moment zum anderen ergreifen und mitnehmen kann. Im Gegensatz zum Waldraum, der eine gewisse Tiefenregulierung der Erfahrungen ermöglicht, erfasst das Meer in dem Maß, wie »es ihm gefällt«. Großes Glück, tiefe Trauer, erschrockene Angst, unendliches Vertrauen, völlige Verwirrung, aber auch konzentrierte Sammlung – alles kann vom Meer unmittelbar hervorgerufen werden. Darauf sollte der therapeutische Begleiter gefasst sein. Menschen in akuten Krisensituationen aufs Meer zu begleiten ist aus diesem Grund nicht ratsam.

Das zweite und zugleich markanteste Motiv des Meeres ist seine Kraft, uns an nichtsprachliche Erfahrungen anzudocken. Es schaukelt und spült uns in ein Empfinden hinein, das viele Menschen mit dem embryonalen Dasein im Mutterbauch assoziieren. Damit rücken die Menschwerdung, hier die Herausbildung der körperlichen Gestalt und vor allem die Geburt, in den Vordergrund der Prozesse.

Gemeinsam mit dem Doppelgesicht des Meeres als verschlingende und tragende Kraft, als tötende und Leben spendende Mutter, wird für viele die eigene Gespaltenheit in Bezug auf das »Auf-die-Welt-Kommen« erfahrbar.

Darf ich als geschlechtliches Wesen, als Mann, als Frau, ganz auf die Welt kommen? Ein eigenes Universum bilden, frei von der Mutter?

Während der Arbeit am Meer gehen die Menschen oft in eine Bewegung der Neu- oder Wiedergeburt, die ihnen hilft, die vielleicht nicht zur Gänze geborenen Teile mit auf die Welt zu bringen. Unter diesem Blickwinkel stellt der Meeresraum eine Art primärtherapeutische Intensivstation dar. Oftmals gehen damit Schritte der Anbindung von Körper, Psyche und Seele einher, das ganzkörperliche Ankommen in dieser Welt, eine umfassende Zustimmung, ein Ja-Sagen zum Leben sowie ein Annehmen aller Obsorge und Liebe, die nötig sind, um als Neugeborenes zu überleben.

So rücken alle Themen rund um die Mutterschaft und Mutterbeziehung ins Feld: existenzielle Sicherheit, Schutz, Vertrauen, Nahrung erhalten und annehmen, eine Identität ausbilden, den eigenen Weg gehen – das sind die psychologischen Schwerpunktthemen, die sich an Meeresküsten häufig kristallisieren.

Die Bewegung hin zum Leben bringt auch seine Polarität, den Abstieg ins Reich der Toten mit. So ist neben den oben skizzierten Prozessen auch eine Häufung von Themen auffällig, die mit der Beziehung oder Verbindung zu Verstorbenen zusammenhängen. Träume, Tagbilder, Phänomene weisen viele Menschen darauf hin, sich jenen Toten zuzuwenden, mit denen sie oft nur unbewusst verbunden sind: allzu früh verstorbene Geschwister, abgetriebene Kinder oder auch bedeutsame Menschen aus ihrer Ahnenreihe. Diese Erinnerungen rufen danach, diesen Wesen einen guten Platz im eigenen Innern zu geben, oft fordern sie aber auch dazu heraus, die verstorbenen Seelen in ihre Freiheit ziehen zu lassen. Und die Präsenz des Meeres scheint die Notwendigkeit des Loslassens sowie des Zu-sich-Nehmens gleichermaßen zu unterstützen.

Dabei spielt die Grenze von Wasser und Land eine wichtige Rolle. An dieser Linie manifestiert sich sichtbar, hörbar und fühlbar das unentwegte Kommen und Gehen des Wassers. Die Wellenbewegung bringt und nimmt, sie gestaltet dabei die Grenze immer wieder neu. Es ist eine konkrete Manifestation des Prinzips von Geben und Nehmen, das unser Dasein wesentlich prägt. So verhilft dieser geografische Raum zu einer natürlichen Reflexion und Einsicht gegenüber dem, was gegeben, und dem, was genommen werden will. Nicht selten entstehen hier Grundlagen für tiefe Versöhnungsprozesse oder Entscheidungen, die dem Lebensweg eine neue Richtung geben können.

Quellen, Seen und Flusslandschaften – Lebendige Spiegelwelten

Süße Gewässer sind keine klar umgrenzten Naturräume wie Berge oder Wälder, weil sie doch auf die eine oder andere Art in diese Gebiete eingebettet sind. Dennoch macht es aus naturtherapeutischer Perspektive Sinn, sie in ihrer speziellen Ausstrahlung als Wirkungsräume anzusehen. Sie schenken der Landschaft, in der sie fließen, plätschern, ruhen oder rauschen, besondere Qualitäten, die die Menschen bewusst oder unbewusst aus vielfältigen Motiven anziehen.

Da ist vieles, was lockt: Von einem Wasserfall kann man sich beeindrucken und ergreifen lassen, an einem See darf man verweilen und zur Ruhe kommen, an einem Fluss das Leben an sich vorbeiziehen oder sich auch mitnehmen lassen. Eine Quelle will entdeckt werden wie ein glänzender Schatz, und in einem weitläufigen Mündungsgebiet darf man den Überblick verlieren. Ob gurgelnde Quelle, rauschende Wildwasser, plätschernde Wellen oder spiegelglatte Wasserflächen: Die akustische und visuelle Präsenz, die Rhythmik und die Obertonklänge, aber auch die sichtbar gemachte Stille des Elements Wasser wecken in den Menschen besondere Formen von Wahrnehmungen, führen uns in außergewöhnliche Bewusstseinszustände.

Alle Süßwasser dieser Welt werden als Quellen geboren. Einmal aus dem Erdgrund hervorgekommen, kennt das süße Wasser nur eine Sehnsucht: die Hinbewegung nach unten, hin zum Schoß des Meeres. Aus Milliarden von Quellen werden Millionen von Bächen, Abertausende von Flüssen und schließlich ein paar Dutzend große Weltströme. Aus einem Erdenmund geboren, durchläuft das Wasser erst kindlich-fröhliches Rinnen, dann jugendlich-stürmisches Hüpfen und Stürmen, später reifes Dahinziehen, bis es im Alter in Gemächlichkeit und Ruhe das Lebenswerk zu einem Ende bringt. Dort steigt es aus dem großen Meeresfriedhof in den Himmel auf, von dem aus es zu einer anderen Zeit, an einem anderen Ort wieder auf die Erde fallen, dort versickern und den Grund für ein neues Hervorquellen bilden wird.

Dieser einfache Kreislauf des Wassers, den wir alle so gut kennen und in den wir unentwegt mit eingebunden sind, erzählt uns sinnlich konkret vom Wunder der Auflösung und Wiederkehr, vom fortwährenden Ineinanderwirken sichtbarer und unsichtbarer Formen sowie dessen Leben spendender Funktion.

Kann sein, dass das Teilhaben an dieser großen Bewegung uns Menschen oft unbemerkt so berührt, dass wir immer wieder danach suchen, ihm nahe zu sein.

Jede Quelle ist ein kleines Wunder; plötzlich, wie eine Erscheinung, sprudelt, quillt oder sickert sie hervor, Geburtsort einer Lebensader. So ist es nicht verwunderlich, dass vielen Quellen und Quellgebieten heilende Wirkung zugesprochen wird.

Bald schon verändert sich das stille Süße in etwas laut und mächtig Rauschendes. Wildbäche machen solchen Lärm, dass kaum jemand für längere Zeit dort verweilen mag. Zu scharf geht der Ton des wilden Wassers an unsere Nerven. Aus der gebührenden Distanz hat das Rauschen des Wildbaches aber eine ganz besondere Wirkung auf den Menschen. Es erzählt von Vitalität und Kraft, obwohl die grollenden Untertöne jene Bedrohung hören lassen, die im ungestümen Vorwärtsstreben liegt.

Ruhigere Bachläufe wirken anders. Sie mäandern – wenn sie nicht künstlich gebändigt sind – gemächlich durch die Auen. An ihren Ufern lässt es sich spielen, Blumen können gepflückt werden, man kann die Hosen hochkrempeln und immer wieder aufs Neue Staudämme bauen oder einfach nur im Gras liegen und das Plätschern an sich vorbei und durch sich durch ziehen lassen. Gelassenheit und Harmonie kehren an solchen Bächen ein, so als wären sie der Inbegriff dessen, was viele Menschen nicht wirklich erlebt haben und doch in sich als Möglichkeit tragen: eine glückliche Kindheit.

Wasserfälle üben auf den Menschen eine besondere Anziehungskraft aus. Alle großen Wasserfälle der Welt sind touristische Hauptattraktionen, die oft mit viel Aufwand zugänglich gemacht wurden. Aber auch um mittlere und kleinere Wasserfälle in der Natur aufzusuchen sind Menschen bereit, längere Wanderungen auf sich zu nehmen. Wenn das Wasser über Felsen stürzt, zeigt es sich in voller Pracht, aber auch in seiner ganzen Macht. Machtlosigkeit und Ermächtigung erleben wir angesichts des durch nichts mehr umkehrbaren Fallens großer Wassermassen. Die schäumende, sprühende Gischt, der scharfe Wind und das faszinierende Spiel der Regenbögen lassen uns den Atem anhalten; etwas in uns fällt mit, stürzt sich hinunter, unaufhaltsam einer neuen Ebene entgegen.

Es gibt aber auch jene sanfteren Wasserfälle, die, einem silbrigen Vorhang gleich, nach unten ziehen. Hinter ihnen oder im märchenhaften Raum, den sie bilden, ist es einfach, Nymphen oder gar Eingänge zu verborgenen Höhlen zu entdecken.

Letztlich sind es nur kleine Wasserfälle, die es zulassen, sich darunterzustellen, sich berühren, erwecken oder reinigen zu lassen. Schon in einem kleinen Strahl wird die unendliche Macht spürbar, die eintritt, wenn Wasser sich als vertikale Kraft ergießt.

Seen sind Fließgewässer in einem vorübergehenden Ruhezustand. Weite Seen spiegeln eine großzügige Welt, schmale weisen in eine unergründliche Tiefe.

An ihren Ufern lässt man sich für eine Auszeit nieder; ein guter Ort, um zu leben. Kein Wunder, dass die zugängigen Seen mehrheitlich verbaut, bewohnbar gemacht und vollständig »zivilisiert« sind.

Ganz anders ist die Qualität von entlegenen Bergseen oder dunklen, kleinen Waldteichen. Sie ruhen unberührt, oft verborgen, still, in sich. Um sie ranken sich zahlreiche magische Geschichten: von wilden Drachen, die immer wieder aufsteigen, um sich (was sonst?) eine Jungfrau zu holen, oder auch Schatztruhen, die am tiefen Grund darauf warten, entdeckt zu werden, von Stimmen, die aus dem Spiegelbild sprechen und ins andere Reich locken, von Wasser, das Haare in Gold verwandelt – ein Paradies für naturtherapeutische Mythenarbeit!

Auch an den Flüssen lassen sich die Menschen zum Bleiben nieder. Zusammenflüsse, Verengungen oder Flussbiegungen sind seit jeher bevorzugte Stellen für Stadtgründungen.

Jeder dieser Standorte hat seine eigene Stimmung und Bestimmung. Wo sich zwei Flüsse zu einem größeren Fluss vereinigen, stehen die Zeichen auf Weitung und Wachstum, legen Kleinboote aus der Provinz neben größeren Schiffen aus der weiten Welt an, begegnen sich Hinterwäldlerisches und Weltmännisches. An Engstellen bauen die Menschen Brücken oder installieren Fähren. Diese verbinden zwei Ufer, zwei Seiten, die dadurch zusammengehörig und doch getrennt zu einem Größeren werden. An der Flussbiegung hingegen herrscht Gelassenheit, man lebt und lässt sich vom Leben umspülen. Die Zeit fließt vorbei, während der Ort in der Zeitlosigkeit ruht.

Kommt der Fluss in seinem Mündungsgebiet langsam zu seinem Ende, schafft er sich – als ob er sich an seine Jugendzeit erinnern würde – nochmals eine Wildnis. In solchen Wildnissen, den Flussdeltas, bewegt sich der Fluss scheinbar in viele Richtungen, verschlingt sich labyrinthisch, ehe er ins Meer eintaucht.

Manche frühen Hochkulturen der Weltgeschichte sind unmittelbar mit großen Strömen verbunden, wie zum Beispiel das Zweistromland zwischen Euphrat und Tigris. Ihnen folgte das Reich der Pharaonen, das ohne den Fruchtbarkeit spendenden Nil nicht denkbar gewesen wäre. Alle mächtigen Ströme der Erde sind mit solchen Kulturleistungen verbunden, und ihre Namen stehen nicht nur für den Fluss, sondern auch für die an ihn geknüpfte Geschichte, wie der Ganges, der Mississippi, der Amazonas oder die Donau. Man könnte meinen, dass die Flüsse wesentliche Verbündete des Menschen bei der Ausgestaltung seiner Kulturbewegung waren – Fortschritt, immer in Bewegung hin zu einem Größeren.

An einem Fluss leben oder sich auf einem Fluss bewegen, sind zwei höchst unterschiedliche Perspektiven und Wirklichkeiten. Während das vorbeiziehende Wasser eher die Beständigkeit des Ufers (und damit des eigenen Lebens) betont, orientiert sich das andere an der Bewegung.

Auf einmal ist der Standort selbst in Bewegung, und alles Statische zieht vorbei, während das Neue einem von selbst entgegenkommt. Auf dem fließenden Wasser gibt es kein Anhalten, alles bleibt sprichwörtlich im Fluss. Allein im Boot ist der Mensch Matrose, Maschinist und Steuerfrau in einem. Zu zweit muss die Arbeit partnerschaftlich aufgeteilt und organisiert werden. Kann das Boot viele Menschen aufnehmen, werden einige Reisende zu reinen Passagieren ohne Funktion. Sie können sich treiben lassen. Fährt das Boot als Fähre quer zum Fluss, dann erlebt der Fahrgast, auch auf kleinsten Überfahrten, Aufbruchs- und Ankunftsstimmung. Vielleicht blitzt darin auch jener »point of no return« auf, der eine Vorschau auf jenes unweigerlich kommende Ereignis erlaubt, wenn der Fährmann das Boot auf der letzten Überfahrt zur Toteninsel, dem Hades, lenkt.

Die therapeutischen Motive der Gewässer

Inspiriert von den oben skizzierten Bildern liegt die zentrale Kraft von süßen Gewässern in ihrer immanenten Bewegung, dem ewigen Stirb und Werde und allen Erneuerungsprozessen, die damit verbunden sind.

Weil sie sich darin aber von sanft bis gewaltig überaus facettenreich zeigen und zudem *das* Lebenselixier schlechthin sind, erweisen sie sich als geduldige »Therapeuten« bei der Entwicklung eines vielschichtigen, lebendigen Selbstbildes.

»Was nenne ich lebendig? Das Schwierigste nicht scheuen, das Bild von sich selbst ändern«, sagt Kassandra in Christa Wolfs gleichnamiger Erzählung (2004).

Es gibt vermutlich keinen besseren Ort als die Nähe zu fließenden Gewässern, wenn es darum geht, sanft und doch bestimmt allzu festgeschriebene Überzeugungen rund um sich selbst und sein Leben aufzuweichen, oder, etwas fachlicher formuliert, Bedeutungsgebungen zu verflüssigen. In diesem Naturraum haben alle vier naturtherapeutischen Grundprinzipien Platz: die Erfahrung der Lebenszugehörigkeit als Basis, das Ziehenlassen, die Integration, die Anbindung und die Einmittung.

Je nach Anliegen und Prozessverlauf können das Aufsuchen von Quellgebieten, Wasserfällen, Waldteichen, Bächen oder Flüssen, das Leben am Wasser, das Eintauchen oder die aktive Bewegung im Wasser wertvolle Impulse bringen.

Der Hauptresonanzraum liegt im emotionalen und mentalen Bewusstsein. Anders als das Meer, das in seiner unermesslichen Wiegenkraft in Grenzbereiche des Unbewussten führt und Tiefverborgenes plötzlich ans Licht spülen kann, erlaubt das süße Wasser meist einen dosierteren Wechsel von ergriffen und distanziert sein. Flussauen und Bachläufe unterstützen jenes Hin und Her und die Ausgestaltung eines sicheren Raumes, die für tiefe Einsichtsprozesse so wesentlich sind (vgl. den Abschnitt über ausgleichende Einverleibung auf S. 86).

Das Wasser arbeitet ohne Hast, aber stetig am Spiel mit den Unterschieden. Es fordert nicht radikales Handeln, es verändert nicht das Leben in 24 Stunden, aber es flößt Tröpfchen für Tröpfchen einen Leben spendenden Nektar ein, der dann irgendwann auch im Handeln und in der konkreten Welterfahrung seine Wirkung zeigt.

Freilich kann eine gezielte Intervention an einem Wasserfall oder die Erfahrung von heftigen Regenfällen »schocktherapeutische« Wirkung zeigen. Ganz zu schweigen von jener Dimension, die Hochwasser oder Sturzbäche auslösen können. Hier zeigt das Wasser sein anderes Gesicht. Gewaltig, unerbittlich und mächtig.

Wer über mehrere Tage hindurch in der Natur arbeitet und auch draußen übernachtet, muss damit rechnen und umgehen können. Ja, in den allermeisten Fällen sind starke Regenfälle und das Erleben, wie schnell dabei ein freundlicher Bach zu einer bedrohlichen Walze werden kann, heilsame Erfahrungen, die letztlich erahnen lassen, welche inneren Bewegungen wir mitunter vollziehen. Bei Menschen in akuten psychischen Krisen ist die Arbeit am Wasser allerdings nur dann sinnvoll, wenn vorerst keine »Unwetter« drohen.

Dann nämlich ist es möglich, wohldosiert, zuerst nur den Zeh, dann den Fuß, ins Wasser zu tauchen, ehe wir uns irgendwann ganz in den Fluss des Lebens stürzen.

Die Wüste – Wesentlich werden

»Wer in die Wüste geht, wird nicht derselbe bleiben, der er vorher war.«

Arabisches Sprichwort

Am Anfang war die Erde unfruchtbar. Als die erste Trennung zwischen Wasser und Land erfolgte und das Land sich mit Leben zu überziehen begann, blieb ein Teil der Erde trocken. Diese »Wüste« gebliebenen Landteile repräsentieren den »Erdrohling« vor der schöpferischen Befruchtung durch Bewässerung, Bepflanzung und Belebung. Die Wüste ist gekennzeichnet durch die Abwesenheit von Oberflächenwasser. So ist – im Gegensatz zu fruchtbaren Landabschnitten – die Wüstenlandschaft nur an wenigen Orten durch den Lauf des Wassers gestaltet. Die Sandwüste wird durch den Wind geformt, die Steinwüste durch den Verwitterungsprozess. Neben der »rohen« Erde sind in der Wüste die Elemente Wind und Witterung dominant gegenwärtig.

Die Topologie der Wüste ist von vier markanten Eigenschaften charakterisiert: die Abwesenheit von senkrechten Lebensformen, die besondere Stille, das Fehlen von natürlichen Schattenplätzen und die meist unendliche Horizontweite.

Die visuelle Abwesenheit des Senkrechten bringt den Menschen, mehr als anderswo, in Kontakt mit seiner eigenen Vertikalität. Mit dem misslungenen Turmbau zu Babel haben es die Menschen ein für alle Mal aufgegeben, in der Wüste eine künstliche Senkrechte zu erstellen. Nur die Pyramiden konnten bestehen, doch da diese nicht höher als breit sind, sind sie ein Mittelding zwischen Horizontalen und Vertikalen geblieben. Die Konfrontation mit der eigenen Senkrechten ist unvermeidbar.

Die Wüste ist ein stiller Raum. So hört der Mensch in der Wüste sich selbst, seine Schritte und Bewegungen, seinen Atem und seinen Herzschlag deutlicher als anderswo. Der eigene Körper ist hier Instrument, Musiker und Zuhörer in einem. Das bewirkt eine konzentrierte akustische Selbstwahrnehmung, die uns unentwegt mit uns selbst in Verbindung bringt.

Meist sind wir in der Wüste dem grellen Sonnenlicht ausgesetzt. Das gleichzeitige Fehlen von Schattenplätzen, von Konturen und vielfältigen Formen verlangt von unserem Schauen eine Anpassung: Der Blick kann und muss auch gar nicht scharf sein, sondern wird eher weich und richtet sich zum Teil – auch zum Schutz gegen die Grellheit – nach innen. Umso klarer ist die visuelle Erfahrung in der Nacht, wenn die Sterne in greifbare Nähe rücken. Unsere Augen erleben eine Umkehrung des Üblichen: Tagsüber legt sich eher ein schützender Schleier über sie, während sie nachts in voller Klarheit und Unterscheidungskraft wahrnehmen können.

Ähnlich wie beim Meer ist die Wüste oft ein Raum mit unendlich weitem Horizont, und der Mensch erlebt sich selbst unerbittlich als die Mitte des Kreises. Er ist aufgehoben und ausgesetzt im selben Moment. Diese Erfahrung eines konkret erlebten Widerspruchs trägt vermutlich dazu bei, dass die Selbst- und Weltwahrnehmung transzendiert und – wie von vielen so oft beschrieben – in eine spirituelle Welterfahrung mündet.

Wer in die Wüste geht, setzt sich einem unendlichen Raum aus. Wir können dabei, auch aus menschheitsgeschichtlicher Perspektive, drei große Formen unterscheiden: die Pilgerreise, das nomadische Ziehen und die Eremitage.

Der Exodus ist der Weg *durch* die Wüste – hin zum gelobten Land. Eine starke Vision, eine Berufung muss darin das Zugpferd sein und die Entwicklung von Beharrlichkeit die regierende Qualität. Sie darf als eine spezielle Form der Pilgerreise angesehen werden, bei der die Ziehenden eine Reihe der Prüfungen bestehen müssen, ehe sie »veredelt« im neuen Leben ankommen.

Die Pilgerschaft wird von zwei großen Motiven begleitet: Zum einen ist es, wie oben, die Suche nach Gott, dem Garten Eden, dem Ureigensten. Zum anderen ist es aber auch eine Bewegung der Sühne, der Läuterung, eine Form von Wiedergutmachen nach einer unrechten Tat.

Nomadisches Ziehen repräsentiert das Leben in und mit der Wüste, es fordert dazu heraus, unter einfachsten Bedingungen und mit wenigen Mitteln Leben und Überleben zu gestalten, so wie es dort lebende Völker tun. Es ist ein Gegenentwurf zu einer Kulturentwicklung, die auf Besitz und Beständigkeit aufbaut, und dieser drückt sich bis heute in den politischen Spannungen zwischen Sesshaften und ziehenden Völkern aus.

Wer in der Wüste unterwegs ist, muss mit dem Wenigsten auskommen, das aber ist von hohem materiellem und emotionalem Wert. In der Konzentration auf das Wesentliche gewinnt das, was bleibt, Bedeutung und Kraft.

Die Heimat des Nomaden ist immer da. Sein Zuhause und gleichsam seine Oase ist dort, wo er die Nacht verbringt, wo er sein Camp aufstellt. Kein Mensch liebt sein Zuhause so wie der Nomade. Die zeitlich begrenzte Oase ist ein Ort der Sinnlichkeit, ein Raum voll kühlender Schatten und Farben, Musik, Speis und Trank, Geselligkeit und Erotik.

Eine andere Form, der Wüste zu begegnen, ist, in ihr einen Ort des Rückzugs vom sozialen Leben aufzusuchen. Man zieht in die Wüste und kehrt – nach dem Wandel – zurück. Trotz des Fehlens jeglicher konkreter Verführungen kreist das zentrale Motiv des Rückzugs darum, Versuchungen zu widerstehen und Leidenschaft zu bezwingen. Wie in der Geschichte von Jesus hat der Suchende mit den in sein Bewusstsein einströmenden Bildern zu kämpfen. Der Wüstenraum prüft und fordert weniger auf der Ebene der körperlichen Ausgestaltung von Handlung, sondern fordert eine disziplinierte Ausrichtung von gedanklichen und emotionalen inneren Bewegungen.

All diese Assoziationen lassen uns schon das therapeutische Potenzial der Wüste erahnen. Sie will von uns eine Bewegung hin zum Wesentlichen und fordert ein unbedingtes Ziehenlassen. Anders als auf der Alp, die durch ihre Begrenztheit im konkreten Sinn die Bildung von Grenzen unterstützt, lösen sich in der Weite und Struktur der Wüste zusätzlich alle horizontalen Orientierungspunkte auf. Das Anhaften an einem Sicherheit spendenden »Ich bin« wird vereitelt, eine durchlässige vertikale Achse ist alles, was bleibt. Ideale Voraussetzungen für Prozesse der Einmittung.

Allerdings hat das Sein in der Wüste aus naturtherapeutischer Sicht einen kleinen Haken. Durch ihre Radikalität provoziert sie in den Menschen häufig zwei Reaktionen, die den Durchgang durch ein heilsames Tor leicht verhindern können. Das eine ist die besondere Erwartung, das andere ein ausgeprägtes Bedürfnis nach Schutz. Die Fremdheit des Wüstenraums erschwert jenes gelassene, selbstverständliche Eintreten, das zur Arbeit nötig wäre. Allzu leicht bleiben wir so Fremde, Gäste oder Touristen in einer faszinierenden Welt, die uns nicht aufnimmt und der wir nicht wirklich begegnen können. Hinzu kommt, dass wir bei solchen Unternehmungen meist auf Unterstützung und Begleitung von ortskundigen Beduinen angewiesen sind. Sie sind wichtige, lebendige und führende Reisebegleiter. In das Kräftedreieck Natur, Klient, Therapeut gesellt sich hier also noch ein viertes Element, das die Prozesse ebenso unterstützen wie auch zerstreuen kann.

Obwohl die Wüste für Visionssuchen oder andere rituelle Reisen durchaus trendy ist und wir in ihr auch ein großes Potenzial sehen, erscheint sie uns als therapeutischer Raum nicht einfach erschließbar. Es fehlen uns zum gegenwärtigen Zeitpunkt jene Erfahrungen der therapeutischen Tiefe, wie wir sie aus den anderen Naturräumen kennen. Aber es lohnt sich gewiss, diesen auch menschheitsgeschichtlich so bedeutsamen Raum naturtherapeutisch achtsam zu erforschen.

3. Elementare Verschreibungen

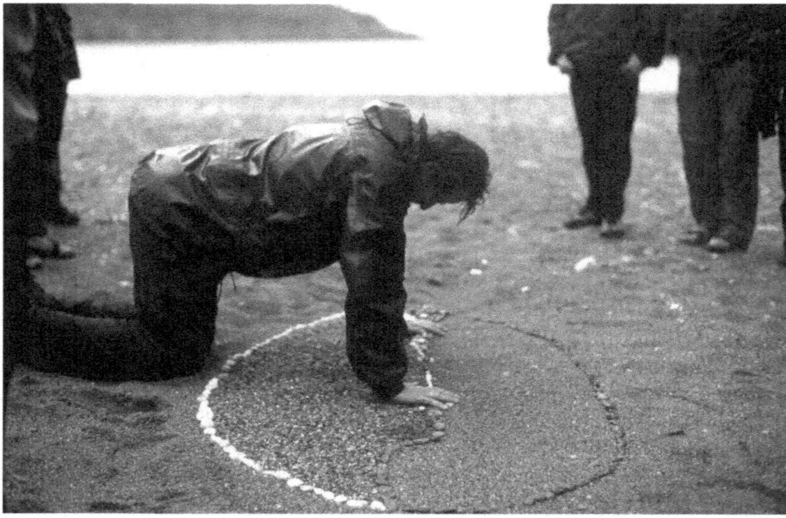

Wahrnehmung und Ordnungsmuster

Neben der Auseinandersetzung mit den spezifischen Wirkkräften von Naturräumen gehört der bewusste Umgang mit den Elementen bzw. elementaren Kräften zu den Grundlagen naturtherapeutischer Arbeit.

Wenn wir von Elementen sprechen, dann meinen wir die natürlichen Grundstoffe Feuer, Erde, Wasser und Luft. Diese Vier kommen in der Welt in konkret erfahrbarer Weise und in vielfacher Zusammensetzung und Gewichtung vor. Es mag zur Charakteristik von Landschaften und Räumen gehören, dass das eine oder andere Element vorrangig zur Wirkung kommt, aber kein Raum – oder noch genauer, keine Lebensform – ist langfristig überlebensfähig, wenn ein Grundelement oder gar mehrere nicht vorhanden sind.

Die vier Elemente sind Urstoffe des materialisierten Lebens, die sich dem Menschen nicht nur sinnlich offenbaren, sondern ihn auch spürbar durchdringen. So wie ein Naturraum seine Qualität von Feuer, Wasser, Erde und Luft hat, ja haben muss, um existent zu sein, trägt auch das menschliche Wesen seine spezifische Kombination der Elemente in sich.

Dieser Idee sind viele spirituelle Traditionen gefolgt, was erklärt, dass wir aus fast allen Kulturräumen elementar orientierte Kosmologien oder Konzepte kennen. Nicht alle folgen der uns geläufigen Vierereinheit, aber alle beziehen sich auf die natürliche Repräsentanz von Urstoffen im Menschen und leiten daraus Modelle für Gesundheit und Entwicklung ab: die Astrologie, Ayurveda, die 5-Elemente-Lehre, das Medizinrad, um nur einige zu nennen.

Wir sind bei der therapeutischen Betrachtung elementarer Kräfte von unseren Praxiserfahrungen und einem einfachen Naturkraftmodell afrikanischer Wurzel inspiriert.

So wie die Welt in ihrer Vielfalt von spezifischen elementaren Kompositionen und vor allem Bewegungen bestimmt ist, ist es auch der Mensch als Teil dieser Welt. Die Charakteristik eines Wesens, seiner Plätze und seines Weges kann durch eine elementare Brille betrachtet werden. Wichtig ist dabei, dass diese Brille keinen statischen Schliff hat, sondern der fortwährenden Bewegung der elementaren Grundstoffe gerecht wird.

In diesem Sinne ist das Hinschauen auf Elementares kein Angebot einer Typologie, die festschreibt, sondern vielmehr eine Einladung zur Wahrnehmung von Bewegungen und daran geknüpften Befindlichkeiten, die nur im Augenblick des Erkennens Gültigkeit haben.

Für die Begleitung von naturtherapeutischen Prozessen und das Erkennen von nützlichen Verschreibungen ist es hilfreich, wenn der Therapeut seine Wahrnehmung von jenen elementaren Qualitäten schult, die in ihm selbst, in seinen Klienten sowie in den Räumen, die er begeht, wirken. Damit erhält er Hypothesen darüber, welches Element, welche Komposition oder welche Dynamik zwischen den Elementen aktiv ist. Diese Information kann dann hilfreich in die Choreografie des Prozesses einfließen.

Die elementare Wahrnehmung, die wir hier meinen, unterscheidet sich maßgeblich von kognitiv erdachten Zuschreibungen.

Sie ist eine spezielle Form phänomenologischer Wahrnehmung. Dabei kommt ein Bild, eine Ahnung, manchmal auch eine Gewissheit eher zu uns, als dass wir unsere Aufmerksamkeit suchend nach draußen ziehen lassen. Plötzlich zeigt sich in uns, dass »ein Feuer vor sich hin schwelt« oder »eine unentdeckte, klare Quelle im Stillen plätschert«, dass »ein Sturm weht« oder »rissige, trockene Erde nach Regen ruft«. Das sind Wahrnehmungen, die aus dem Raum der Intuition zu uns kommen und nicht unbedingt mit der konkreten Umgebung oder Situation zu tun haben müssen.

Sie sind kein sinnbezogener Vorgang visueller, taktiler, auditiver oder anderer Natur, sondern eher ein Resonanzphänomen, das in metaphorische Bilder übersetzt wird.

Daran knüpfen sich zwei Fragen: Wie lässt sich die Fähigkeit zur elementaren Wahrnehmung entwickeln und gibt es Leitlinien für die therapeutische Umsetzung solcher Informationen?

Interessanterweise ist in den meisten Personen, seien sie psychologisch geschult oder auch nicht, ein Verständnis für elementare Bilder oder Qualitäten angelegt. Das mag daran liegen, dass unsere Sprache voller Elementarmetaphern ist und wir auf eine Art archetypisches Urgut zurückgreifen, zu dem fast alle Menschen Bezüge herstellen können.

Zentral ist dennoch die Bereitschaft, sich den Elementen und ihren Bewegungen immer wieder und ganz direkt »auszusetzen«, sodass sich im Körper ein Erfahrungsreichtum und damit ein differenzierter Resonanzraum ausprägen kann. Wer viele Feuer entfacht, aufgebaut und gehütet hat, wer weiß, wie harzig Kiefernfeuer riechen und wie leise Birken brennen, wer oft im Rauch gesessen hat, wer am Tag und in der Nacht, im Wald und in der Wüste, bei Wind, Regen oder brütender Sonne mit Feuer zu tun hatte, der kann auf einen feineren »Elementarsinn« zurückgreifen als jemand, der mit offenem Feuer gar nicht mehr in Berührung kommt.

Dasselbe gilt für alle anderen Elementarqualitäten sowie deren Zusammenspiel. Wer viel direkt und sinnlich erfährt, wird eher in der Lage sein, zu einer spezifischen Qualität in Resonanz zu gehen. Wer im elementaren Erfahrungsdurchschnitt bleibt, der im mitteleuropäischen Standard minimal ausgeprägt sein kann (Wie viele Menschen leben heute ohne direkten elementaren Kontakt?!), dessen Resonanzfähigkeit wird durchschnittlich und oberflächlich bleiben.

Es sei erwähnt, dass ein naturtherapeutischer Basisprozess ganz gut ohne diesen Elementarsinn auskommt, dass aber alle, die von der Pflicht zur Kür wechseln wollen, diesem Sinn Zuwendung schenken werden.

Dann gelten dieselben Prinzipien, wie bereits mehrfach skizziert: Wir suchen nicht aktiv nach der elementaren Information, sondern lassen sie vielmehr zu uns kommen und uns durchfließen, bis sich ein klares Zeichen – von innen oder von außen – zeigt.

Unterstützend für diesen Wahrnehmungsprozess wirkt die elementare Bühne, auf der sich vieles konkret manifestieren kann. Wenn jemand wirklich ins Wasser fällt, ist das eine andere Dichte, als wenn jemand träumt, sich vorstellt oder fürchtet, er könne ins Wasser fallen. Wenn sich jemand verirrt, ist die Erfahrung unmittelbarer, als wenn er oder sie sich innerlich orientierungslos fühlt.

Was Hilfe sein kann, hat seinen Schatten; es wäre nicht ratsam und nicht im Sinne einer elementaren »Schau«, wenn wir uns von allzu offensichtlichen Zeichen leiten ließen. Elementare Resonanz ist nicht selten eine Schwingung des Dazwischen, der leisen Töne und keine plakative Phrase.

Zur Erinnerung: Wir gehen davon aus, dass alle Bilder, die sich einem ergeben, »nur« Augenblickswert haben und dass ohnedies eine ständige, natürliche, elementare Bewegung in der Welt und damit in den Menschen ist.

Elementare Bewegungen basieren auf einem konsequenten Ausgleich zwischen sich ergänzenden und sich abstoßenden Kräften, und sie ergeben sich aus den Achsenpaaren Feuer und Wasser sowie Erde und Luft und einer Kreisabfolge, die sich daraus ableiten lässt. Das Feuer steht dem Wasser gegenüber, zu ihm bildet es den spannungsreichsten Gegensatz, und es ist von der Luft und der Erde nachbarlich eingerahmt. Das heißt auch, dass das Feuer unmittelbar von den Qualitäten Luft und Erde abhängig ist oder sich in diese Zustände (Asche/Erde, Rauch/Luft) verwandelt, wenn es erlischt. Diese Muster gelten für alle Elemente.

Das Gegenüberliegende bildet den größtmöglichen Spannungsbogen, man könnte auch sagen, es ist am weitesten von der eigenen Qualität entfernt und repräsentiert das, was dem Hier am meisten fehlt. Das Benachbarte unterstützt die eigene Struktur, ist ihr in manchen Belangen noch ähnlich oder nimmt sie im Falle einer Auflösung auf.

Man kann auch noch etwas genauer feststellen, dass Feuer von der Luft genährt und von der Erde aufgenommen wird, dass Erde vom Feuer genährt und vom Wasser aufgenommen wird, dass Wasser von der Erde genährt und von der Luft aufgenommen wird und dass die Luft vom Wasser genährt und vom Feuer aufgenommen wird. Damit deutet sich auch die Bewegungsrichtung im Kreis an und mit ihr die in den Elementen angelegte Hinbewegung zum nächsten Element.

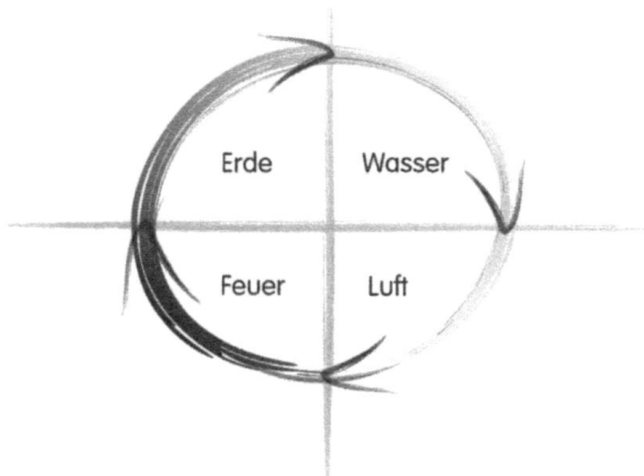

Abb. 10: Elementare Wahrnehmung

Dieses Modell kann uns eine Orientierung bei Interventionen auf elementarer Ebene geben, die letztlich immer darauf ausgerichtet sind, ein bewegtes Gleichgewicht zwischen den Elementen zu unterstützen. So wie darauf, dass der Mensch von seinen Grundstoffen belebt, von ihnen genährt und getragen ist.

Wenn sich ein Ungleichgewicht in einem der Elemente zeigt, haben wir verschiedene Möglichkeiten des Ausgleichs; den direkten, den paradoxen sowie den Ausgleich, der auf einem Umweg beruht. Im direkten Ausgleich würden wir zum Beispiel jemandem, der einen »Wassermangel« zeigt, zum Wasser führen oder in die Nähe, auf das Wasser, unter Wasser oder eine therapeutische Choreografie wählen, in der der Umgang mit Wasser selbstverständlich nötig ist. Wenn die Bereitschaft und die Möglichkeit vorhanden sind, dem Wasser wirklich zu begegnen, kann eine solche direkte Intervention sehr unmittelbar und schnell wirksam sein. Wir dürfen jedoch nicht vergessen, dass der reine Kontakt mit Wasser noch nicht bedeutet, dass das »innere« Wasser des Wesens angereichert wird. Es kann sogar genau das Gegenteil der Fall sein, dass nämlich die Präsenz des Wassers das innere Feuer des Menschen anheizt und damit das vorhandene Ungleichgewicht noch verstärkt wird. Die direkte Hinführung zu einem Element sieht vorderhand einfach und zweckmäßig aus, bedarf jedoch einer sensiblen Einschätzung darüber, inwieweit der Klient in der Lage ist, mit dem »ausgeblendeten« Element wirklich in Kontakt zu gehen.

Die paradoxe Intervention setzt entgegengesetzt an. Sie führt den Klienten an einen Ort, dem das »gesuchte« Element fehlt, was nicht unbedingt heißt, dass es der Gegenpol sein muss. Sie verdoppelt und verstärkt damit allenfalls das Vorhandene, sie spiegelt ihm das Ungleichgewicht und behält ihn so lange im anderen, bis die Sehnsucht nach dem Wasser als natürliche Gegenreaktion ausbricht. Erst dann erlaubt sie den Kontakt mit dem Wasser und setzt auf die elementare Intelligenz, die den Ausgleich herstellen wird. Auch wenn diese Vorgehensweise trickreich erscheint, ist sie erfahrungsgemäß die eher zum Ziel führende Variante. Dabei ist es wichtig, eine Idee davon zu haben, welche Feuerqualität es braucht, um die entsprechende Wasserqualität hervorzurufen. Und weil dies primär Erfahrungswissen braucht, belassen wir es hier dabei, auf die Grunddynamik zu verweisen.

Die dritte Variante, die wir als Möglichkeit des Umwegs beschrieben haben, folgt der Idee, dass jedes Element zu einem nächsten hinstrebt, und greift diese Bewegung auf. In dem Fall würde die Prozessarbeit darauf aufbauen, den Klienten durch den Kreislauf zu führen, also zum Beispiel beim Feuer beginnen, dann zur Erde weiterziehen, zum Wasser und zur Luft, dann wieder zum Feuer und so fort. Wir laden den Klienten zu einer Kreisbewegung ein und setzen darauf, dass sich das Wesen in dieser Drehung an die Ordnung erinnert und sich beim Durchlauf der einzelnen Passagen das holt, was es braucht. Dieser »Umweg« ist selbstverständlich weniger präzis als die vorhergehenden Formen und damit in seiner Wirkung subtiler, man könnte auch sagen langsamer. Sie ist im Gegenzug aber auch eine »Nummer Sicher«, mit der keine unerwünschten Gegenreaktionen ausgelöst werden, sondern eine Art Grundtraining elementarer Bewegung stattfindet.

Um das therapeutische Potenzial, was wir in den Elementen wahrnehmen, noch deutlicher aufzuzeigen, formulieren wir nachfolgend einen assoziativen, aber bei weitem nicht vollständigen Streifzug durch elementare Bedeutungswelten. Ein konkretes Praxisbeispiel für die Arbeit mit den Elementen befindet sich im methodischen Teil des Buches (siehe S. 221 ff.).

Von Instinkt, Lust, Wille und dem Feuer

Alles Feuer, dem wir auf der Welt begegnen, ist wiederbelebtes Sonnenfeuer, das von der Materie eingefangen und im Holz, in der Kohle oder im Erdöl konserviert ist. Für einen differenzierenden Umgang mit diesem Element scheinen uns folgende Unterscheidungen sinnvoll.

Die Glut im Innern der Erde

Auch wenn wir nur selten und an wenigen Orten der Welt damit direkt in Kontakt kommen können, wissen wir, dass der Erdkern aus feuriger Substanz besteht. Es ist eine Feuerform, die sich mit einem Minimum an Luftzufuhr organisiert, die als dauerhafte, sich selbst erhaltene Glut wirkt und auf der Erdoberfläche in Form von Erdwärme, heißen Quellen und Vulkanen in Erscheinung tritt. Es ist das tiefe, Leben erhaltende, vielleicht auch Leben bindende (Schwerkraft fördernde) Feuer, das aus dem umschlossenen Dunkel heraus wirkt.

Die Glut im Erdinneren ist der Erde als konstante Potenz, als mächtiges Kraftwerk mitgegeben. Man darf annehmen, dass die Entwicklung von Höllenphantasien, von Fegefeuer oder von »Teufelsfiguren« mit dieser Feuerqualität in unmittelbarem Zusammenhang steht und sie möglicherweise auch eine Brücke zum instinktiv Triebhaften im Menschen bildet.

Die Sonne im Himmel

Die Sonne ist das Feuer der Feuer, der Anfang und das Ende dessen, was wir als Feuer und gleichermaßen Licht erleben können. Als Grundrepräsentanz ist die Sonne das mächtige, weit entfernte, im freien Raum schwebende Feuer, das alles erreicht. Großflächig von allen Richtungen kommend, erwärmt, durchdringt, erhellt und verbrennt sie alles, was sich in ihrem Raum bewegt. Ob sie Leben spendend oder zerstörerisch wirkt, bestimmen zwei Faktoren: die Rhythmik zwischen Präsenz und Abwesenheit, das heißt von Licht und Dunkel, sowie das Spiel von Nähe oder Distanz. In der Beziehung zum großen Feuer Sonne muss der Mensch sein Bewusstsein über Zeit und Raum ausprägen. Sie lässt ihm keine andere Wahl.

Die Sonne ist das sichtbare Feuer, das als zentrale Kraft den Zugehörigkeitsraum des Menschen prägt. Es ist »unser« Sonnensystem, dessen Bewegung wir mit vollziehen, das uns in Bahnen hält, das uns

Orientierung und Ordnung »aufdrängt«. Nicht verwunderlich, dass viele religiöse Traditionen die Sonne als zentrale Gottheit angeschaut und kultiviert haben.

Das Flammenfeuer

Das Flammenfeuer, das auch ohne menschlichen Einfluss bei bestimmten Bedingungen in Wald- oder Buschlandschaften ausbrechen kann, ist ein beständiges Feuer, das Materie verzehrt und sich auf Flächen ausbreitet. Für ein solches Feuer braucht es entweder eine Entzündung über einen Blitz oder über den Prozess einer intensiven Reibung trockener Hölzer.

Es ist das Feuer der züngelnden Flammen, das Feuer, das Rauch und Gas bildet, das sichtbare Feuer, das von Luft potenziert und von Wasser verringert wird. Es ist das Feuer, das Licht spendet, Wärme ausstrahlt und dessen Qualität – Farbe, Geruch, Hitze – vom Material abhängig ist, das verbrannt wird.

Das Flammenfeuer verzehrt, hinterlässt aber gute Bedingungen für neues Wachstum. Es ist nichts, was einfach kommt und geht, es braucht spezielle Voraussetzungen, spezielles Know-how zur Entfachung, zur Pflege und zum Löschen.

Es ist das Feuer, das der Mensch kultiviert hat, mit dem er es »aufgenommen« hat.

Der Blitz

Der Blitz ist eine konzentrierte und schnelllebige Feuerform der Luft. Er ist eine hochpotente Entladung zwischen zwei Polen, ein Feuerstrahl, ein Feuerschwert, das Ausgleich schafft. Diese Entladung funktioniert auf dem kürzesten, auf dem unmittelbarsten Leitungsweg. Der Blitz erhellt kurz und heftig, und wenn er einschlägt, dann mit zerstörerischer Sprengkraft.

Als Feuerform hat der Blitz die Funktion, eine geladene Situation zu entspannen, allerdings in einer höchst spannungsreichen Art. Er kommt plötzlich und heftig. Er lässt sich nicht holen und auch nicht halten. Man kann einige Vorsichtsmaßnahmen berücksichtigen, doch bleibt das Getroffenwerden von einem Blitz eine Angelegenheit des Schicksals, des Zufalls oder eben des Göttlichen. Viele Götterfiguren sind mit dem Zeichen des Blitzes ausgestattet, Zeichen der Macht, des Zorns und nicht zuletzt der ausgleichenden Gerechtigkeit.

Heilende Impulse des Feuers

Der Mensch hat sich die Elemente zunutze gemacht; im Unterschied zu allen anderen Lebewesen sogar das Feuer. Und während er bei Erde, Wasser und Luft das nimmt, was an Ressourcen vorhanden ist, wurde der Mensch in Bezug auf das Feuer zum Schöpfer, indem er lernte, es zu entfachen.

So wird der bewusste Umgang mit dem Feuer als ein zentraler Katalysator der menschlichen Kultur- und Geistesbildung angesehen.

Nahrung, Wärme, Schutz – drei für das körperliche und soziale Überleben notwendige Dinge – waren und sind unmittelbar an das Feuer geknüpft.

Die Entdeckung des Feuers und seiner Potenz hat auch die Bewegungen von Gewalt, Zerstörung und Unterdrückung gefördert. Somit ist der Mensch gerade im Umgang mit Feuer auf seine innere Verantwortung, Ethik und seinen Willen angewiesen.

Auch wenn der Mensch den schöpferischen Umgang mit dem Flammenfeuer geübt und perfektioniert hat (mittlerweile so perfekt, dass offenes Feuer kaum noch vorkommt, außer zu dekorativen Zwecken), bleibt er den Wirkungen des Erdfeuers, der Sonne und des Blitzes ausgesetzt. Der Lebenstrieb des inneren Feuers, die Orientierung der Sonne, die Potenz des Blitzes; all diese Qualitäten wollen ebenso integriert und »administriert« werden wie das Flammenfeuer, das die Eigenschaften der anderen, wenn auch in abgeschwächter Form, in sich trägt.

Die Kraft des Feuers als Wärme und Lichtspender hat im weitesten Sinne immer mit Bewegung und Ekstase zu tun. Es setzt in Bewegung, es hält in Bewegung. Feuer bricht als Lust, Trieb und Leidenschaft in uns aus und treibt uns in Handlung und hin zur Kristallisation. Es ist Motor und damit unerlässlich für Leben und Entwicklung auf allen Ebenen.

Es ist eine Kunst, das innere Feuer so im Gleichgewicht zu halten, dass es weder erlischt noch verzehrt, und viele lernen das erst nach mancherlei schmerzlicher Erfahrung. Das gehört unmittelbar zum Feuer. Es gibt kein lauwarmes Feuer, es ist in seiner Wesenhaftigkeit heiß und wird es immer bleiben. Was wir aber lernen können, ist, uns ihm gegenüber so zu positionieren, dass Beziehung möglich ist. Das Feuer ist ein zentraler Lehrmeister im Spiel zwischen Autonomie und Anpassung. Wer sich zu weit von ihm entfernt, erfriert; wer es sich selbst überlässt, kann böse Überraschungen erleben; wer zu nahe kommt, verbrennt.

Unter diesem Fokus liegt das Heilende des Feuers in seiner großen erzieherischen Kraft, die von der Faszination der Ekstase lebendig gehalten wird.

Die Blitzqualität des Feuers spielt besonders bei Aggression und Gewalt eine entscheidende Rolle. Es gibt Menschen, die im guten (dem Leben zugewandten) Sinn Blitze auslösen oder repräsentieren können. Sie besitzen die Fähigkeit, ein hohes Spannungspotenzial durch sich hindurchfließen zu lassen, ohne als Ganzes erfasst zu werden. Für andere ist das Blitzfeuer zu stark, sie werden erfasst und suchen Entspannung durch wildes und blindes Agieren.

Auf der Ebene des Körpers sorgt das Feuer sowohl für Erhaltung wie auch Fortpflanzung des Organismus. Es ist unmittelbar mit Sexualität verbunden.

Auf der psychischen Ebene dient das Feuer dem Kontakt und der Verbindung, regelt Nähe und Distanz und setzt einen Grundstein für soziale Strukturen.

Seelisch wird ihm Wandlungskraft zugeschrieben, die vermag, Wille auszuprägen und sich Größerem unterzuordnen. In vielen Kulturen wird das Feuer als Wandlungselement in stark ritualisierter Form eingesetzt. Sowohl hinduistische als auch afrikanische und indianische Traditionen gebrauchen das offene Feuer in ihrer religiösen Liturgie. Auch in unseren Breitengraden wird Feuer rituell eingesetzt: z. B. das Johannisfeuer, das Osterfeuer, das Augustfeuer, Feuerwerke.

Das Feuer ergreift den Menschen auf einer tiefen, instinkthaften Ebene – dem Lebenstrieb. Arbeit am Feuer ist – auf welcher Ebene auch immer – ein Andocken an die Kraft, die das Universum bewegt. Ein »Schmecken« oder gar Eintauchen in diese Kraft kann eine Ekstase des Verbrennens auslösen. Das mag für manche Momente des Lebens wichtig sein, selbst wenn sie in der äußeren Welt der Klienten chaotische und schmerzliche Prozesse auslösen werden. Auf diese sollten Begleiter wie Klient gleichermaßen gefasst sein.

Von Handlung, Gewissen, Ordnung und der Erde

Die Erde als Planet – Schwerkraft und Orientierung im Raum

In der Vokabel Erde begegnen uns zwei Bedeutungen: Die eine meint das Element Erde, die andere die Weltenkugel als Ganzes. Das mag nicht immer so gewesen sein, aber heute lebt in uns Menschen das Wissen, dass das, was uns meist als Fläche erscheint, Teil eines bewegten Globus ist. Unsere Erde ist der »blaue« Planet, der, wie alle anderen Sterne auch, durch vielfältige Kräfte zusammengehalten und in Umlauf gebracht wird.

Das Spiel von Gewicht und Schwerkraft ist das, was uns Menschen auf dieser Erde hält. Dadurch sind wir als Wesen in eine konstante Raumerfahrung eingebunden, die uns die Unterscheidung von unten und oben, von vorne und hinten sowie links und rechts erlaubt. Das heißt, dass durch die naturgegebene Anbindung an die Welt den irdischen Lebewesen Raum, die Erfahrung von Raum, die Bewegung im Raum sowie das Erkennen von Raumgrenzen mitgegeben ist. Die Wahrnehmung der Schwerkraft und der unterschiedlichen Dimensionen des Raumes gehört zu einer bedeutsamen Erfahrung des Elements Erde, die aufgrund der Selbstverständlichkeit gerne übersehen wird.

Die Erde als Scholle – Verantwortung und Nahrung

Eng im Zusammenhang mit dem »Getragensein«, dem natürlichen Halt der Schwerkraft, stehen die Erfahrung mit und Notwendigkeit von Territorien. Ein Territorium ist jener Lebensraum, den ein Wesen für sein Überleben braucht, in dem seine Nahrung und sein Fortbestand gesichert sind. Menschen verbinden mit der Erfahrung eines primären Territoriums oft eine Bindungskraft, die als Heimatgefühl und Heimatverbundenheit zum Ausdruck kommt. So wie die Natur zwischen Eltern und Kind eine Liebeskraft installiert hat, die Fürsorge und Schutz sowie Beziehung und Verbindlichkeit fördert, lebt in vielen Menschen eine Liebe zu ihrem »Heimatland«. Das, was die Heimat an Nahrung und Bezug geschenkt hat, fordert dazu heraus, sie zu pflegen, zu bebauen, zu gestalten, zu verteidigen und in Ehre zu halten. Dass darin manchmal ein Zuviel des Guten zu finden ist, zeigen uns Geschichte wie Gegenwart.

Heimat verstehen wir demnach als natürlich angelegte Bindungskraft zwischen Mensch und Land.

Die mineralische Erde – Der bleibende Wert

Neben den oben beschriebenen Qualitäten begegnen uns auf unserem Planeten zwei Arten von Erde: die anorganische und die organische.

Die Erstere zeigt sich als Stein, Fels und Sand, aber auch in Metall und Lehm. Außer in der zerriebenen Form des Sandes oder der unbearbeiteten Form des Lehms begegnet uns in diesen elementaren Ausprägungen der materialisierte Ausdruck von Festigkeit, Härte und Stabilität.

Stein kommt uns hart entgegen, er bietet aber auch einen verlässlichen Widerstand, einen Anker hin zu Langbleibendem, fast will man sagen, zu Ewigem.

So sind die Berge als Steingestalten auf der ganzen Welt von Mythen umrankt, die ihnen, wenn nicht gar Göttlichkeit, immerhin den Sitz der Götterwelt zuschreiben.

Das anorganische Material hat dem Menschen die Möglichkeit geschenkt, Dinge von »bleibendem« Wert zu nutzen, um »bleibende Werte« zu schaffen. Die Erfindung von Werkzeugen aus Stein oder Metallen samt den sich daran anknüpfenden Entwicklungen ist unmittelbar mit der anorganischen Erde und ihrer Stabilität verbunden.

Die organische Erde – Sterben und Werden

Im organischen Boden bilden Pflanzen und Erde, und in sie eingebettet auch Tiere und Menschen, einen Kreislauf des Lebens: Der Same der Pflanze gelangt in die Erde, dort keimt er und beginnt zu wachsen; mit den Wurzeln nach unten zum Wasser und mit den Zweigen nach oben zum Sonnenlicht. Die Pflanzen geben ihrerseits wieder Schatten, damit die Sonne die Erde nicht austrocknet, und sie geben Früchte. Auch in der Erde selbst finden sich Lebewesen. Sie sorgen dafür, dass die Erde fruchtbar bleibt, indem sie diese umgraben und mit organischen Stoffen zersetzen.

In der organischen, weichen Erde – sei sie rot, braun oder schwarz – begegnet der Mensch unentwegt dem Wunder der Verwandlung, Altes wird zersetzt und Neues hervorgebracht. Er hat gelernt, diese Erde in seine Hände zu nehmen, mit ihr in den Rhythmus ihrer Verwandlungskraft einzutauchen, sie umzugraben, zu bebauen, zu düngen, zu pflegen. Die Arbeit mit organischer Erde bringt den Menschen unmittelbar in Kontakt mit dem steten »Stirb und Werde«, erinnert an die eigene Vergänglichkeit, aber ebenso an die Möglichkeit des immer wieder Neuen in jedem Moment.

Heilende Impulse der Erde

Die Erde ist sich selbst Heimat und die Heimat aller, die auf ihr wohnen. Die Bearbeitung dieser Erde ist ein unausweichlicher Auftrag für den Menschen. Er tut dies nomadisch oder sesshaft und kann freien

Willens entscheiden, wie er diese Aufgabe ausführt. Er kann den Boden nachhaltig bewirtschaften oder ausbeuten – eine Wahl, die er übrigens auch im Umgang mit der eigenen Materie, dem Körper, hat.

Die Erde ist der tragende und nährende Lebensraum, das Element, in dem sich Formgebung und Auflösung unmissverständlich vollziehen. So führt das Element Erde direkt oder indirekt zur Verantwortung für das, was ist und geschaffen wird. Heimatbezug und -empfinden sind unter diesem Blickwinkel die Fähigkeit, mit Materie einen liebevollen und verantwortungsbewussten Umgang zu pflegen.

Ein Mangel an Erde zeigt sich nicht zuletzt in einem Verrücken dieser Verantwortungsempfindung, was dazu führt, dass Ausbeutung nicht mehr erkannt oder als normal wahrgenommen wird. Die Gemeinschaft der Menschen des beginnenden 21. Jahrhunderts leidet ohne Zweifel an einem Erdmangel. Die Fähigkeit zur Kreation und zur Nutzung von Ressourcen wurde zwar optimiert, der Blick für die Notwendigkeiten aber noch nicht im rechten Maß entwickelt.

Die Arbeit mit Erde kann dem Menschen die Erfahrung seines eigenen Gewichtes und damit auch der Haltekraft des Lebens schenken. Es ist eine subtile, keineswegs sensationelle Erfahrung von geborgenem Halt auf einer vertikalen Achse. Oft geht damit die Erfahrung von ganz präsent, ganz angekommen sein einher. Vielleicht ist das permanente Angebot des Getragenseins, das von der Erdkugel ausgeht, mitverantwortlich für den Mythos von »Mutter Erde«.

Die Anbindung an das Irdische ist Voraussetzung für jede weitere Bewegung, für die Ausprägung einer eigenen Identität im Raum oder anders: des eigenen Raumes in einem größerem Raum. So unterstützt das Element Erde Prozesse, die die Bildung oder Stärkung von Identitätsgrenzen fordern und die Gegenwartsqualität einer Person erhöhen.

So lächerlich es auf den ersten Blick scheinen mag: Das Gehen auf der Erde, Schritt für Schritt, das »Wandeln«, das Pilgern oder der bewusste Tanz können unter diesem Blick zur heilsamen Bewegung werden.

Die Erde ist – neben all dem – jenes Element, das sich am besten berühren, ergreifen und sinnlich erfassen lässt. Oft führt die Erfahrung von Erde in einer neuen Art an die Bedeutung der Hände oder, allgemeiner, an jene von Handlung im Sinne dessen, was man mit den Händen tut, heran. Die Hand mit all ihren konkreten Möglichkeiten ist dem Menschen zu eigen – die Entdeckung der eigenen Hand und ihrer Handlungsfähigkeit ist oft ein wichtiger Impuls bei Menschen, die an subtilen oder konkreten Ängsten leiden.

Ein weiterer wichtiger Impuls kommt aus dem Bild des Pfluges: Wenn Erde lebendig und nährstoffreich bleiben soll, braucht sie immer wieder einen zentralen Umbruch: Das, was unten war, muss nach oben kommen, das, was oben war, nach unten. Das Umgraben ist eine Handlung und Bewegung, die den Menschen nicht nur äußerlich, sondern auch von innen her anstoßen kann und in manchen Momenten auch muss.

Viele spirituelle Traditionen arbeiten an bestimmten Punkten des initiatorischen Prozesses mit dem Sinnbild des rituellen Todes: In einer Erdgrube oder in einer Höhle wird der Tod des Novizen »inszeniert«. Er setzt sich den Wirkkräften der Erde aus, überlässt sich den Verwandlungskräften, lässt sich »umgraben«, und das, was sterben will, darf sterben. Was leben soll, erblüht in neuer Kraft.

Der im klassischen medizinischen Sinn bedeutsamste Heilungsimpuls aus dem Element Erde begegnet uns in Form der Substanzen und Essenzen der Pflanzen oder auch in den Wirkungen verschiedener Schlamm- und Moorqualitäten. Esoterische oder alternative Heilungsverfahren setzen überdies auf die Strahlungsqualität von Steinen.

Von Empfindungen, Gefühlen, Liebe und dem Wasser

Der irdische Wasserkreislauf erzählt uns Menschen eindrücklich und sinnlich nachvollziehbar von den permanenten elementaren Zusammenhängen von Bewegung, Reinigung und Neugeburt. Gemäß seinem Wesen, lassen sich die Grundformen nicht scharf voneinander abgrenzen, sondern fließen ineinander und spiegeln oft im einen das andere wider.

Die Quelle – Die Kraft des Neubeginns – Anfängergeist

Das aus der Erde hervorquellende Wasser ist rein, frisch, unberührt und doch voller nahrhafter Mineralien. Es ist ein Geschenk schöpferischer Kreativität und setzt einen neuen Anfang, dem eine große, Leben spendende Bewegung folgt. In der Quelle steckt die Kraft und die Idee der Unschuld oder – weniger moralisch besetzt – einer Stunde Null, in der hohes Potenzial, aber noch keine Belastung lebt.

Sich einer Quelle zuwenden, von einer Quelle trinken, sich an einer Quelle niederlassen; all das trägt in sich die Möglichkeit zu einer liebevollen Absolution, der ein belebender Anfängergeist entspringt.

Quellen können stille Becken bilden, als starker Strahl aus der Erde oder dem Fels pulsieren, drängen oder sprudeln. Sie können in feinen Rinnsalen erscheinen oder im steten Tropfen. Je nachdem braucht es mehr oder weniger Hilfsmittel, um sie zu fassen, aber das Prinzip bleibt immer dasselbe, es entspringt eine neue, echte Chance.

Der Fluss – Dem Leben in Hingabe folgen

Das Wasser ist als sich bewegendes Element der Erdanziehung unterworfen. Es folgt und fällt mit dieser Anziehungskraft auf den Wegen des geringsten Widerstandes. Diese Bewegung des Folgens und Fallens nennen wir Fließen. Je nach Landschaftsstruktur kann dieses Fließen mäandernd, plätschernd und drängend, träge und ruhig, reißend und stürzend seinen Weg suchen oder in bestimmten Lagen ruhig und gelassen in einem Becken aufgefangen sein.

Das süße Wasser hat keine andere Wahl, als seinem Weg, dem Weg, der sich gerade auftut, zu folgen. Während es das tut, ist es zugleich überaus wertvoll, ja sogar lebensnotwendig für die Orte und Räume, die es durchfließt.

Das Fließen, als Grundform des süßen Wassers, erinnert uns an die permanente Bewegung, in der sich Leben manifestiert, und an seinen beständigen Ruf, uns hinzugeben, dem Leben in seiner Bewegung, in die wir fallend und folgend eintauchen können, zu vertrauen.

Das süße Wasser ist aber nicht nur blindes Anvertrauen, es ist auch das Element der Spiegelung. Seine Oberfläche kann uns ein Bild unserer selbst zurückwerfen, und dies fordert uns zu Bewusstwerdung heraus. Wer sich den süßen Wassern aussetzt, sieht sich selbst differenzierter und genauer als in jedem anderen Element. So dürfen wir dem Prinzip der Hingabe das Prinzip des Bewusstseins hinzufügen und sagen: Der Fluss fordert uns zu bewusster Hingabe an die Notwendigkeiten des Lebens heraus.

Das Meer – Die ewige Bewegung

Während das fließende Wasser primär den Gesetzen der Erde folgt, öffnet das Meer das Tor zum größeren Raum: Seine Wellenbewegungen von Ebbe und Flut sind geprägt von den »kosmischen Bewegungen« zwischen Erde, Mond und Sonne.

Für das Meer gibt es kein dorthin mehr. Es ist am geografischen Nullpunkt angelangt und folgt dem ständigen Lebenspuls durch eine primär vertikale Bewegung von Auf und Ab, die ein Hin und Her bewirkt. Das Meer ist das mächtige Hier, in dem alles zusammenfließt und aus dem sich auch wieder alles erschließt. Viele Bilder aus verschiedenen Kulturen erzählen vom Urozean als einer elementaren Urmutter, aus der heraus alle Lebensformen geboren werden.

Das Meer ist das größte aller »Gefäße«, das drei zentrale Bewegungen provoziert: Es kann tragen und wiegen, es kann verschlingen und in der Tiefe begraben, und es kann ausstoßen, das heißt ans Land spülen. In diesen zentralen Bewegungen vollzieht das Meer eine konstante Selbstreinigung, die dafür sorgt, dass nur Lebendes in ihm bleibt.

Mit dem Meer begegnet uns so das größte existierende Auffangbecken, in ihm können wir ein- und aufgehen und dem Prinzip von Fruchtbarkeit näherkommen.

Dampf, Nebel und Regen – Trennung und Wiederkehr

Während Quelle, Fluss und Meer unmittelbar an das Element Erde gebunden sind, stellen die Wasserformen von Dampf, Regen und Nebel eine Brücke zur Luftschicht her. Ihre Bewegung ist primär von oben nach unten, oder von unten nach oben, sie kommen aus der und gehen in die Luft – dementsprechend schwierig ist es auch, dieses Wasser zu »fassen«.

Die Entstehung von Dampf und Nebel ist ein Prozess, der Festes und Feinstoffliches trennt. Vielleicht kann man auch sagen, dass alles »Materielle« des Wassers am Boden bleibt, während die Wasseressenz in reiner Form nach oben steigt. Wir haben es hier mit einem Trennungsprozess zu tun, der uns eine Ahnung davon schenkt, was in der Zeit des Todes vielleicht geschieht: Das Feste bleibt, das Feinstoffliche, Essenzielle zieht hinweg. Wir können die Metapher auch weniger gewichtig halten. Die Verdampfung erzählt so oder so von einer Auflösung im Dienste einer größeren Bewegung. Infolge der Verdampfung wird das Wasser gereinigt und in einen neutralen Zustand gebracht. Aus diesem kehrt es in Form von Regen wieder und bietet damit die Möglichkeit für einen Neubeginn. Aus der Perspektive der Erde ist der Regen eine Wiederkehr in neuer Qualität – aus der sich bald eine Quelle entwickeln wird.

Heilende Impulse des Wassers

Wasser ist Lebenselixier, ohne Wasser wäre die Erde dürr und leer. Als Wasser auf der Erde entstand, konnte sich Leben entfalten, der Mensch selbst besteht zu einem großen Teil aus diesem Element.

Zu keinem anderen Element unterhalten wir ein solch »inniges« Verhältnis wie zum Wasser. Der Mensch empfindet die Präsenz des Wassers als schön, er sucht seine Nähe und hält sich zur Erholung gerne an Wasserfällen, Bächen, Flüssen, Seen und am Meer auf. Er kennt heilige Quellen und heilige Flüsse. Und das Meer ist auf die eine oder andere Art allen heilig.

Alle Religionen erkennen im Wasser eine Heiligkeit, auch das Christentum nützt das Element Wasser für die Taufe und als Weihwasser. Ja, mehr sogar noch, in diesem Punkt hat sich das Volk dem herrschenden Diktat, dass nur von Priestern geweihte Wasser heilig sind, widersetzt und heimlich an besonderen Quellen Altäre eingerichtet. Man findet solche Stellen heute noch in der Natur. Meist sind dort Marienstatuen und Bilder, Kerzen und Blumen zu finden – selten ein Kreuz. Das »heilige Wasser« wird als weibliche Gottheit (eben als Maria) in einer patriarchalischen Religion heimlich verehrt.

Das Element Wasser ist in stetiger Bewegung, es kommt aus der Quelle und wird zum Bächlein, Bach, Fluss, See, Sumpf, Meer, Nebel und Regen. Auf diesem Weg nimmt es den Schmutz der Erde mit und entsorgt ihn. Das Wasser hat (unter natürlichen Bedingungen) eine enorm reinigende Kraft, es reinigt nicht nur anderes, sondern auch sich selbst. Aber es gibt auch verseuchte Gewässer; wenn Wasser stockt und nicht mehr fließen kann, wird es modrig. Es verliert nicht nur die Fähigkeit, sich selbst zu erneuern, sondern wird dann gar zur Gefahr für seine Umgebung.

Darüber hinaus hat es die Eigenschaft, seinen Aggregatzustand den Temperaturen anzupassen – seine Qualität und Beschaffenheit stehen in unmittelbarer Beziehung mit der Umgebung.

Die sich ständig bewegende Vielfalt des Wassers ist Sinnbild und Repräsentanz für die Welt der Emotionen und ihrer Funktion für Beziehungsgestaltung.

So ist Arbeit in, am oder mit dem Wasser immer auch Arbeit an unseren Gefühlen und Bezugsstrukturen: an deren Reinigung, Erneuerung, deren Ausrichtung oder Sammlung – oder was auch immer nötig sein mag. Das süße und das salzige Wasser, all seine unterschiedlichen Spielformen, Zustände und Gestalten sind ein reiches Lexikon und Lehrbuch für die Dynamik von Gefühlen und für die Möglichkeit, sie in ihrer natürlichen Kraft zu unterstützen.

Von einer Quelle trinken, am Ufer eines Flusses verweilen, die Wucht eines Wasserfalls erleben, sich von einer Welle tragen lassen, all das sind Interventionen, die auf unseren Gefühlshaushalt Einfluss haben können und die unseren emotionalen Strukturen etwas über mögliche (neue) Spielformen und Bewegungen erzählen.

Von Sprache, Organisation, Weisheit und der Luft

Luft, und mit ihr der für irdisches Leben notwendige Sauerstoff, ist unsichtbar und doch allgegenwärtig. Sie umhüllt uns selbstverständlich (und damit auch oft unbewusst) als Ganzes. Das Element Luft führt uns an die Grenzen des Fassbaren und darüber hinaus und bleibt doch in jedem Moment unabdingbare Lebensessenz. Dieser »Widerspruch« ist vielleicht die zentrale Reibefläche, die uns dieses Element bietet.

Lebenshauch und holistisches Prinzip

Das Element Luft kommt uns in erster Linie als Lebenshauch entgegen, als jener elementare Stoff und jene Bewegung, die tierische und menschliche Existenz begründen. Viele Schöpfungsmythen erzählen vom Einhauchen des Lebens in – bis zu diesem Zeitpunkt – unbewegte, unbeseelte Gestalten. Das Einhauchen des Lebens, das »Angeschlossensein« an die Luft, ist ein großer Akt der Einbindung in einen rhythmischen Lebenspuls, der fortwährend über Zu-sich-Nehmen und Loslassen wacht.

Ein atmendes Wesen befindet sich im ständigen Luftaustausch; wenn es diese Bewegung unterbricht, im Versuch zu halten oder der Verweigerung des Nehmens, gefährdet es seine Existenz unmittelbar. Der Atem hütet und lehrt uns rhythmisches Wechselspiel von Geben und Nehmen und verbindet uns unwillkürlich mit der Ganzheit der (atmenden) Welt. Durch das Ein- und Ausströmen des Atems gibt er uns zudem eine Referenz für die Existenz eines Innen und Außen, einer Grenze dazwischen sowie deren Durchlässigkeit und Beweglichkeit. Unter diesem Blick ist das große Thema des Atems die Bewusstseinsbildung und damit die Ausprägung einer Identität bei gleichzeitiger und permanenter Kontaktaufnahme und Anpassung an die Welt. Von der Ausbildung von Ich-Grenzen bis hin zur Individuation und Transzendenz oder Auslöschung ist der Atem Lehrmeister für holistische Prinzipien.

Wetter und Zeit

Die Wetterphänomene, und im Speziellen der Wind, sind Kinder der Luft. Der Wind, der einem permanenten Druckausgleich folgt, bringt den Regen und die Trockenheit, er bringt Wolken und Gewitter, aber auch den blauen Himmel. Ist die Luft nicht in Bewegung, wird sie stickig. Ist sie in zu starker Bewegung, kann sie als Sturm Unheil bringen.

Der Mensch und alle Existenz werden vom Wetter bzw. Klima maßgeblich beeinflusst. Es wirkt auf Lebensrhythmen, auf soziale Strukturen und Werte und nicht zuletzt auf die biologische Ausformung der Arten. Das Wetter ist nicht nur einfach da, es ist bestimmender Lebensfaktor, der aus der Luft heraus geboren wird.

Im Wetter wird die Luft für den Menschen fassbar, in ihm begegnen uns ständig veränderliche Außenbedingungen, die zwischen den Polen trocken und feucht sowie heiß und kalt pendeln. Diese Faktoren kann der Mensch nicht verändern, er kann sich lediglich »akklimatisieren«. Das Wetter fordert von uns vor allem Anpassungsbereitschaft und Kreativität im Umgang mit sehr unterschiedlichen Bedingungen.

Ein interessantes Element ist das Verhältnis von Wetter und Zeit, einem Paar, das in den romanischen Sprachen mit demselben Wort »tempo« bezeichnet wird. In der »zivilisierten« Welt, die sich vom Wetter weitestgehend unabhängig und die Zeit messbar gemacht hat, mag dieser Zusammenhang nicht einleuchtend sein. Wer aber nur wenige Tage in der freien Natur unterwegs ist, wird wahrnehmen, wie eng Wetterrhythmen und Zeitempfinden zusammenliegen, wie sehr Wetterphänomene der Zeit oder auch dem Zeitpunkt Bedeutung schenken oder wie sehr das Wetter inklusive der Tag- und Nachtbewegung zur Strukturierung von Zeiträumen beiträgt.

Wenn wir hier von Zeit sprechen, dann meinen wir nicht nur die chronologische Zeit, in der unser irdisches Leben organisiert und gegliedert ist, sondern auch die »ewige« Zeit. In dieser vertikalen (spirituellen) Zeit-Wirklichkeit gelten andere Einheiten als Minuten und Sekunden. Dort weht der Wind nämlich nicht nur wo er will, sondern auch wann er will. Doch in dieser scheinbaren Willkür steckt eine Ordnung. Ein Donner, ein Regenguss, ein Sonnenstrahl, ein Regenbogen zu einer bestimmten Zeit an einem bestimmten Ort sind dann Phänomen und die Kreation eines wichtigen Zeitraums.

Das Zeitempfinden, das Zeitbewusstsein, das Eintauchen in verschiedene Zeiträume, das Akzeptieren der Rhythmen und Strukturen der Zeit sind wichtige Funktionen des menschlichen Lebens. Wir meinen, dass dies gemeinsam mit dem Wetter zu den Erfordernissen und Früchten des Luftraumes zählt.

Verbindung und Kommunikation

Obwohl die Luft für gewöhnlich unsichtbar ist, birgt sie in ihrer Beschaffenheit das Potenzial für vielfältige sinnliche Erfahrung mit weitreichenden Folgen. Würde beispielsweise das Licht sich nicht in der Luft brechen, wäre der Himmel nicht blau. Die Welt der Farben würde sich uns nie in dieser prächtigen Vielfalt zu erkennen geben. Würde die Luft nicht Duftstoffe transportieren, wäre unsere Nase funktionslos und die Welt ohne Gerüche. Und wenn die Luft nicht Schall übertragen könnte, wären Rhythmus und Musik ein rein körperliches Phänomen und die Ausbildung von schallgebundenen Fertigkeiten, wie zum Beispiel Sprache, nie möglich geworden.

Die Luft schließt uns nicht nur an die Atemwelt an, sondern ist auch das Reich, das uns die Möglichkeit bietet, mit der Welt zu kommunizieren. Sie repräsentiert das Potenzial und den Bedarf nach Kommunikation, mehr noch, sie bietet als alles verbindendes Element die Grundlagen dafür, dass wir mithilfe bestimmter Strukturen sogar über Raum- und Zeitgrenzen hinweg kommunizieren können.

Die Luft ist der Raum, in dem sich Kommunikation und Sprache entwickeln und entfalten. Jeder Kommunikationsimpuls ist unmittelbar an das Element Luft geknüpft und von ihm abhängig.

Himmel und Geist

Das Element Luft und der Himmel sind so miteinander verknüpft wie das Element Erde mit der Erdkugel. Das Himmelszelt bei Tag und freilich besonders in der Nacht ist wie eine Kuppel, die sich über uns wölbt, die uns einen (scheinbaren) Rahmen gibt in einer gar zu offenen Welt. Der Himmel ist das, was sich schützend über uns legt, und doch verweist er unmissverständlich auf die unfassbare Weite, auf das Nichts und das Alles, das dort existiert.

So wie wir heute im Bewusstsein leben, dass die Erde eine Kugel ist, wissen wir auch, dass sich der Himmel nur scheinbar über uns wölbt, dass er die weite Atmosphäre und darüber hinaus der unbegrenzte Kosmos ist.

Dadurch ist er der vielleicht größte Projektionsraum für das Transzendente, das Luzide und das Göttliche im weitesten Sinn. Er dimensioniert und öffnet den Menschen hin zu einem Bewusstsein, das ihm verdeutlicht, wie klein er einerseits und wie bedeutsam andererseits selbst alles Kleine ist.

Der Himmel, und das, was er auszulösen vermag, verkörpert die spirituelle Dimension des Allumfassenden, des Seienden und verweist auf die Kräfte des Formlosen. Er ist die Repräsentation der anderen Ebene, in der alles zur gleichen Zeit im gleichen Raum geschieht.

Heilungsimpulse aus der Luft

Die Luft ist das flüchtigste aller Elemente. Der Mensch kann es nutzen, aber er kann es nicht beherrschen. Luft ist Geist, und der weht, wann und wo er will. Die Luft verbreitet sich überall und verbindet alles, es ist das Element der Interaktion und der Kommunikation. Für den Menschen ist die Luft unersichtlich, aber als Wind zu spüren, wie auch der Geist nicht wahrnehmbar, sondern nur in seinen Wirkungen zu erkennen ist. Die Luft bewegt Wellen, Blätter, Halme und Baumwipfel. Sie bringt Musik und Rhythmus und die ganze Welt zum Tanzen. Die Luft repräsentiert sich im Spiel der Wolken, im Spiel der Wellen, im Spiel des aufwirbelnden Sandes und im Spiel der Flammen.

Der Mensch kann sich aus eigener Kraft nicht in die Luft erheben, es ist ihm deshalb nicht nur das unsichtbarste, sondern auch das fernste Element und im Hinblick auf technische Nutzungsmöglichkeiten auch jenes, um das der Mensch am meisten gerungen hat.

Das Fliegen war und ist für viele ein Faszinosum. Hier hat der Mensch (wie so oft, aber hier auf beeindruckende Weise) das Unmögliche möglich gemacht. Er hat sich in die Lüfte erhoben und die Freiheit erobert.

Die Luft und die Freiheit sind als Assoziationspaar eng verbunden. Sich unbeschadet für eine Zeit den Gesetzen der Schwerkraft zu entziehen, eine andere Perspektive einzunehmen, von einer unsichtbaren Kraft getragen zu sein – all das sind Erfahrungen und Bilder, die uns Menschen an die vielschichtigen Möglichkeiten des Freiseins erinnern; frei sein von bestimmten Vorstellungen, von Gefühlen, die einen ungefragt überfallen, von Gedanken, die langweilen, von Handlungs- und Beziehungsmustern, die vom Leben wegführen.

Die Luft kann fehlen, verseucht oder zu dünn sein, sie kann aber auch zu bewegt, zu stürmisch sein. Oft ist die Luft aber einfach da, nur was fehlt, ist der Anschluss an sie, der über die Atembewegung geschieht.

So ist eine heilsame Hinwendung zur Luft eine Hinwendung zum Atem und damit auch zur aktiven Teilnahme an der Lebenswelt. Während die Schwerkraft, also das Angebundensein an die Erde, ohne unser Zutun einfach geschieht (auch wenn die subjektive Wahrnehmung der eigenen Erdhaftung durchaus unterschiedlich sein mag), so ist die Atembewegung etwas willkürlich Unwillkürliches. Wir sind ihr zwar unterstellt, dass heißt, wir können gar nicht anders als atmen, aber wir können unsere eigene Form des Atems entwickeln, die ihrerseits eng verknüpft ist mit unserer körperlichen und psychosozialen Konstitution: tief, flach, stockend, langsam oder schnell, anhaltend oder ausfließend. Die Atemweise hat unmittelbare Auswirkung auf unser Sein in der Welt, unsere Fähigkeit, uns als bewegtes Wesen in permanenter Abgrenzung und Anpassung wahrzunehmen.

Diese Dimension der Luft, die Rhythmik von Ein- und Ausatmen, unterstützt die Ausprägung von verlässlichen und zugleich durchlässigen Identitätsräumen. Die Arbeit an der Luft fordert zu einer Auseinandersetzung mit Wahrhaftigkeit und trügerischen Luftspiegelungen heraus. Sie will und provoziert die Freisetzung des Nichteigenen und holt das Notwendige in einem subtilen, fortwährenden Prozess. Und sie tut das, indem sie einfach da ist – nicht mehr und nicht weniger.

Anders gesagt, führt die Wesenhaftigkeit der Luft hin zu dem, was ist; zu einem essenziellen Raum, der sich am ehesten durch Gegenwärtigkeit beschreiben lässt. In ihm sind wir einfach, in unserer rechten Zeit, in unserem Wesen, wie auch immer es beschaffen sein mag.

Auf unspektakuläre Art kann die Luft uns dazu verhelfen, eine Selbsterfahrung und Selbstwahrnehmung zu entwickeln, die auf das Wesentliche konzentriert ist und das Leben in seinen vielen Ausformungen durch sich fließen lässt, ohne sich in ihm zu verlieren oder zu verstricken.

Hier klingen einmal mehr transpersonale Aspekte unseres menschlichen Daseins an, aber das Ausloten der eigenen Grenzen und das Loslassen fremder Identifikationen sind Themen, die auch maßgeblich psychische Gesundheit bestimmen.

Eng verknüpft mit unserer Selbstwahrnehmung, unserem Handeln und Sein ist auch unsere Sprache und, weiter gefasst, unsere Fähigkeit, uns Ausdruck zu verleihen und mit unserer Umwelt in Kontakt und Austausch zu treten. Die Luft ist das Element, das Sprache ermöglicht, und so ist sie auch der Ort, der Menschen zu ihrer Sprache

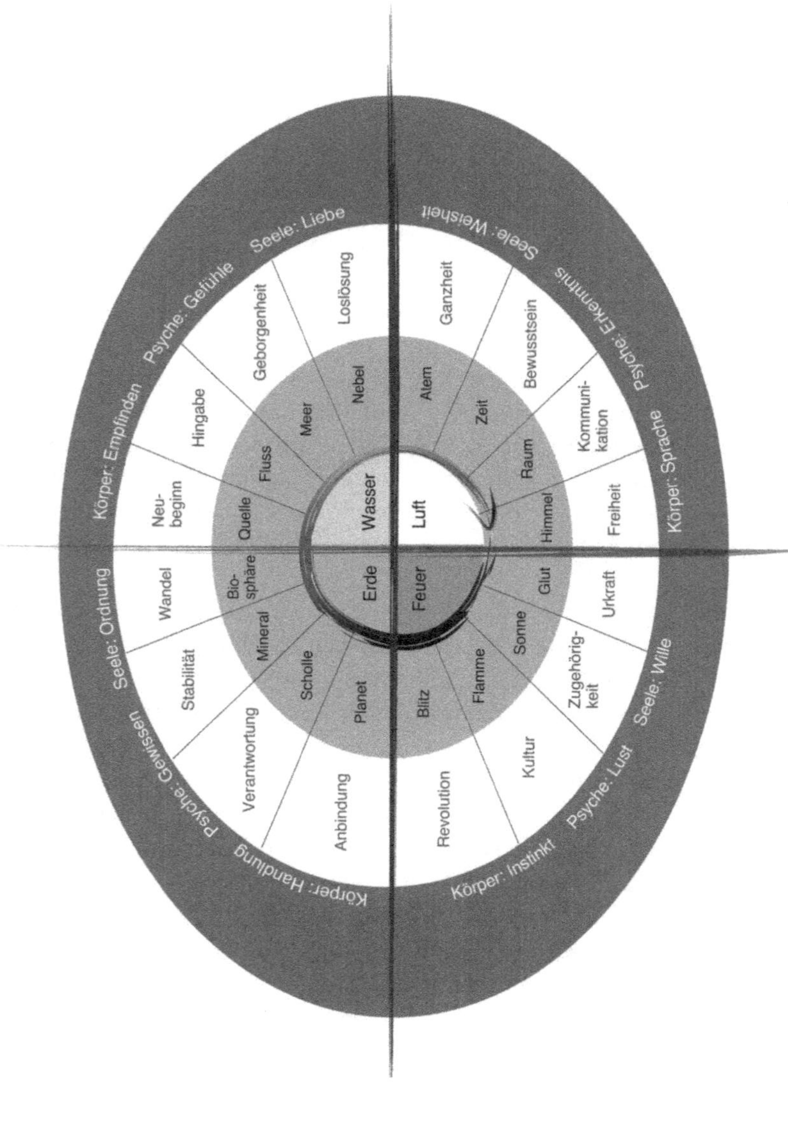

Abb. 11: Elementar-therapeutischer Kreislauf

führen kann. Dass dies mitunter über eine Phase der Sprachlosigkeit führt, sei erwähnt. Sicher ist, dass ein gelungener Selbstausdruck, der weit über die Wortsprache hinausführen kann, oder auch eine kongruente Kommunikation, die Verstehen und Verstandenwerden in sich trägt, wichtige Lebensgrundlagen sind, die über Gesundheit und Entwicklung wachen.

IV. Methodisches Repertoire

»Worauf wir also warten, sind Vorgehensweisen, die in der postmodernen Welt Geist, Kultur und Natur integrieren. Es müssen dies Vorgehensweisen sein, die den Geist in allen vier Quadranten respektieren, die vier Antlitze des Geistes anerkennen, damit wir uns auf das Gute, Wahre und Schöne einstimmen und in ihnen Behausung finden können.«

Ken Wilber

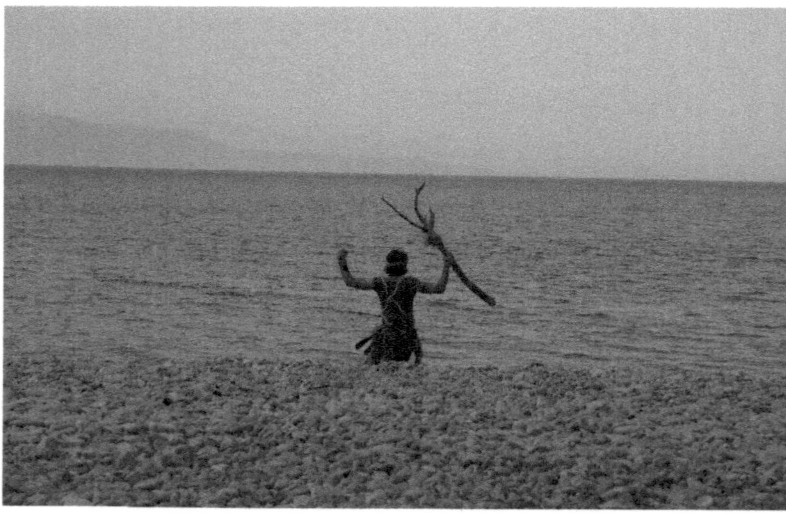

1. Systeme-Stellen

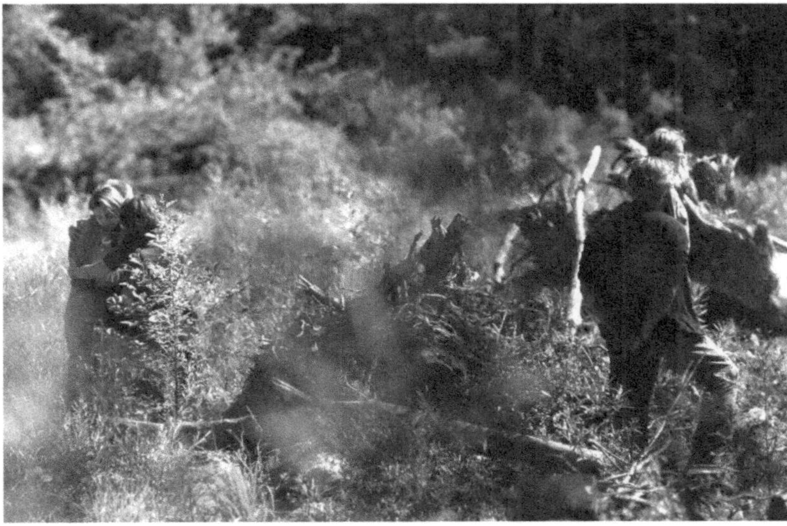

Aufstellen in der Natur

Oft stolpern Menschen über Themen oder Anliegen, die nach einem »Brückenschlag« rufen. Die Aufstellungsarbeit, so wie sie im Gruppen- und Einzelsetting bekannt ist und schon in vielen Publikationen ausführlich beschrieben wurde, zählt dabei zu den kraftvollsten methodischen Mitteln, die eingesetzt werden können.

Je nach Thema und Moment können Aufstellungen von Familiensystemen oder systemische Strukturaufstellungen zum Einsatz kommen.

Die Grundprinzipien der systemischen Naturtherapie bedingen eine Moderation von Aufstellungsprozessen, die um den konstruktivistischen und phänomenologischen Charakter dieser Arbeitsweise weiß und sowohl den Klienten als auch die Stellvertreter mit Respekt und Umsicht durch den Prozess führt.

Und so wie die Aufstellungsarbeit selbst eine Methode in Entwicklung ist, ist auch das Systeme-Stellen als Teil der systemischen Naturtherapie in Veränderung begriffen.

Während in den Anfangsjahren fast jede therapeutische Zusatzintervention als Aufstellung gestaltet war, weil sie uns als das probate Mittel erschien, um schnell Wirkungen zu erzielen, machen heute Aufstellungen im oben genannten Sinn einen weitaus geringeren Teil aus. Das liegt vermutlich daran, dass wir in den anderen methodischen Mitteln mehr Wirkungskraft entwickelt und konsequent nach Interventionsformen gesucht haben, die dem nicht direktiven Leitungscharakter der Naturtherapie mehr entsprechen als die Aufstellung. Sie bleibt eine tendenziell leiterzentrierte Arbeitsweise, auch wenn sich der Leitungsstil in vielen Ausprägungen, von autoritär bis zu emanzipatorisch, zeigen kann.

Rund um die Methode des Systeme-Stellens wurde in den letzten Jahren zahlreich publiziert. Daher beschränken wir uns hier ausschließlich auf Aspekte, die das Aufstellen in der Natur betreffen, und beschreiben ein methodisches Vorgehen bzw. drei spezielle Aufstellungsformen, die wir im naturtherapeutischen Rahmen entwickelt oder weiterentwickelt haben.

Wer das Aufstellen in geschlossenen Räumen kennengelernt hat, wird mit den vielen »ablenkenden« Faktoren, die unter freiem Himmel auftauchen, seine liebe Mühe haben, zu Recht. Der Wind, die Sonne, gar der Regen, die schwierigen akustischen Bedingungen, der offene Raum – all das kann den Verdichtungsprozess, von dem die Aufstellung lebt, erschweren. Dazu kommt, dass gewisse Naturplätze in sich so stark sind (oder aus Aufstellungssicht so ungünstig), dass man besser darauf verzichtet, dort zu arbeiten. Womit wir anfangs noch experimentiert haben, das würden wir heute nicht mehr empfehlen: Aufstellungen in unmittelbarer Meeresnähe, an schnell fließenden Gewässern oder auf Hochplateaus – all das sind Räume mit abfließendem oder durchströmenden Charakter, die es den Stellvertretern und Leitungspersonen erschweren, in jener konzentrierten Wahrnehmung zu bleiben, die nötig ist. Hingegen sind Plätze, die eine natürliche Einrahmung haben, wie zum Beispiel eine kleine Waldlichtung, eine geschützte Bucht, vor dem Hintergrund einer Felswand etc., hilfreiche Umgebungen.

Was jedoch immer als Nachteil bleiben wird, sind die spezifischen akustischen Bedingungen. Hier ist der Aufstellungsleiter dazu herausgefordert, allenfalls konsequenter als üblich zu wiederholen, was Stellvertreter oft in emotionaler Betroffenheit allzu leise formulieren.

In der freien Natur mit Aufstellungen zu arbeiten, wird aber erst dann wirklich zum sinnvollen Akt, wenn der Ort, die Raumqualität und die Informationen, die sich in reicherer Zahl phänomenologisch einstellen, als Ressourcen und nicht als Hindernisse wahrgenommen und genutzt werden.

Das kann mit der Wahl des Platzes beginnen, die dem Protagonisten überlassen ist. Was könnte ein guter Raum für deine Arbeit sein? Dieser Frage folgend, wird der Klient schon vor dem eigentlichen Stellen mit der Verantwortung für die Platzierung in Verbindung gebracht. Er ist dazu aufgefordert, seinen Blick auf das Rundherum, den unmittelbar größeren Kontext des Moments, zu richten. Oft bleibt der Blick dann an einem Fels, einem Baum, einer bestimmten Aussicht, oder was auch immer sich anbietet, hängen. Der Klient entdeckt draußen etwas, mit dem er in Bezug zu seinem Anliegen in Resonanz geht – es ist wie das Finden einer ersten Ressource, die im Laufe des Prozesses wichtig werden kann, aber nicht muss.

Die Konstellation eines gemeinsamen Bedeutungsraumes bezieht in der Natur auch die Platz- und Objektqualitäten ein. Das kann im Hintergrund geschehen, nicht erwähnt werden und scheinbar ohne Wichtigkeit sein, oder es kann explizit werden. Wesentlich ist, dass der Therapeut aufmerksam ist für die Impulse und Interaktionen, die der Klient nicht nur im Kontakt mit den Stellvertretern, sondern auch mit der Natur erlebt.

Die große Chance, aber gleichsam auch die größte Falle bei dieser Arbeit liegt darin, dass die Natur die Informationsdichte des Konstellationsraumes um ein Vielfaches erhöht.

Zu den allgemeinen Bedingungen des Platzes kommen ja die lebenden Phänomene, die sich ungefragt in die Aufstellung »einmischen«, hinzu: der Vogel, der bei einem wichtigen Prozessschritt mit einem lauten Flügelschlag davonfliegt und das ganze System nach oben blicken lässt; die Fliegen, die ausgerechnet und unentwegt einen Stellvertreter ärgern, sodass er »außer sich« gerät; der Wind, der immer gerade dann auftaucht, wenn etwas verabschiedet wird.

Diese Mitspieler in natürlichen Räumen können gleichermaßen die Konzentration auf sich ziehen oder ablenken, können einfach da sein oder zum bedeutsamen Zeichen werden. Was sie sind, hängt von den konstruierenden Faktoren des Geschehens ab, aber sie fordern in jedem Fall dazu heraus zu entscheiden, ob ihnen Bedeutung gegeben werden soll oder nicht. Das ist, wie bei jeder Aufstellung, ein subtiler und permanent laufender Abstimmungsprozess des gesamten Systems.

Wenn Menschen beginnen, in der Natur zu arbeiten, dann gehen sie nach den ersten Krisen, die auf die Unannehmlichkeiten zurückzuführen sind, meist in eine Euphorie der koinzidentialen Phänomene. Das ist auch nur zu verständlich, sind doch die permanenten, konkreten Erlebnisse der Übereinstimmung von Innen- und Außenerfahrung, die zufälligen Ereignisse am laufenden Band, die wundersamen Begegnungen mit Tieren, Pflanzen oder Wetterphänomenen so beeindruckend, dass man leicht dazu neigt, allem und jedem Bedeutung zu schenken. Aber auch das darf nur eine Phase sein, wenn wir uns nicht in der Unendlichkeit von Spiegelungen verlieren wollen.

Noch mehr als in geschlossenen Räumen fordert die Natur uns dazu heraus, eine Fähigkeit zu entwickeln, das wahrzunehmen, was rund um uns auftaucht, zugleich aber eine Durchlässigkeit zu bewahren, die uns so lange in einem neutralen Raum hält, bis wir – sei es als Leiter oder Stellvertreter – wirklich von etwas ergriffen werden. Dem lohnt es sich zu folgen, dann mit aller Kraft.

Neben den Phänomenen, die im Laufe des Prozesses Hinweise geben können, verdienen in der Aufstellungsarbeit in der Natur die Perspektive, die Blickrichtung und allenfalls auffällige Elemente, die im Blick stehen, besonders in den sogenannten Lösungsbildern, Aufmerksamkeit. Schlussbilder verbinden den Fokus nicht nur mit der Kraft, die durch das Prozessgeschehen des Stellens akkumuliert wurde, sondern bieten auch das Einnehmen einer Erfahrung, die von innen – wieder als Teil des Geschehens – nach außen blicken lässt. Der Protagonist wird dadurch mit einer weiteren neuen Perspektive konfrontiert, die in der Natur konkreter ist als in geschlossenen Räumen. Wenn der Blick von einem guten Platz im Lösungsbild auf einen abgestorbenen Baum fällt, hat das andere Wirkungen, als wenn dort ein blühender Busch steht. So ist es uns schon mehrfach geschehen, dass die Schlussperspektive noch wichtige Impulse gebracht hat, die sich eher aus der Interaktion mit Naturelementen heraus ergeben haben als durch die Information der Stellvertreter. Man könnte auch sagen, dass der Schlussblick eine Art Controlling für den Prozess übernehmen kann, so als ob der nächstliegende größere Kontext, der ja auch zu Beginn eingespielt wurde, zum Abschluss seinen Response auf den Prozess geben würde. Er kann sagen »Alles o. k.« oder »Da ist noch was, auf das man recht bald schauen wird« oder auch »Moment mal, irgendwas stimmt noch nicht an der Ausrichtung«. Und selbstverständlich ist es nicht der Ausblick, sondern der oder die Ausblickende, die diese Dinge sagt.

Ein Beispiel für so eine wesentliche Korrektur aus dem Schlussbild und zugleich für die Bedeutungskraft von Naturelementen kommt aus den Anfangsjahren der Naturtherapie:

Wir haben an einer kleinen Waldlichtung an einem Beziehungsanliegen einer jungen Frau gearbeitet. Es ging um eine verzwickte Patchwork-Situation mit verschiedenen Partnern, Kindern und Abtreibungen. Nachdem nun nach allen Regeln der Kunst umgestellt und Prozessarbeit geleistet wurde, Tränen geflossen, Versöhnungen und Verabschiedungen geschehen waren, ergab sich ein Schlussbild, mit dem alle zufrieden schienen. Als die Protagonistin dann aufgefordert wurde, sich noch einmal von ihrem Platz aus umzuschauen, das Bild zu sich nehmen, fiel ihr Blick wie gebannt auf eine kleine Baumgruppe, die bisher niemand wahrgenommen hatte. Sie war wie gefesselt von der Baumkonstellation, bei der aus einem größeren Stamm zwei kleinere wie aus derselben Wurzel herauswuchsen. Plötzlich waren diese Bäume Teil der Aufstellung, sie waren keine Bäume mehr, sondern Repräsentanten für offenbar wichtige Personen, die wir bislang nicht ins Spiel gebracht hatten, die aber für die innere Dynamik der Klientin wesentlich waren. Die Frage, ob sie erst zu diesem Zeitpunkt sichtbar werden konnten oder schon früher hätten »entdeckt« werden können, ist nebensächlich. Tatsache war, dass der Schlussblick zu einer bedeutenden Konstellation geführt hat, die die Protagonistin in ihren Bann gezogen hat.

Der verschleierte und doch gebundene Blick der jungen Frau ließ uns der Hypothese folgen, dass sie mit diesem Dreieck, das an einen Erwachsenen mit zwei Kindern erinnerte, über eine Art Loyalität oder gar Identifikation verhaftet war.

Diese Hypothese war hilfreich. Die Protagonistin konnte noch in einen wichtigen Prozess mit dem »Baum« gehen und mit nun ganz anderer Kraft und Ausrichtung zu ihrem Platz zurückkehren. Später zeigte sich, dass in dieser Baumgruppe zwei mögliche Verstrickungsplätze repräsentiert gewesen sein könnten: einerseits eine Großtante, die unter schwierigen Bedingungen zwei Kinder allein großgezogen hatte, andererseits die erste Frau ihres Expartners.

Ob und wer, oder ob beide oder gar keine dieser Frauen hinter dem Bild dieser Bäume versteckt war, wissen wir nicht und müssen wir auch nicht wissen. Wichtig jedoch war, dem Zeichen zu folgen und der Protagonistin die Möglichkeit zu geben, erstens etwas zu sehen, was ihr bislang verdeckt geblieben war; und zweitens zu dieser Kraft, was auch immer es gewesen sein mag, eine Autonomie herzustellen.

Ein weiterer, für den naturtherapeutischen Prozess wesentlicher Punkt ist die Eigenschaft der Natur, sowohl eine abstrakte als auch konkrete Ressource sein zu können. Die Gegenwart des Meeres, eines markanten Baumes oder eines Felsens kann die Funktion eines Ressourcenrahmens besonderer Qualität übernehmen. An die Stelle eines Stellvertreters, der ein abstraktes Element darstellt, wie zum Beispiel »das, was den Rücken stärkt«, oder »Mutterkraft« oder »Schöpfungskraft«, kann ein Naturelement treten.

Diese Möglichkeit hat sich in unserer Arbeit mit so überraschender Wirkung phänomenologisch aufgetan, dass wir es heute als fixes methodisches Element besonders beim Stellen von Ahnenreihen oder Ahnengalerien einsetzen.

Ahnenreihen mit einem Naturelement als Urkraft

Das erste Mal handelte es sich um eine Arbeit für eine Frau, die unter massiven Ängsten und Selbstzweifeln litt und deren zentrales Thema das Annehmen und Behalten von Nahrung war. Aus zeitlichen Gründen, aber auch weil sowohl mütterlicher- als auch väterlicherseits starke Belastungssituationen sichtbar wurden, die danach riefen, vorerst an Basisressourcen zu arbeiten, ehe wir uns ins Gesamtsystem wagen, haben wir uns entschieden, mit dem Instrument einer mütterlichen Ahnenreihe zu arbeiten. Die Ahnenreihe arbeitet mit sieben oder mehr unmittelbaren Vorfahren und geht von der Annahme aus, dass die Kraft (also auch der Zugriff von Verstrickungen) spätestens mit der siebten Generation aussetzt und damit unbelastete Ahnen, das heißt auch Lebenskräfte, freigesetzt werden.

Die Idee der mütterlichen Ahnenreihe ist demnach, eine freie Urmutter-Kraft ins System einzuspeisen und über sie allfällige Unterbrechungen zwischen Müttern und Töchtern aufzuheben und primäre Liebe in Fluss zu bringen. Die Stellvertreterin der Mutter in der siebten Generation repräsentiert eine Urmutter oder auch eine mütterliche, weibliche Kraft.

Von ihr ausgehend, wird von hinten nach vorn über den Augenkontakt Verbindung zwischen den Generationen geschaffen und dafür gesorgt, dass die Lebenskraft von den Müttern – oder durch die Mütter hindurch – zu den Töchtern hinfließen kann.

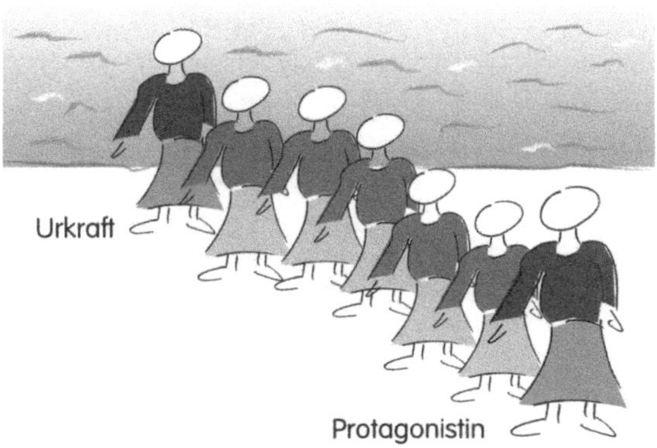

Abb. 12: Ahnenreihe (Mütter)

In dieser Anordnung wird oft überraschend deutlich, zwischen welchen Generationen Unterbrechungen der Lebensbewegung stattgefunden haben, aber ebenso, wo ressourcenstarke Bindungen zwischen den Generationen bestehen. Für gewöhnlich unterstützt die ritualisierte Wiederholung der einfachen Lebensbezüge nach dem Muster »Ich, deine Mutter, du, meine Tochter« oder »Du, meine Mutter, ich, deine Tochter, ich nehme das Leben, das von dir kommt, und gebe es weiter«, dass auch belastete Beziehungen in den Fluss eintauchen können. Eine besondere Schönheit und Stärke kommt auf, wenn neben der Frauenreihe eine Männerreihe installiert wird (oder mindestens ein Stellvertreter für das Männliche als Prinzip) und die Frauen sich zum Männlichen hinwenden: »Du auch, ohne dich kein neues Leben, du Mann, ich Frau.«

Bei stark belasteten Geschichten kann manchmal auch hilfreich sein voranzustellen: »Was immer auch gewesen sein mag, du auch, ohne dich kein neues Leben.«

Aus dieser Anordnung ergeben sich oft Versöhnungsgesten und Schritte zwischen den Generationen oder zwischen den Geschlechtern, die Gegenwart des aufgestellten Systems wird sichtlich mit Lebenskraft erfüllt, ohne dass in individualisierte Geschichten eingetaucht werden muss.

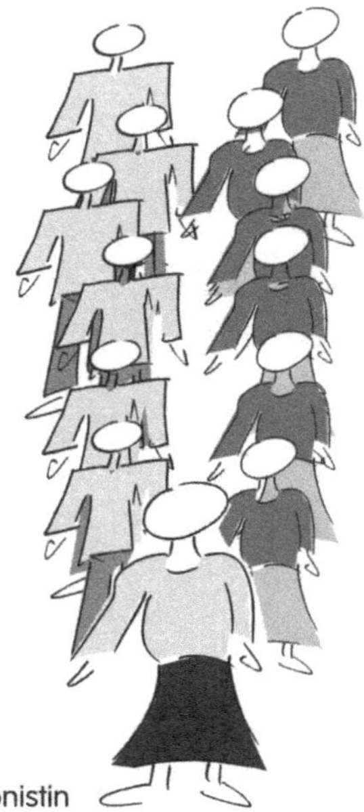

Abb. 13: Ahnenreihe (Mütter und Väter)

In unserem Fall war bereits die Kontaktaufnahme zwischen der »Urmutter« und ihrer Tochter erschwert; darüber hinaus waren von den sieben aufgestellten Frauen fünf extrem belastet. Die Stellvertreterinnen klagten unter diversen Schmerzsymptomen, zwei sind auf die Aufforderung, ihrem Körperimpuls langsam zu folgen, auf den Boden gesunken.

Das heißt, die Linie war an der dritten (Großmutter) und der fünften (Ur-Urgroßmutter) Stelle gänzlich unterbrochen und an allen anderen Stellen belastet.

Welche Signale uns dazu gebracht haben, in dieser tristen Situation das Meer, das etwa 15 Meter hinter uns friedlich ans Ufer plätscherte, mit ins Spiel zu bringen, lässt sich nicht mehr genau rekonstruieren. Jedenfalls war es ein Idee, der Urmutter vorzuschlagen, sich zum Meer umzudrehen und mit dem, was ihr dort begegnet, in Kontakt zu gehen und ihren Impulsen zu folgen.

Was sich dann in aller Langsamkeit vor unseren Augen abspielte, hatte die Ausstrahlung einer zentralen heilenden Bewegung innerhalb einer Urgeschichte, eines Mutter-Mythos. Während dieser Szene, die still ihren Lauf nahm, wendete sich die gesamte Ahnenreihe zum Schauplatz um und wurde Zeuge der Handlung. Die Klientin selbst war von tiefem Schluchzen ergriffen. Als Therapeuten begleiteten wir sie während dieser Szene ganz nah, stärkten ihr den Rücken und sorgten so gut es ging dafür, dass sie in der Situation anwesend blieb, hinschauen konnte und ihr Atem einen Rhythmus fand.

Was also ist zwischen der Mutter in der siebten Generation und dem Meer geschehen? Die Stellvertreterin hat ihre Hände nach vorne hin geöffnet und ist in langsamen, bedächtigen Schritten auf das Meer zugegangen. An der Grenze zwischen Wasser und Land hat sie sich verbeugt, ist dann in die Knie gegangen und hat ihren Oberkörper mit ausgestreckten Armen und Händen dem Meer zugeneigt, bis ihre Stirn den Boden berührte. Die sanften Wellen des Meeres haben über ihre Hände gestrichen und ganz sanft ihren Scheitel berührt – fast hätte man meinen können, sie wurde vom Meer gestreichelt und gewiegt. Nach einiger Zeit hat sie sich erhoben, ist einige Schritte zurück ans Ufer gegangen, hat ihren Kopf noch einmal geneigt, ehe sie sich wieder den Menschen zugewandt hat.

Die Frau, die sich nun auf die Gruppe zubewegte, war eine andere. Strahlend, liebevoll, unerschütterlich, gütig – eher Göttin als Mensch – kam sie ihrer Tochter entgegen, die wie alle anderen schon allein durch die Zeugenschaft verwandelt wirkte und nun offenen Herzens die mütterliche Umarmung empfangen konnte, die sie gerade noch vor wenigen Minuten verweigert hatte.

Von dort aus war es nicht mehr schwer, Schritt für Schritt, Generation für Generation die Liebe zwischen Mutter und Kind zu öffnen. Der weitere Verlauf der Aufstellung verlief »klassisch«. Besonders schön und wichtig für die Protagonistin waren hier das Dazustellen der Männer und die von Herzen kommende Zustimmung der nun gestärkten weiblichen Linie zur männlichen Kraft.

Innige Abstraktion

Die Interaktion zwischen der Stellvertreterin und dem Meer war eine Schlüsselerfahrung im Einsatz und Umgang mit Naturrepräsentanzen innerhalb von Aufstellungsstrukturen, insbesondere wenn sie einem vorgegebenen Muster mit klar definierten Plätzen folgen, wie dies bei der Ahnenreihe oder der Ahnengalerie der Fall ist. In Aufstellungsformen mit fixen Strukturelementen an fixen Orten (vgl. hierzu die ausführlichen Beschreibungen von Matthias Varga v. Kibéd und Insa Sparrer 2000) wollen Ressourcensysteme installiert werden, innerhalb derer belastende Prozesse weitestgehend geschützt und genährt ablaufen können.

Auch wenn sich genau dieselbe Handlung oder Bewegung mit dem Meer nicht mehr wiederholt hat, so ist doch das Meer für die Arbeit mit Ahnenreihen zu einer wichtigen und wirksamen Ressource geworden.

Ähnliche Funktionen haben in anderen Settings auch Bäume, Felsformationen und Feuerstellen übernommen.

Hier noch einige Überlegungen zur speziellen Interaktionswelt zwischen einem Mensch und einem Naturelement als Repräsentanz einer übergeordneten Ressource.

Die moderne Neurologie hat durch die Entdeckung von sogenannten Spiegelneuronen auf die vielfältigen Resonanzphänomene zwischen Menschen auf der biologischen Ebene eine (vorläufige) Antwort gefunden (vgl. Bauer 2005). Mit Resonanz ist hier die Fähigkeit gemeint, sich noch vor jeder intellektuellen Analyse ein inneres Bild von Handlungsvollzügen und emotionalen Befindlichkeiten anderer Menschen machen zu können und durch das permanente Zurückspiegeln des inneren Verstehens einen gemeinsamen Bedeutungsraum aufzubauen. Die Spiegelneuronen sind die biologische Grundlage für empathisches und intuitives Handeln, eine – sofern sie aktiviert sind, denn ihre Existenz allein sagt nichts über ihre Funktionstüchtigkeit aus – wichtige Voraussetzung für eine umfassende Orientierung in der Welt. Die Wahrnehmung des anderen in sich selbst sorgt für emotionale und soziale Bindungskraft, wacht über die Bildung von Strukturen der Zugehörigkeit und ist vielleicht sogar Motor für die menschliche Notwendigkeit, sich in Bindungsräumen zu bewegen.

Die Erfahrung des Eingebundenseins, des Verstehens und Verstandenwerdens, des Sehens und Gesehenwerdens ist eine wesentliche Grundlage für Entwicklung. Ja, vielleicht ist das »Menschliche« (und allzu Menschliche) nichts anderes als die Bewegung, die sich rund um diese Bindungsorganisation ergibt.

Wir werden lebendig, wenn wir uns gesehen fühlen, und wir fühlen uns gesehen, wenn die Umgebung uns Zeichen schickt, die uns annehmen lassen, dass sie versteht, was in uns vorgeht. Dieser Lebenskreationsprozess ist zwischen Menschen derselben Kultur oder desselben Sprachraums mehr oder weniger selbstverständlich, so selbstverständlich, dass er kaum bewusst wahrgenommen wird. Er wird schon etwas Besonderes, wenn er sich in einem überdurchschnittlichen Maß und überraschend einstellt, wenn wir zum Beispiel einen Menschen kennenlernen, mit dem sich spontan Nähe, Freundschaft oder Verliebtheit einstellt, wenn wir in fremden Ländern die Erfahrung von Geführt- und Geschütztsein wahrnehmen, auch wenn wir uns nur sprachlos verständlich machen können.

Und er wird besonders »besonders«, wenn er sich in Räumen oder Tätigkeiten einstellt, in denen wir es gar nicht erwarten, weil die menschliche Komponente fehlt: Wenn die Natur oder das Wetter zum Beispiel beginnt, mit uns in Resonanz zu gehen, so augenscheinlich und konsequent, dass es einem schwerfällt, von Zufall zu sprechen.

In naturtherapeutischen Situationen machen wir genau diese Erfahrung, dass Menschen in und mit der Natur in eine heilsame Resonanzbewegung kommen können, dass sie von der Natur oder einzelnen Elementen gesehen und gespiegelt werden, so wie sie selbst auch in eine Art des Sehens und Spiegelns eintauchen. Zwischen der Natur und dem Menschen geschieht demnach Ähnliches wie von Mensch zu Mensch, und doch ist es auch etwas anderes.

Für diesen Unterschied interessieren wir uns einerseits im allgemeinen Prozess und andererseits auch speziell in szenischen Verfahren, durch die das Phänomen oft in verstärkter Form auftritt.

Hier zur Erinnerung: Die Aufstellungsarbeit und viele andere szenische Verfahren arbeiten sowohl von ihrer Lösungstheorie her als auch im Hinblick auf ihr methodisches Vorgehen unmittelbar mit diesem Resonanz- und Bindungsphänomen.

Ohne die Fähigkeit zur repräsentierenden Wahrnehmung (vgl. Varga v. Kibéd u. Sparrer 2000) in Aufstellungen und die Fähigkeit, in verschiedene Rollen zu schlüpfen, also anderes als sich selbst in Gefühl und Handlung zu erleben, wären szenische Verfahren nicht denkbar. Zugleich liegt ihre Absicht ja genau darin: die inneren Bilder von Bindungskonstellationen zu verflüssigen und mit neuen Möglichkeiten anzureichern.

Wenn ein Mensch nun in die Situation kommt, in die Rolle eines übergeordneten Prinzips zu schlüpfen oder es zu repräsentieren, zum Beispiel »die Liebe«, dann hat er die Möglichkeit, sich auf dieses Prinzip weitestgehend einzuschwingen. Er wird dabei aber durch zwei Faktoren beeinflusst: durch seine eigene Bindungsgeschichte rund um das Prinzip Liebe und im Fall von Aufstellungen durch die Bindungsgeschichte desjenigen, für den er aufgestellt wird. So kommt es immer wieder vor (und nach Programmablauf soll es ja auch), dass ein Prinzip, per se abstrakt und »rein«, von persönlichen Anteilen überlagert, blockiert oder besetzt ist.

Hier setzt dann therapeutische Arbeit an, diese persönlichen Anteile zu befrieden, ihnen einen guten Platz zu geben, sodass das Prinzip frei werden kann.

Wer schon einmal die Liebe oder Ähnliches dargestellt hat, wird wissen, wie segensreich die Erfahrung für einen selbst und das ganze System ist, wenn man als »reine Liebe« immer mehr und mehr präsent sein kann.

Und dennoch bleibt diese Erfahrung eingebunden in die menschliche Bindungsorientierung, die den Abstraktions- und Reinheitsgrad der Prinzipien beeinflusst. Übrigens zum Schutz für alle. Ist doch die reine Resonanz mit dem Prinzip Liebe kein Kinderspiel, sondern ein Phänomen mit radikaler Schlagkraft. Man denke nur an die weitreichenden (Bindungs-)Folgen, die durch die Figur Jesus, die als ein Beispiel für umfassende Resonanz mit dem Prinzip Liebe gesehen werden kann, in der Welt ausgelöst wurden.

Was Menschen rund um diese gewaltigen Ressourcen wie Liebe, Schicksal, Schöpfungskraft, Ordnung, Weisheit oder welchen Namen sie auch immer tragen mögen, tun können, ist so gesehen wohl nicht mehr oder weniger als ein ständiger Prozess der Annäherung. Wie sollen wir denn auch all dem näher kommen, in uns Repräsentanzen für das aufbauen, wenn wir es nicht – und sei es nur für einen Moment – hin und wieder erleben können? Diese Ressourcen würden für uns Menschen verloren und vergessen gehen, wie alles, was wir nicht nutzen.

An diesem Punkt scheint uns die Natur als eigenwilliger Resonanzpartner auf heilsame Weise entgegenzukommen. Eigenwillig deshalb, weil sie zwar Spiegelungsphänomene erzeugt, das heißt auch lebendige Beziehung bietet, gleichzeitig jedoch von der Bindungskraft oder auch der Sehnsucht nach Bindung weitestgehend frei ist.

Dieses Freisein bei gleichzeitiger Präsenz, die den Charakter von Kontaktaufnahme ausstrahlen kann, begegnet dem Menschen auf einer »innigen Abstraktionsstufe« und öffnet ihm die Erfahrung von »Prinzipien«. Das muss nicht gleich der »Herr« höchstpersönlich sein, der sich einem am Berg, in der Wüste oder in der Höhle offenbart. Es ist schon berührend und bewegend genug, wenn ein Fels die ewigen Zeiten oder ein Meer das Mütterliche vertritt.

Wir experimentieren gezielt oder aus dem Prozess heraus mit der Wirkkraft, die Natur entwickeln kann, wenn sie als aktive Mitspielerin betrachtet wird oder Elemente von ihr in Aufstellungsprozessen lebendig werden.

In den meisten Fällen beschreiben und erfahren Menschen tiefe, heilsame Begegnungen, die wir so begreifen, dass die Natur Grundlegendes auf einer hohen Abstraktionsstufe (also losgelöst von individualisierter Geschichte) anbietet und in uns ins Schwingen bringt. Sie »erinnert« uns an Grundlegendes, an Strickmuster des Lebendigen, ohne sich an die individuelle Ausgestaltung anzuhaften. Sie erinnert uns an das mütterliche Prinzip und nimmt die Geschichte mit unserer Mutter als eine von Millionen Gestaltungsformen in sich auf; sie erinnert uns an das Sterben und Werden und versteht unseren eigenen Tod als Geschichte unter so vielen anderen Geschichten.

Und weil die Natur einfach da ist und ihrem Rhythmus folgt, uns nicht belohnt oder bestraft, sondern in ihrer Autonomie ihren Platz im Weltgeschehen einnimmt, kann jemand, der an einem Naturplatz eine heilende Begegnung hatte, jederzeit und in aller Freiheit dorthin zurückkehren oder auch nicht. Er kann das Meer wieder zum Meer werden lassen, oder er kann in ihm weiterhin das mütterliche Prinzip sehen. Er kann die Beziehung zelebrieren, unveröffentlicht zu sich nehmen oder vergessen. Er ist auf sich selbst, seine Entscheidung und Verantwortung im Umgang damit angewiesen, während das Meer Meer bleibt.

Die Natur vertritt das Prinzip der therapeutischen Abstinenz in hohem Maße: Sie ist da, und doch stellt sie keine Forderung an Veränderung und keine an Bindung. Darin liegt viel Kraft.

Ahnengalerien

Ahnengalerien gehören wie die Ahnenreihe zu Aufstellungen mit vorgegebenen Plätzen. Sie gehen von der biologischen Tatsache aus, dass jeder Mensch aus dem Zusammenkommen einer Frau und eines Mannes entstanden ist, und folgen der Grundidee, dass das Leben als Prinzip und Kraft durch die Menschen fließt und jeweils von Generation zu Generation weitergegeben wird.

Methodisch bauen die Ahnengalerien neben den Prinzipien der Aufstellung auf eine einfache hypnotherapeutische Tranceinduktion auf.

Die Ahnengalerie ist weniger frei und damit weniger komplex als eine Familienaufstellung, sie bietet jedoch für den Protagonisten eine intensive und kompakte Möglichkeit, sein Herkunftssystem in seiner Gesamtheit zu sehen und letztlich in seinem Rücken stehend zu erleben. Die Grundstruktur der Ahnengalerie ermöglicht häufig Auflösungen von beladenen Situationen oder schenkt zumindest klare Hinweise, in welche Richtung noch weitergearbeitet werden muss.

Wer in der Natur mit Ahnengalerien arbeitet, kann zudem den »Hintergrund«, also »das, woher alles Leben kommt«, als Naturelement von Beginn an mit aufstellen.

Eine solche Arbeit könnte folgendermaßen eingeleitet sein:

»Wir können mithilfe einer Methode, die wir Ahnengalerie nennen, dein Herkunftssystem sichtbar machen. Sie folgt ein bisschen der Idee von alten Familienportraits, wo die Kinder vorne, dahinter schön ordentlich die Eltern und dahinter die Großeltern platziert sind. Kennst du solche Bilder?

Wir gehen in gewisser Weise zum Familienfotografen, und unser Studio hier hat noch diese tollen Möglichkeiten von verschiedenen Hintergrundszenarien. Welchen Hintergrund wünschst du dir für dein Foto? Welche Qualität soll der Hintergrund haben, aus dem deine Familie herausgewachsen ist?«

Nachdem der Hintergrund und damit auch die Ausrichtung, die Blickrichtung, klar ist, werden in V-Form der Stellvertreter für den Protagonisten, hinter ihm seine Eltern und hinter den Eltern die Großeltern platziert. Manchmal sind auch Urgroßeltern oder Tanten mit auf dem Bild. »Gehört sonst noch jemand oder etwas anderes Wichtiges mit auf das Bild?« Auf diese Frage tauchen neben Menschen zum Beispiel ein Musikinstrument, das Gasthaus, das die Familie betrieben hat, Haustiere etc. auf, was Hinweise auf wichtige Ressourcen sein können.

Die Aufstellung erfolgt in konzentrierter Form, die Stellvertreter werden vom Protagonisten an ihre Position geführt, auch wenn die Position mehr oder weniger vorgegeben ist. Die Links-rechts-Positionierung von Männern und Frauen ist dem Klienten überlassen.

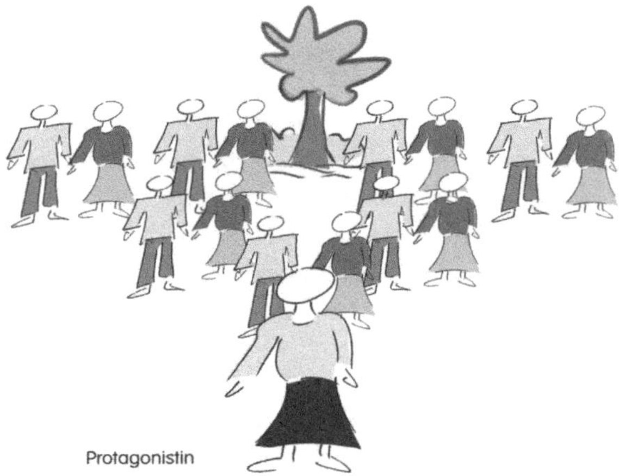

Abb. 14: Ahnengalerie

Wenn alle, die auf das Bild gehören, aufgestellt sind, kann der Klient seinen ersten Eindruck über das, was er sieht, formulieren, man kann aber auch zuerst wichtige Informationen von den Stellvertretern abfragen. Interessant ist, dass bei diesem Vorgehen unmittelbar Stimmungen, Gewichtsverteilungen, Belastungen, aber auch lebendige, freudige Ressourcenpole sichtbar werden.

Als Umstellungsmöglichkeiten bieten sich in dieser Struktur nur Positionswechsel von Männern und Frauen und leichte Nähe- und Distanzverschiebungen an, die jedoch meist große Auswirkungen nach sich ziehen. Wenn Einzelne oder gar das ganze System schwer belastet ist (sich kaum auf den Beinen halten kann, über starke Körpersymptome wie Herzrasen, Bauch- und Kopfschmerzen klagt), kann das ganze Bild sich zu seinem Hintergrund umdrehen und mit ihm in einen Prozess gehen. Manchmal reicht das Umwenden aus, manchmal braucht es eine Intervention eines Einzelnen oder mehrerer. Wenn all das keine Wirkung zeigt, was in dieser Anlage selten vorkommt, ist es hilfreich, mit dem Klienten Hauptthemen dessen Familiensystems zu explorieren: »Was glaubst du, worunter hier so gelitten wird? Verstehst du das?« Auf diesem Weg tauchen dann oft Schlüsselwörter und Qualitäten, Ereignisse oder Menschen auf, die mit auf das Bild gehören. Wichtig ist, hier nicht zu ausgedehnt in einen Prozess einzusteigen, das würde die eigentliche Ausrichtung der Ahnengalerie unterbrechen.

Jedoch dürfen wichtige Elemente nicht ausgeblendet werden. Das heißt, sie werden platziert und gesehen, ehe der nächste Schritt folgt.

Dann, wenn das System einigermaßen gut steht, geschieht die Aufforderung an die Paare der hintersten Reihe, meist ist es die großelterliche Ebene, sich einander zuzuwenden. Der Blickkontakt bringt oft unmittelbar eine andere Stimmung in den Raum, die noch mit folgender Suggestion begleitet wird: »Wenn ihr euch jetzt anschaut, dann tut dies bitte unter folgendem Stern: Was auch immer zwischen euch gewesen sein mag, wie auch immer eure Geschichte ausgesehen haben mag, eines ist gewiss: Ihr habt miteinander Leben weitergegeben.« Mit jener Blickqualität, die sich dann in den meisten Fällen sofort einstellt, werden die Großeltern aufgefordert, sich ihren Kindern zuzuwenden. Je nach Notwendigkeit kann hier ein Blickkontakt zwischen Großeltern und Eltern nötig sein, manchmal noch ein kleiner Prozessschritt, ehe sich die Eltern umdrehen und die Großeltern sinnbildlich das Leben weitergeben, indem sie je eine Hand auf den Rücken ihrer Kinder legen.

Das gleiche Prozedere geschieht nun auf der elterlichen Ebene, bis das Leben letztlich beim Stellvertreter des Protagonisten ankommt. Dieser kann bis zu diesem Zeitpunkt das Ansteigen der Kraft, oft auch die konkrete Aufrichtung, die von hinten nach vorne geschieht, miterleben und sieht seine Eingebundenheit in ein soziobiologisches System.

Die Integration des Protagonisten erfolgt dann wie bei klassischen Aufstellungen.

Zum Abschluss kann man tatsächlich oder spielerisch ein Foto dieser Ahnengalerie aufnehmen.

Zur möglichen Bedeutung von Naturelementen sei hier noch ein kurzes Praxisbeispiel erzählt:

Ausgelöst durch die Arbeit am Meer, ist Johann, ein knapp 30-jähriger Mann, mit der Geschichte vom plötzlichen Verlust seines Vaters und lange verschütteten Gefühlen in Kontakt gekommen.

Wir haben für ihn eine Ahnengalerie aufgestellt. Als nahezu alle Männer auf »wackeligen« Beinen standen, wurden sie aufgefordert, im Hintergrund etwas zu finden, das ihnen den Rücken stärken könnte. Ein-

heitlich wählten sie alle eine prächtige, wenn auch knorrig gewachsene Kiefer aus. Als nach einer tiefen emotionalen Vater-Sohn-Begegnung auf der Ebene der Stellvertreter Ruhe eingekehrt war und nun Johann sich in seiner Position seinen Eltern zuwandte, schien noch einmal eine ganze emotionale Ladung haltlos aus ihm und wie von ihm angesteckt, aus dem Stellvertreter seines Vaters zu brechen. Was eine Zeit lang durchaus heilsam schien, entwickelte sich nach einigen Minuten zu einer Überschwemmung von Gefühlen, bei denen zwischen Trauer und Selbstmitleid nicht mehr zu unterscheiden war. Die beiden Männer wirkten auf unbestimmte Art »zu ergriffen«, so als ob sie die Verantwortung für sich und das Geschehen nach außen delegiert hätten. Wie und ob in solchen Momenten intervenieren? Hier haben wir uns an die Kiefer erinnert. »Bleibt in eurer Bewegung und schaut, was geschieht, wenn ihr euch mal dem Baum im Hintergrund zuwendet«, haben wir den beiden ineinander verschlungenen, schluchzenden Männern zugeflüstert.

Der Impuls zur Veränderung ging dann vom Stellvertreter des Vaters aus. Er löste die Umklammerung, nahm den Sohn bei der Hand und führte ihn, vorbei an seinen eigenen Eltern, die er um Erlaubnis bitten musste, damit sie den Weg öffneten, hin zum Baum. Eine Zeit standen beide wortlos vor dem Baum, ihr Atem beruhigte sich, sie bekamen wieder Kontur. Die Einladung, ihre Bewegung zu vollenden, führte dazu, dass sie unter der Regie des Vaters zuerst mit der Stirn den Stamm berührten, um sich dann umgewendet und aufrecht stehend an den Baum zu lehnen. So standen sie einen Moment Hand in Hand, ehe sie sich, wie von weit her und durch viele Zeiten wandernd, wieder durch die Aufstellung hindurch an ihre Plätze begaben. Jetzt war der Protagonist bereit, auch seiner Mutter zu begegnen bzw. den Eltern ihren Platz und auch ihre Gefühle zu lassen.

Partizipative Aufstellungen

Die Ausrichtung der systemischen Naturtherapie auf einen nicht direktiven Leitungsstil, in dem der Klient weitestgehend Experte ist, und ebenso die differenzierende Betrachtung von psychologischen und seelischen Prozessen hat uns Sonderformen von Aufstellungen entwickeln lassen. Am meisten Verwandtschaft zeigen sie mit den Forschungen und der Praxis der autopoietischen Aufstellung sowie der Ich-Selbst-Aufstellung, die maßgeblich von Siegfried Essen (1998) geprägt wurde.

In aller Kürze wollen wir hier die Grundstruktur der von uns partizipative Aufstellung genannten Arbeitsform und die Körper-Psyche-Seele-Aufstellung als eine Sonderform davon skizzieren.

Alle Formen von Aufstellungen – sowohl Familien- als auch systemische Struktur- oder Organisationsaufstellungen – können als partizipative Aufstellung angeleitet sein. Es handelt sich hier um eine methodische Vorgehensweise und nicht um eine inhaltliche Struktur.

Die ersten Schritte sind wie auch sonst das Auftragsinterview und die Auswahl bzw. Aufstellung der gewählten Elemente.

Das gestellte System wird dann dazu aufgefordert wahrzunehmen, wie es sich an den jeweiligen Plätzen anfühlt, ob es besondere Veränderungen im Laufe des Stellens gab oder ob klare Bewegungsimpulse aus der Position heraus kommen. Die Stellvertreter werden gebeten, ihre Haltung, ihre Impulse ein klein wenig zu verstärken, und erhalten die Freiheit, eine allenfalls anstehende Bewegung langsam und nur so lange zu vollziehen, bis ihre Richtung und Tendenz deutlich wird.

Während für gewöhnlich nun der Aufstellungsleiter die Regie übernimmt und der Klient eine geraume Zeit stiller Beobachter bleibt, beginnt in der partizipativen Arbeitsform bereits jetzt die Einbeziehung des Klienten.

Er wird dazu aufgefordert, das Bild zu betrachten und möglichst beschreibend (im Gegenteil zu interpretativ) zu formulieren, was er sieht (z. B.: »Ich sehe, dass alle Stellvertreter in die gleiche Richtung schauen, nur die Mutter blickt nach rechts. Meine Schwester schwankte und hat zwei Schritte nach hinten gemacht, meine Stellvertreterin hat …«).

Die Therapeutin bleibt in der Nähe des Klienten, schwingt sich auf seine Perspektive ein und bekommt dadurch unmittelbare Rückmeldung über dessen Wahrnehmung, die sich oft in erstaunlichem Maße von dem, was man als geübter Aufsteller bereits im ersten Bild zu sehen meint, unterscheidet.

In dieser ersten Phase stehen drei unterschiedliche Interventionsformen zur Verfügung: Der Klient bekommt die Freiheit, einzelne Repräsentanten zu ihrer Innensicht zu befragen, er wird aufgefordert, an mehrere Plätze zu gehen und verschiedene Perspektiven einzunehmen, und er kann, wenn nötig, ein Ressourcenelement dazustellen.

In 80 Prozent der Fälle ist die Aufforderung zur Verstärkung des Ausgangsbildes zugleich eine Verstärkung des Problemsystems, oder genauer, eine Verstärkung jener Konstellation, die der Klient als Anliegen mitbringt. Diese Bewegung ist in der Arbeitsform eine bewusste Pendelbewegung hin zur positiven Absicht, die im Problem liegen mag, sie ist eine Wertschätzung jener Kräfte, die das Problem aufrechterhalten, und sie ist auch eine notwendige Ausgleichsbewegung zu dem, was an Anregung nun folgt.

Mit dem Hinweis an den Klienten, einfach zu schauen, was sich ihm weiter zeigt, ohne irgendeinen Anspruch, etwas davon tun zu müssen, sondern einfach mit einer Portion Interesse an möglichen Spielformen innerer Bewegung, erhalten die Stellvertreter folgenden Impuls:

»Wo auch immer du jetzt stehst und wie auch immer es dir jetzt geht, verbinde dich bitte mit jener Instanz in dir, die um die nächste heilsame Bewegung weiß, die dir und dem Ganzen dient. Aus dieser Instanz heraus gehe langsam, wie in Zeitlupe, diesem Impuls nach, bis sich ein natürlicher erster Halt ergibt.«

Nun bewegt sich meist der große Teil des Bildes gleichzeitig, aber langsam, bis zu einem nächsten Ruhepunkt.

Hier wird der Klient wieder aufgefordert zu beschreiben, was er gesehen hat. Die Sprache, die sich durch das Erzählen dieser einfachen langsamen Bewegungen ergibt, erhält oft den Charakter einer Heilungsgeschichte, die sich der Klient selbst erzählt. (Die Mutter hat sich der Tochter zugewandt. Sie haben einander angesehen und sind dann langsam aufeinander zugegangen. Der Vater hat die Augen geöffnet. Der Großvater ist hinausgetreten, etc.)

Weil sich die meisten Menschen in ihrer Wahrnehmung auf das konzentrieren, was ihnen als das Zentralste erscheint, kann es hilfreich sein, die anderen Stellvertreter abzufragen, was genau sie getan haben und welche Empfindungen sie dabei begleitet haben. So entsteht ein differenzierteres Bild der heilsamen Bewegung.

Das Zentrale an dieser Aufstellungsform ist nicht, dass der Klient mit einem fertigen Lösungsbild nach Hause geht, sondern dass in ihm der Impuls zu einer Heilungsbewegung möglichst sinnlich angeregt wird. Wenn intensive emotionale Reaktionen während des Zuschauens ausgelöst werden, zum Beispiel weil sich ein lang ersehnter Versöhnungsprozess entwickelt, kann es nützlich sein, den Klient bald in die Aufstellung hineinzunehmen, manchmal ist es auch angezeigt, den Klienten selbst Vorschläge für Prozessverläufe machen zu lassen.

Auch psychologisch ungeschulte Menschen verfügen in solchen Situationen über einen überraschend klaren Blick für das Notwendige. Unterstützung ist da oft nur im Sprachgebrauch nötig, nicht aber in den grundlegenden Bewegungen.

Sobald der Klient selbst in der Aufstellung ist, kann er nicht von außen schauen – seine Teilhabe wird eine andere. Manchmal kann es gut sein, die Arbeit nach einer solchen zentralen Bewegung zu beenden. Dann bitten wir den Klienten nach der Innenerfahrung noch einmal nach draußen, um ihm in diesem Spiel von innen nach außen mehr Erfahrungsreichtum zu bieten.

In der einfachsten Form wird er nach der Installation einer ersten Ressourcenbewegung aufgefordert, an seinem Platz zu stehen, das Bild nun von innen zu betrachten und einen nächsten gemeinsamen Bewegungsimpuls (nach der gleichen Anleitung wie oben, die noch einmal vollständig wiederholt wird) mit dem Gesamtsystem zu vollziehen.

Der Abschluss solch einer Arbeit und zugleich das Heraustreten der Stellvertreter aus ihrer Rolle erfolgt in leicht veränderter Form, als wir es von Aufstellungen kennen. Hier wird der Protagonist eingeladen, vor jedes aufgestellte Element zu treten, einen leichten Körperkontakt herzustellen und sich primär über die Augen erzählen zu lassen, was die zentrale Erfahrung auf der jeweiligen Position war. Manchmal kann es hilfreich sein, wenn auch Schlüsselsätze oder -szenen formuliert werden. Dabei ist darauf zu achten, dass die verbalen Meldungen nicht zu Beratschlagungen werden, sondern sich ganz strikt an die Beschreibung der Erfahrung halten.

Durch diese Struktur wird der Klient mit jedem seiner Elemente für einen Augenblick innig verbunden. Auch Stellvertreter erleben diesen Moment als wichtige und ihren Dienst wertschätzende Geste, die es ihnen erleichtert, auch schwere Rollen wieder loszulassen.

Partizipative Aufstellungen dauern zwischen 20 und maximal 60 Minuten. Sie führen den Klienten über ein Wechselspiel von Schauen, Sprechen und Handeln in die Resonanz mit einer Lösungsbewegung und ermöglichen oft den Vollzug von ein bis zwei wesentlichen Prozessschritten, die sich aus der Wahrnehmung und der Vorstellung des Klienten bzw. der inneren »Weisheit« der Stellvertreter heraus ergeben.

Der Leiter bleibt mit seinem Grammatikwissen rund um Aufstellungen im Hintergrund, was nicht heißt, dass dieses Wissen für den erfolgreichen Verlauf unbedeutend ist.

Die vielseitige Aufstellungspraxis führt dazu, dass fast alle aktiven Aufsteller ihre eigenen experimentellen Formen von Aufstellungen entwickeln und weiterentwickeln. Im naturtherapeutischen Kontext haben wir neben den oben genannten Formen einen besonderen Fokus auf die Beziehung und Dynamik von Körper, Psyche und Seele gelegt, wobei es darin primär um die Ausrichtung von vertikalen und horizontalen Lebenskräften geht.

Wir arbeiten dabei mit vier Elementen: dem Fokus, jenem Teil des Protagonisten, der mit dem Anliegen oder einer Frage verbunden ist; dem Körper bzw. dem inneren Beziehungsbild, das der Klient mit seinem Körper verbindet; der Psyche oder genauer, dem inneren Beziehungsbild, das der Klient mit seiner Psyche verbindet, und der Seele bzw. seinem inneren Beziehungsbild zur Seele.

Fokus, Körper, Psyche, Seele können als partizipative oder klassische Aufstellungsform gestellt werden. Sie liefern in den meisten Fällen wertvolle Informationen darüber, welche Lebensrepräsentation im Klienten besonders aktiv und welche allenfalls kraftlos sind, welche Bewegungsdynamik angelegt ist, welche Teile überlagert, welche frei sind und welche Konstellation dem Fokus sowohl Stärke als auch Beweglichkeit, sowohl Grenzkraft als auch Durchlässigkeit schenkt. Die Aufstellung folgt den Grundprinzipien des Stellens, ohne eine allgemeingültige Grammatik für die Positionen zu kennen oder zu empfehlen: Jedes Element mag einen Platz finden, an dem es in seiner Kraft für das Ganze wirksam werden kann. Die Lösungsbilder und die Schritte, die zu diesen Plätzen führen, sind daher so zahlreich, wie es Menschen, Momente und Anliegen gibt.

Doris brachte eine Arbeit im Wald in lebendigen Kontakt mit einer über Jahre dauernden Missbrauchserfahrung. Sie will diese offene Geschichte und Wunde endlich schließen und sich nach vorne ausrichten. Als erfahrene Psychotherapeutin lassen wir sie zwischen einer Aufstellung mit klassischen Elementen oder einer Körper/Psyche/Seele-Konstellation wählen. Sie entscheidet sich für Letzteres.

Im ersten Bild zeigt sich, dass der Körper schwer belastet nach unten sinkt und den Blickkontakt mit der Seele sucht. Neben ihm, ebenso beladen, befindet sich der Fokus, der ganz auf den Körper ausgerichtet ist und sich letztlich auf ihm abstützt. Die Seele kann nichts sehen, fühlt sich nicht zugehörig, weiß nicht, was sie hier soll. Die Psyche blickt zu Boden, ist traurig und allein.

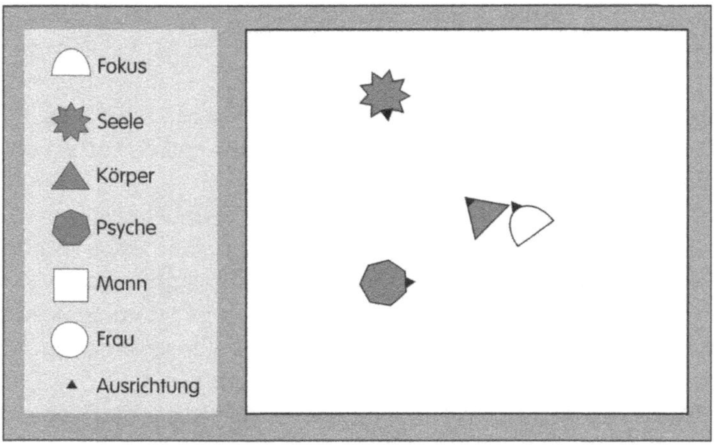

Abb. 15: Ausgangsbild

Das Ausgangsbild erzählt davon, dass der zentrale Identifikationspunkt der Klientin in diesem Moment beim Körper ist, während Psyche und Seele gar nicht wahrgenommen werden, und dass der Körper die Seele sucht. Alles andere scheint nicht verbunden zu sein.

Dem Beziehungswunsch des Körpers folgend, suchen wir in einer ersten Intervention nach einer Befreiung der Seele. Wir wählen den Weg des »Herausziehens« eingelagerter Fremdanteile aus der Seele.

Als Erstes wird ein weibliches Element aus der Seele »gezogen«. Der Körper richtet sich augenblicklich auf, nun in starker Verbindung mit dieser Frau, die wiederum mit ihrem Blick an der Seele hängt. Erst als noch ein zweites, nun männliches Element aus der Seele gezogen wird, beginnt die Seele sich lebendig zu fühlen um sich zu sehen. Mit dem Auftauchen des Männlichen wendet sich das Weibliche in freundlicher Verbindung dem Körper zu. Der Fokus ist noch immer ausschließlich auf den Körper bezogen, die Psyche noch trauriger.

Der Prozess könnte darauf hindeuten, dass das Seelenfeld der Klientin von verschiedenen Fremdanteilen durchzogen ist. In Bezug auf ein weibliches Element geht der Körper, und durch ihn der Fokus, in so starke Resonanz, dass die eigene Seele und Psyche gar nicht wahrgenommen werden.

Die Klientin ist von der Begegnung der beiden Instanzen sehr berührt. Sie sieht in der Frau eine Großmutter, die unter schwierigsten Bedingungen gelebt hat, lebenslang krank war, früh verstorben ist. Auf die Frage, was hier zu einer (Er-)Lösung beitragen könnte, sagt sie: ihr eigener Körper.

Als der eigene Körper der Frau dazugestellt wird, geht spürbare Entlastung durch alle Repräsentanten. Wir folgen dem Impuls zu einem Prozess zwischen dem Körper und der Frau.
Körper: Ich bin für dich da.
Frau: Danke für alles. Jetzt ist es Zeit für mich.

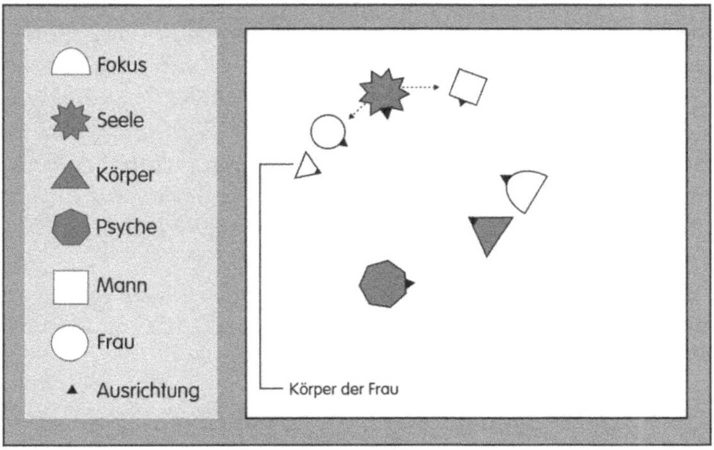

Abb. 16

Trotz der zunehmenden Belebung und Entlastung aller anderen Elemente bemerkt die Psyche kaum einen Unterschied.

An diesem Punkt entscheiden wir uns für die zentrale Induktion der partizipativen Aufstellung (siehe oben). Das bringt folgendes Bild.

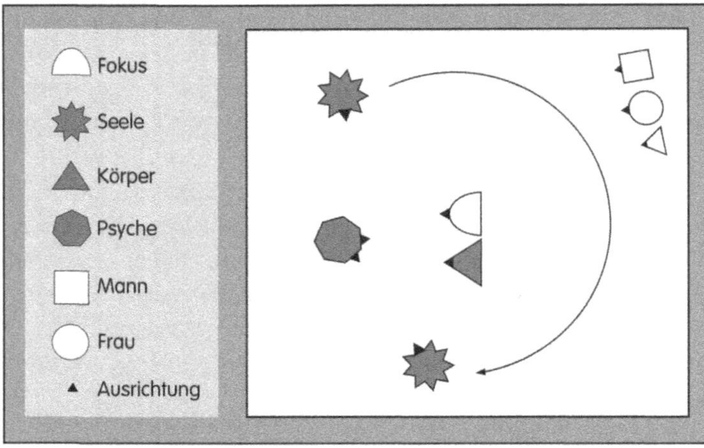

Abb. 17

Alle Seeleninstanzen samt des dazugestellten Körpers der Frau ziehen sich ins weitere Umfeld zurück, setzen sich nieder, blicken dann und wann freundlich aufs Geschehen. (Hier zeigt sich, was uns bisher ausnahmslos in allen Aufstellungen, in denen Verstorbene die Erlaubnis zu einer heilsamen Bewegung bekamen, begegnete: dass sie sich freundlich und gelassen aus dem System der Lebenden hinaus an einen für sie freien Platz bewegen.)

Körper und Fokus wenden sich zuerst einander zu, stellen sich dann nebeneinander und blicken auf die Psyche.

Der Repräsentant der Seele bewegt sich in einer Kreisbewegung um den Fokus auf die Psyche zu, die Repräsentantin der Psyche blickt zwischen Körper und Fokus sowie Seele hin und her.

Hier zeigt sich das Spiel von Hinbewegung und Hinwendung im Prozess der Anbindung der drei Lebensdimensionen. Wir folgen wegen des liebevoll bestimmten Auftretens der Seele zuerst der Begegnung von Seele und Psyche.

Psyche zu Seele: Ich bin bereit. Bitte komm.

Es folgt eine langsame, innige Annäherung der beiden Instanzen.

Ab diesem Moment beginnt das, was wir Schöpfungsliebe genannt haben, in der Aufstellung und im Raum wirksam zu werden. Es breitet sich Wärme und Wohlbefinden aus, die Klientin ist tief berührt, weinend, aber verbunden.

Wir lassen noch einmal alle Elemente in eine heilvolle, freie Bewegung gehen.

Nach einem Zusammenkommen von Psyche und Körper ergibt sich das Bild so:

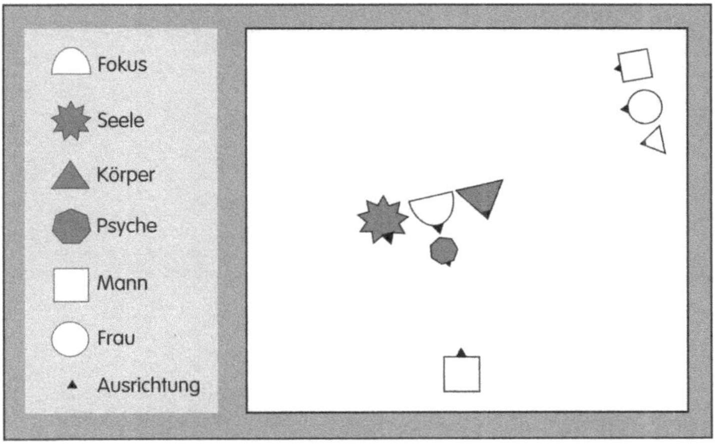

Abb. 18

Der Körper steht rechts, die Seele links vom Fokus. Die Psyche lehnt sich sitzend an den Fokus. (Diese Positionierung mag darauf hindeuten, dass in dem Prozessmoment ein kindlicher Aspekt der Psyche Schutz und Geborgenheit sucht.) Sie blicken gemeinsam zum designierten Stellvertreter jenes Mannes, den die Klientin mit ihrer Missbrauchserfahrung verbindet, der unter den Zuschauern sitzt.

Wir entscheiden, die nächsten Schritte direkt mit Doris zu vollziehen. Ehe sie an den Platz des Fokus tritt, fordern wir sie auf, jedem Element zu begegnen und sich über Blickkontakt das Wesentliche mitgeben zu lassen. Als sie beim Fokus ankommt, steht die Psyche auf. Zeitgleich rückt die Seele einen Schritt zurück und macht für die »erwachsene« Psyche Platz. In diesem Lösungsbild richtet Doris noch einen Satz an den Mann.

Fokus: Ich jetzt mit mir, ganz. Du mit dir.

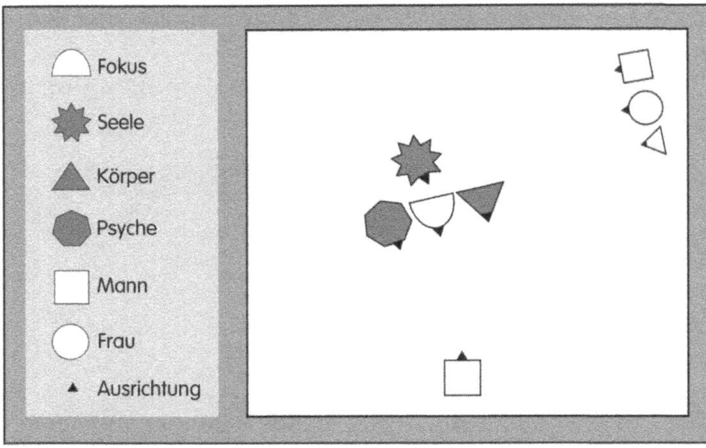

Abb. 19: Lösungsbild

Dann wendet sich das ganze System einer neuen Blickrichtung zu.

Doris ging gestärkt und friedvoll aus dieser Arbeit hervor. Wie und ob sie Früchte tragen wird, das wird das Leben weisen. Wie bei anderen Aufstellungsformen ist es auch hier hilfreich, die nachträgliche Interpretation des Prozesses zu unterlassen. Die Wirkung liegt in der visuellen und körperlichen Erfahrung der Bildkonstellationen und nicht im analysierenden Verstehenwollen.

2. Mythenspiel

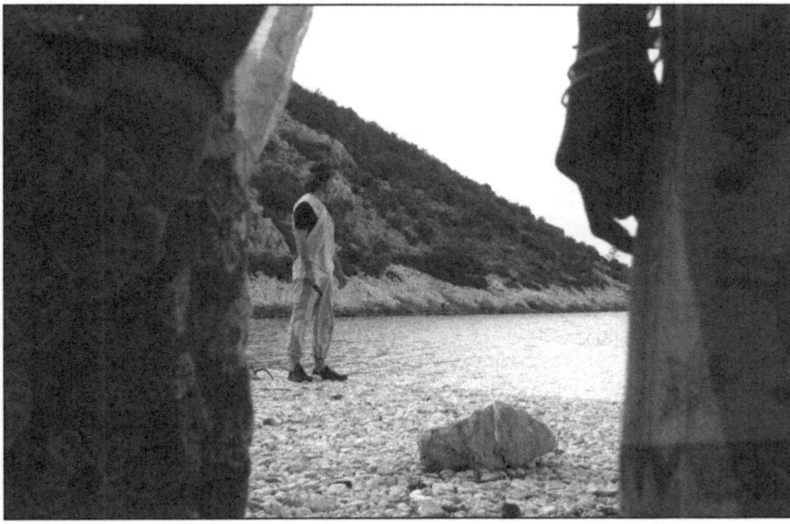

Im Rahmen großer Geschichten

Was anfangs eher als spielerisch-experimentelles Element zum Einsatz kam, hat sich in den vergangenen Jahren immer mehr als tragendes, wirkungsvolles und vielschichtiges szenisches Mittel im naturtherapeutischen Gruppenprozesses etabliert: das Mythenspiel.

Das Mythen- oder Märchenspiel ist eine methodische Struktur, in der Mythen oder Geschichten in verdichteter Form, in langsamen Bewegungen und primär ohne verbale Interaktion wiedergegeben werden.

Die Grundidee dieser Arbeitsform wurde uns von Paul Rebillot (1997), Guni Baxa (1998, 2001) sowie Christine Essen (1998) vermittelt, die ihrerseits vom experimentellen Theater, von Gestaltprozessen und Bibliodrama inspiriert waren. Eine spezifische Erfinder- und Gründerfigur ist hier unseres Wissens nicht auszumachen. Mit Gewissheit kennen alle ausdrucksbezogenen Therapieformen wie das Psychodrama oder die Dramatherapie solche Mittel.

Wir beschränken uns in diesem Text darauf, die von uns verwendete Choreografie mit besonderer Betonung der Arbeit in der Natur zu beschreiben.

Wir gehen von der Annahme aus, dass Mythen und Märchen in ihren Grundstrukturen Zyklen seelischer Entwicklung repräsentieren und in ihren Geschichten immer wieder die Prinzipien der Grenzbildung, der Einverleibung, der Anbindung und Zentrierung erzählen.

Die Hinwendung zu Mythen bietet so eine reichhaltige Bühne für die Annäherung oder die Erfahrung von psychisch-seelischen Bewegungen. Vielleicht ist darin die Faszination zu suchen, die diese Geschichten in uns Menschen auslösen.

Im therapeutischen Kontext begegnen uns mythische Themen in Nacht- oder Tagträumen, sie können sich aus konkreten Begebenheiten und Begegnungen heraus ergeben oder mit der jeweiligen Topografie verbunden sein.

Wir können einem therapeutischen Zeitraum von Beginn an eine »Geschichte« unterstellen und sie als Rahmen, als Titel der Veranstaltung wirksam werden lassen. Wir können aber auch das Thema aus dem Gruppen- oder Individualprozess phänomenologisch lesen. Dabei gehen – und zwar oft in überraschender Klarheit – die Teilnehmer in Resonanz mit einem mythologischen Grundmotiv. Anstelle nun die aufkommenden Themen als biografische Elemente zu betrachten und zu »bearbeiten«, geht der Blick auf einen größeren Rahmen, man kann auch sagen, auf eine größere Abstraktionsstufe, auf der das Individuelle eingebettet und auch aufgehoben ist. Über die Beschäftigung mit Mythen laden wir das System dazu ein, Grundmotive des Lebens zu erkunden und sich von ihnen tragen zu lassen.

Tiefenschichten des Spiels – Imitation, Identifikation, Inkorporation

Das Hineingehen in Rollen innerhalb eines Mythenspiels kann in verschiedenen Tiefenschichten erfolgen und entsprechend unterschiedliche Wirkungen entfalten. Eine für alle Tiefen gleichsam gültige Voraussetzung ist, dass die Rolle und ihr dazugehöriges Verhalten oder gar Empfinden nicht einstudiert werden, wie dies beim klassischen Theater der Fall ist. Das Hineintreten in die Rolle ist ebenso ein Eintritt in einen leeren Raum, in dem die Rolle entsteht oder aus dem heraus sich das, was gespielt werden will, offenbart.

Damit innerhalb dieser phänomenologischen Freiheit keine Beliebigkeit entsteht, sondern die Schauspieler einem roten Faden in einem gemeinsamen Bedeutungsraum folgen können, ist es nötig, dass die Schauspieler über die Grundbewegung der Rolle(n) im Vorfeld Bescheid wissen (damit sie danach wieder alles vergessen können) und der Platz, auf dem sich das Schauspiel zuträgt, zur Bühne wird.

Eine Bühne ist etwas Besonderes, sie lässt andere Zeitdimensionen und Erlebnisebenen wirklich werden. Um zur Bühne zu werden, muss ein Ort aus den Bedeutungen, die er sonst haben mag (zum Beispiel Klassenzimmer), entlassen und ganz dem Spiel gewidmet werden.

Eine gute Bühne taucht die Szenen in jene Atmosphären ein, die das Spiel und die Spielenden sinnvoll und stärkend umrahmen. Sie unterstützt die Bewegungen und Empfindungen der Schauspieler und Zuschauer, ruft sie zum Teil hervor. Sie ist wie ein Auffangbecken, in dem sich das Geschehen herauskristallisieren kann. Im Mythenspiel stehen uns immer wieder wechselnde Bühnen zur Verfügung, und da wir in der Natur einem gar unendlichen Reichtum von beeindruckenden Kulissen begegnen, können wir der Einrichtung der Bühne auf vielfache Art gerecht werden.

Das Mythenspiel verzichtet auf sprachliche Interaktion, außer es handelt sich um einen Schlüsselsatz oder ein Schlüsselwort, das unmittelbar zur Rolle gehört. Die Schauspieler können sich über langsame Bewegungen, Gebärden und Blicke in die Rolle und die Interaktionen einlassen. Dies führt meist zu einem hoch konzentrierten Ausdruck bis hin zur Essenz der jeweiligen Positionen, erlaubt aber im inneren Erleben die biografische oder individuelle Ausgestaltung der Rolle.

Dass im Mythenspiel auch nicht personale Rollen gespielt werden können (wie das Haus, der Stuhl, das Schwert oder Tiere oder Prinzipien wie die Sehnsucht, die Rache etc.), bietet auch für Menschen, die eine Spielscheu mitbringen, reiche Einstiegs- und Erfahrungsmöglichkeiten.

Das Übernehmen einer Rolle in einem Mythenspiel ist in jedem Fall ein Wagnis, nie kann man wissen, an welchem Punkt sich die Magie des Spiels entzündet, nie kann man vorausahnen, was genau diese Rolle in diesem Moment, in dieser Schauspielergruppe, auf dieser Bühne in einem hervorruft oder von einem will. Auf die Bühne zu treten ist ein Abenteuer, das das Potenzial beinhaltet, Zeitvertreib, seichtes Spiel und Selbstbeschau zu sein, aber gleichzeitig auch Berührung, Erkenntnis und Heilung.

Die große und faszinierende Kraft dieser Methode liegt darin, dass man von innen wie außen wahrnehmen kann, wie sich im Spiel das Leben und die im Augenblick wichtige Bewegung ergeben.

Manchmal liegt vom ersten Moment an so dichter Zauber über dem Spiel, dass alle gebannt und gefesselt den Szenen folgen. Manchmal braut sich die Dichte langsam zusammen, um dann an einem Höhepunkt scheinbar zu explodieren. Manchmal verzweifelt man aufgrund der chaotischen Dichte, in die sich das Spiel hineinmanövriert, manchmal zittert und zaudert man mit einem Teil mit, an den man vorher nie in seinem Leben gedacht hat, und hält innerlich die Daumen, dass ihm etwas Schönes – was auch immer es sei – geschehen möge. Manchmal wechseln Dichte und Zerstreutheit einander ab und halten einen Zustand der Ambivalenz, dem wir am liebsten entfliehen möchten. Selbst Zuschauer zu sein fordert im Mythenspiel heraus. Umso mehr die Rollen im Spiel selbst.

Dabei können wir grob drei Stufen von Rollentiefe unterscheiden.

Die einen treten auf die Bühne, und die Rolle nähert sich ihnen über Imitation. Das heißt, jemand tut zum Beispiel so, als wäre er der König. Er geht in Bewegungen und Haltungen, die er für königlich hält, er taucht in die Gestik und Mimik ein und bekommt so eine Ahnung davon, wie es sich als König anfühlen könnte. Der Spieler bleibt dabei aber mehr oder weniger in Kontrolle über das, was er imitiert. Die Imitationserfahrung im Mythenspiel (und anderen szenischen Arbeitsformen) ist eine wichtige und wesentliche Grundlage für das Explorieren von »fremden« Gefühlen und Wirklichkeiten. Sie öffnet und erweitert den Selbstraum, ohne das Selbst als regieführende Instanz infrage zu stellen. Imitationen haben daher meist einen stärkenden Effekt auf das Selbstvertrauen.

Aus der Imitation heraus (oder auch direkt) kann sich eine Spielerfahrung einstellen, bei der die Rolle und der Schauspieler zu einer Identität verschmelzen. Dann tut jemand nicht so, als wäre er der König, sondern er wird zum König, er ist der König mit all seinen Fasern. Bei der Identifikation als Spieltiefe stellt sich das Selbst völlig in den Dienst der Rolle, und die Rolle stellt sich völlig in den Dienst des Selbst. Das heißt, die daraus entstehende Figur ist das optimale Dritte, das sich aus dem Spieler und seiner biografischen Wesenhaftigkeit und dem König innerhalb der Geschichte ergibt. Wenn Schauspieler sich mit einer Rolle auf der Stufe der Identifikation bewegen, verhalten sie sich intensiv im Hier und Jetzt. Sie tauchen in eine Trance, bei der sie Handlungen aus dem Moment heraus kreieren, die für das Spiel und für sie selbst von hohem Wert sind. Sie tragen das Potenzial für intensive heilende Impulse in sich. Es ist mehr die Erfahrung von Geschenk als von Leistung.

Die nächste Stufe, die sich über das Imitieren und Identifizieren oder überhaupt ganz überraschend einstellen kann, ist die Erfahrung von Ergriffenheit im essenziellen Sinn. In Anlehnung an unsere Erfahrungen mit Trancetraditionen halten wir dieses Stadium im Kern für eine spirituelle Erfahrung, die über eine Inkorporation stattfindet.

Bei dieser Stufe ist der Schauspieler nicht der König, sondern seine essenzielle Wesenhaftigkeit verbindet sich mit dem Prinzip König, also mit einer Qualität, die Könige zu Königen macht, unabhängig von Kultur und Land. Bei dieser Erfahrung tritt der Spieler in eine transpersonale Erfahrung ein, bei der er eines und beides (und dies nicht und das nicht etc.) gleichzeitig ist, bei der sich seine Essenz mit einem Prinzip verbindet jenseits der biografischen Aufladungen. Der Körper wird dabei zum Gefäß für die Idee dessen, was ein »reiner« König sein kann, und seine Bewegungen und Gesten werden zu heiligen Gebärden, deren »Fluidum« sich über das ganze Spiel ergießt. In diesem Tiefegrad steht der Spieler ganz im Dienst, ist genommen als Ganzes ohne »persönlichen« Gewinn. Es kann sein, dass er sich danach »beseelt«, aber auch verwirrt fühlt, dass er auf etwas Großes gestoßen ist, aber für das Kleine noch immer keine Lösung gefunden hat. Gewiss ist jedoch, dass Erfahrungen, die solcherart unsere Seele bewegen, das Tor zu einem erweiterten Selbst- und Weltverständnis öffnen können. Vieles zeigt sich dann in einem neuen Licht, in anderen Bezügen; eine heilsame Bewegung der Neuordnung kann geschehen.

Das Mythenspiel bietet auf unspektakuläre Weise vielen Beteiligten zur gleichen Zeit Entwicklungs-, Erfahrungs- und Heilungschancen. Unspektakulär allerdings nur in dem Sinn, als das »Spektakuläre« aus den Kräften der Selbstorganisation herauskommt, die sich in einem derart aufgeladenen Raum entwickeln können. Es ist nicht an die besondere Intervention eines Einzelnen gebunden, es ist vielmehr das Gemeinsame, das dem Einzelnen dient.

Die Choreografie

Zum guten Gelingen und Verdichten der Mythenspiel-Methode tragen in idealtypischer Form folgende Schritte bei:

Das Finden der Geschichte

Ein Spiel dieser Art kann und wird besondere Kräfte entwickeln, wenn es mit dem, was in den Menschen und im Raum Ausdruck finden will, korrespondiert. Manchmal drängen sich – wie gesagt – Geschichten auf, weil sie über Nacht buchstäblich »aufgeträumt« werden. Manchmal allerdings will der rechte Mythos und in ihm der richtige Ausschnitt gesucht werden. So oder so – in den seltensten Fällen reagieren Menschen und Gruppen auf die Geschichte mit heller Begeisterung. Zurückhaltung, Zweifel, Infragestellen, seltsame Müdigkeit können plötzlich selbst in einer hoch motivierten Gruppe auftauchen. Zu Recht und nur allzu verständlich: Handelt es sich bei diesen Mythen oder auch Märchen doch um Wandlungsgeschichten, die einen auf subtile Art ergreifen können. Hier ist eine Portion Ablehnung durchaus angebracht. Als Therapeuten tappen wir dabei unter Umständen eine Zeit lang durch ein Dickicht und müssen achtsam moderieren und nach Hinweisen suchen, die uns aufzeigen, aus welcher Quelle sich der Widerstand nährt: ob der Zeitpunkt oder das Thema tatsächlich unangebracht oder eben gerade angebracht ist.

Odysseus und Penelope

Es war der vorletzte Tag. Die Sanddünen des weitläufigen Küstenabschnitts hatten schon viele Tränen aufgenommen, vielen Geschichten und Prozessen Behausung geboten. Man hätte sich auch zurücklehnen können, es gut sein lassen, den Bauch in die Sonne strecken. Aber da war noch Judith. Meine Güte, sie hat doch schon nahezu alles unternommen: Einzeltherapie, Körperarbeit, Aufstellungen – alles gut und schön, und trotzdem bleibt da was Bitteres, diese ewig unglücklichen Beziehungskisten. Etwas mehr spielerische Leichtigkeit wäre schön, aber wie?

Stichwort Spiel. Man könnte ja was spielen. Gibt es irgendeine Geschichte, einen Mythos oder eine Szene, die reizt?

Ein Hin und Her, ein dieses oder vielleicht doch jenes und dann wieder nichts von alle dem, beginnt. Nichts will wirklich greifen, nichts will wirklich ziehen. Ungeduld, Gereiztheit greifen um sich. Fast möchte man sagen, na, dann lassen wir es eben. Aber da gibt es auch diese leise Stimme, die einem zuflüstert. »Was, wenn all das schon zum Spiel gehört? Wenn es unbemerkt schon begonnen hat?«

Und dann taucht plötzlich Penelope auf, jene, die schon so lange auf den Odysseus wartet.

Wie geht es der wohl, wenn der Mann nach all den Jahren zurückkehrt? Das interessiert mich, sagt Judith, und schlagartig sind alle wieder munter.

Das Erzählen der Geschichte

In dem Prozess oder danach ist es in jedem Fall sinnvoll, die Geschichte zu erzählen, erzählen zu lassen, vorzulesen oder gemeinsam mit der Gruppe zu rekonstruieren.

Das sorgt dafür, dass alle am Geschehen teilhaben können und sich auf eine gemeinsame Version einschwingen. Die Geschichte zu wiederholen empfiehlt sich übrigens gerade bei scheinbar allgemein bekannten Märchen.

Nach vielen, vielen Jahren kehrt Odysseus nach dem Ende des Trojanischen Krieges nach Ithaka zurück. Penelope, seine Frau, ist laut Mythos zu diesem Zeitpunkt gerade damit beschäftigt, von ihren Freiern denjenigen auszuwählen, dem sie zukünftig ihre Gunst schenken wird. Hierfür stellt sie allen die Aufgabe, Odysseus Bogen zu spannen und damit durch sieben Ringe zu schießen. Wer dies schafft, soll sie zur Frau haben. Odysseus schleicht sich zunächst als Bettler in den Palast, sein Sohn erkennt ihn. Nachdem er den Pfeil abgeschossen hat, werden die Freier niedergemetzelt. Penelope glaubt aber erst, dass dies wirklich ihr Mann ist, als er auch ein Geheimnis rund um das Ehebett kundtut.

Verteilung der Rollen

Das Mythenspiel kann durch ein spezielles Anliegen eines Klienten, also vorderhand für jemand Einzelnen, aufgegriffen werden oder bereits von vornherein mehrere Personen ansprechen. Weil durch die Geschichte schon eine besondere Informationsdichte und auch ein Rahmen gegeben sind, kann die eigentliche Auftragsabklärung kurz gehalten und in jedem Fall eng an die Geschichte selbst geknüpft sein. Ein ausführliches Zielinterview empfehlen wir nicht, es könnte zu einem Drehbuch werden, das den Spielern und dem Spiel Originalität stiehlt. Wir gehen hier davon aus, dass das Ja zur Geschichte den Auftragsrahmen ausmacht.

Nach der generellen Ausrichtung der Arbeit kommt es zur Rollenverteilung, hier ist die Kreativität der Moderation oder des Augenblicks gefragt. Wichtig ist, darauf zu achten, dass die für die Grundgeschichte wesentlichen Figuren oder Positionen besetzt sind und Rollenklarheit herrscht.

Manchmal kommt es vor, dass zwei Personen dieselbe Rolle übernehmen möchten. Das Mythenspiel ermöglicht eine parallele Doppelbesetzung, es kann aber auch dazu führen, dass zwei verschiedene Aspekte einer Rolle besetzt werden.

Judith spielt Penelope. Schnell finden sich auch Odysseus, der Sohn und zwei Freier. Es fehlt noch weibliche Kraft. Da taucht eine Dienerin auf. Schon besser, aber immer noch nicht komplett. Etwas Wesentliches fehlt. Das Meer könnte wichtig sein, sagt Cito. Schließlich ist die Odyssee eine Meeresgeschichte. Lena springt auf, das Meer bin ich. Jetzt ist es gut.

Umkleiden und Bühnengestaltung

Sind die Rollen verteilt, beginnen die Schauspieler, ihr Kostüm zu improvisieren. In geschlossenen Räumen dienen Tücher, Hüte etc. als Ausstattung, in der Natur greifen die Menschen auf Naturmaterialien und das, was sie in ihren Rucksäcken finden, zurück.

Spätestens jetzt ergreift das Mythenspielfieber die Menschen, es werden T-Shirts ausgetauscht, Blumenkränze geflochten, Haare mit Piniennadeln hochgesteckt, kunstvolle Blätterkostüme erschaffen und so weiter. Manchmal ist es aber auch nur ein Stock, der den Schauspieler zum Hirten macht.

Die Kostümierung mit Naturmaterialien entwickelte sich aus der Notwendigkeit der Situation, ist man doch im Leben draußen bei der Mitnahme von Materialien auf das Wesentliche beschränkt. Mittlerweile sind wir davon überzeugt, dass in dieser Not eine Tugend von großem Wert liegt: Auf der Suche nach einer Verkleidungsinspiration ziehen die Menschen durch die Landschaft, sie kommen in Kontakt mit Blättern, Hölzern, mit Erde und Asche. Sinnlich und unmittelbar verbinden sie sich so mit dem, was sich bietet. Spielerisch und körperlich, in einer Qualität, die sonst nur Kindern vorbehalten ist, tauchen sie schon im Vorfeld in eine Verwandlung ein. Oft erfordern die Kostüme auch gegenseitige Hilfe (das gilt auch für die Indoor-Version), das bringt eine Gegenseitigkeit in Gang, die sich dann im Spiel auf anderer Ebene fortsetzt.

Das Publikum kümmert sich in dieser Zeit um die Definition und falls nötig die Ausgestaltung der Bühne sowie den Platz der Zuschauer. Während die Bühne in geschlossenen Räumen verschiedene Orte und Zeitgeschehen in sich aufnehmen muss, bietet die Natur die interessante Möglichkeit einer ausgedehnten Bühne, die allenfalls sogar konkrete Elemente aufnimmt: Ein Fluss, ein Fels, ein Feuer können real werden, die Schauspieler bewegen sich in einem erweiterten Raum, dem die Zuschauer unter Umständen folgen müssen.

Entgegen unserer anfänglichen Befürchtung, dass diese zusätzliche Bewegung, besonders die der Zuschauer, die Intensität des Spieles vermindern könnte, wissen wir mittlerweile aus Erfahrung, dass genau das Gegenteil der Fall ist: Die Natürlichkeit der Kulisse, die Bewegung im Raum und das sprichwörtliche Mitgehen des Publikums haben zu intensiven Ergebnissen geführt.

So schleppend alles bisher gelaufen war, jetzt geht es schnell. Im Nu sind die Schauspieler in ihrer Robe. Schnell ist der Bühnenraum definiert. Am Meer soll die Szene starten, der virtuelle Palast ist ca. 30 m davon entfernt – eine herausfordernd lange Bühne. Wie soll denn das gehen? Lassen wir uns überraschen.

Der Eintritt

Wenn der Bühnenraum und die Schauspieler bereit sind, beginnt das Spiel über einen ritualisierten Eintritt einer jeden Rolle und mit einem vereinbarten Startsignal. Im Mythenspiel sind alle Rollen, auch wenn sie über lange Zeiträume nicht im Zentrum des Geschehens stehen, präsent und aktiv. Das heißt, auf der Bühne sind verschiedene Orte und Zeiten fortwährend präsent.

Das Spiel

Das Spiel folgt den oben genannten Prinzipien. Jede Rolle entwickelt sich aus dem Prozess heraus, die Spieler spielen für sich, nicht für das Publikum. Es geht um ein sinnvolles Eintauchen in die Erfahrungswelt ihres gewählten Parts und nie um eine Darstellungsästhetik. Dass diese dennoch entsteht, gehört zum Zauber dieser Arbeit.

Das Spiel nimmt seinen Lauf, langsam bedächtig, Szene für Szene, Handlung für Handlung. Das Meer begleitet Odysseus in Wellen und Wogen, fürsorglich, zärtlich und groß. Odysseus ist ausgerichtet auf sein Ziel, den Palast. Der Bezogenheit des Meeres schenkt er keine Beachtung mehr, lässt es hinter sich, stolz, ohne Blick, ohne Gruß. Es sinkt auf den Boden, zieht sich in sich zurück, und doch bleibt es über all die Zeit in einer sanften wellenförmigen Bewegung, einer Schlange gleich.

Die Begegnung Vater und Sohn, der Kampf im Palast, Odysseus wird Odysseus. Dann seine Hinbewegung zur Frau. Sie kann ihn nicht erkennen, nicht empfangen. Kälte und Bitterkeit sind zwischen ihnen. Alle Bemühung hilft nicht, die Verletzung und das Unverständnis der Penelope in Versöhnung und Beziehung zu verwandeln.

Die Freier sind tot. Die Dienerin ist im Hintergrund. Der Sohn tritt zur Seite. Das Meer ist noch immer, wogend, in sich zurückgezogen. Penelope will mit Odysseus zum Meer.

Dort das Eintauchen in eine andere Dimension. Niemand begreift sie, und doch ergreift sie alle. Das Ringen von Penelope mit dem Meer. Das wilde, aufgewühlte Meer, das zu einer sanften Urkraft wird, als Odysseus, endlich, seinen Teil übernimmt. Die wundersame Verwandlung der Penelope, als das befriedete Meer einen Schleier der Liebe über sie wirft. Die zärtliche Begegnung zwischen Mann und Frau. Die Hingabe in Versöhnung. Die Rückkehr des Lebens.

Das Ende

Das Ende wird wie der Beginn durch das vereinbarte Zeichen signalisiert. Da diese Spiele ein Eigenleben entwickeln, lässt sich im Vorfeld nicht genau vereinbaren, was das Ende ist. Oft meinen auch manche Rollen, die Geschichte sei zu Ende, während andere noch in einer wichtigen Interaktion gebunden sind. Hier braucht der Spielleiter, der Moderator oder Therapeut Geschick im Erkennen des richtigen Momentes, oder es wird bereits im Vorfeld ein klares Signal des Spielendes an die Person mit der Hauptrolle delegiert.

Die Rückmeldung am Bühnenrand und Sharing

Wenn das Spiel beendet ist, werden die Schauspieler an den Bühnenrand und damit in eine Zwischenwelt, nicht mehr ganz Rolle, aber ihrer auch noch nicht ganz entledigt, gebeten.

Hier sind sie dazu eingeladen, das Wesentliche ihrer Spielerfahrung kurz zu formulieren.

Danach sind auch die Zuschauer aufgefordert, ihre wesentlichen Erfahrungen einzubringen. Was hat sie bewegt? Was berührt? Was ausgelöst?

Wichtig ist auf Spieler- und Zuschauerseite darauf zu achten, dass kein interpretierender oder bewertender Diskurs entsteht. Es geht nicht darum, was jemand schön, schlecht, passend oder genial gefunden hat, sondern was das Spiel in ihm bewegt hat.

Hier ist zum Schutze der Spieler und der Methode der Rahmen streng zu moderieren.

Was war nur geschehen? Welchem Zauber, welcher Dichte konnten wir hier beiwohnen? Alle Zuschauer, Männer wie Frauen, ausnahmslos, sind tief bewegt vom dichten Spiel dieser Wiederbegegnung. Judith/Penelope strahlt. Lena/Meer ist noch immer ergriffen vom großen Unbegreiflichen. Markus/Odysseus, zurechtgerückt, ist präsent.

In dieser Phase kann sich zeigen, dass manche gern einen bestimmten Abschnitt wiederholen möchten, sei es, um ihn noch einmal zu erleben oder um ihm eine neue Richtung zu geben. Hier bietet das Mythenspiel vielseitige Möglichkeiten des Auslotens und Auskostens.

Austritt

Erst dann folgt der definitive Austritt aus der Rolle. Die Spieler treten bewusst über den Bühnenrand hinweg zum Publikum. Danach können die Kostüme abgelegt und der Raum neutralisiert werden.

Wir haben hier einige theoretische Überlegungen zur Methode und Grundform eines Mythenspiels dargelegt. Dass eine solche Arbeitsweise viel kreatives Potenzial in sich trägt und vielerlei Sonderformen hervorbringt, haben wir in den vergangen Jahren vielfach erfahren; auch dass es im hohen Maß mit den Grundprinzipien der systemischen Naturtherapie einhergeht und aus unserem gruppentherapeutischen Methodenkoffer nicht mehr wegzudenken ist.

Monate später berichtet Judith von einem wundersamen Geschenk: Zum ersten Mal in ihrem Leben kann sie eine friedvolle Liebe mit einem Mann teilen. Wie ihr das gelungen ist? Mit Penelope.

3. Kreativtechniken

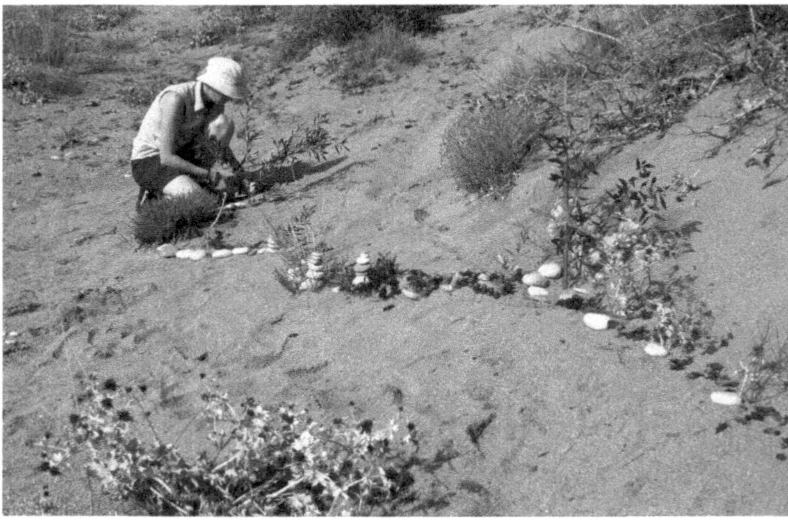

Ins Bild bringen

Eine weitere Gruppe von wirksamen Methoden sind Techniken, die an das kreative Potenzial und die Freude an Gestaltung anknüpfen und sie mit dem Reichtum und der Qualität von Naturmaterialien verbinden. Während die oben geschilderten szenischen Verfahren in gruppentherapeutischen Settings zur Anwendung kommen, sind die hier genannten Kreativtechniken (vgl. Kreszmeier u. Hufenus 2000), probate Mittel der Einzelbegleitung.

Wie in vielen anderen einzeltherapeutischen Prozessen, geht es bei dieser Arbeitsweise darum, mithilfe von Materialien und Gegenständen inneren Landkarten Ausdruck zu verleihen, sie in ein Bild zu bringen. Solch ein Bild bietet eine andere Perspektive auf Gefühls- oder Handlungserfahrungen sowie ein »spielerisches« Probehandeln. Im weitesten Sinn handelt es sich dabei um Externalisierungsprozesse, die durch ihre fokussierte Verdichtung dem inneren Prozess wichtige Informationen zuspielen können.

Bildgestaltungen machen – wie die Aufstellungsarbeit – innere Bilder in einer Momentaufnahme sichtbar. Ob bei einer vorgegebenen

Struktur mit bereits bekannten Elementen, bei zahlreichen Möglichkeiten der Übertragung von Strukturaufstellungsformen, Familiensystemen und Organisationen oder ganz frei aus dem Gespräch heraus moderiert – Bildgestaltungen bieten die Möglichkeit, auf Beziehungskonstellationen zu blicken, mögliche Wechselwirkungen zu erkennen und Neuordnungen auszuloten.

Sie haben meist ordnende und impulsgebende Wirkungen und ergänzen den sprachlichen Prozess mit sinnlicher und visueller Nahrung.

Ein bekanntes Beispiel für solche Arbeiten ist der Einsatz des Familienbretts, von Spielfiguren, Münzen oder gar einem ganzen Spielzeugkoffer, der unterschiedlichste Gegenstände bereithält. Bei unseren Angeboten in der Natur nutzen die Teilnehmer Materialien aus Wald und Wiese; Steine, Wurzeln, Blätter, Blüten, Gräser, ja selbst Wasser oder Strukturen der Landschaft werden häufig mit ins Bild gebracht.

In diesem Rahmen zeichnet sich unsere Arbeitsweise vor allem durch zwei Elemente besonders aus. Zum einen durch die »neutrale« Qualität der Naturmaterialien, zum anderen durch die Möglichkeit, dass Klienten auch über längere Zeitabschnitte mit sich allein, ohne die unmittelbare Begleitung eines Therapeuten, arbeiten können.

Wie bereits im Abschnitt über szenische Arbeiten (S. 171) erwähnt, erleben wir in der weitgehend bedeutungsfreien Qualität der Natur ein großes Potenzial. Ein Stein kann ein Stein sein und als reiner Platzhalter für etwas stehen, ohne eine eigene Geschichte aufzudrängen. Er kann aber auch für oder mit dem Klienten ein eigenes Leben entwickeln und über seine Form, sein Gewicht oder seine sinnliche Beschaffenheit wichtige Botschaften vermitteln. Nicht selten geben die Gegenstände im Prozessverlauf Überraschendes preis: Da wird plötzlich der feine Riss im großen Stein sichtbar oder der kleine grüne Trieb im dürren Ast.

So bieten Bilder aus Naturmaterial ein breites Spektrum von reinen Anschauungsbildern bis hin zu interaktiven Kommunikationspartnern mit »eigener Stimme«.

Naturbilder bergen zudem eine eigene Ästhetik – auf diesen Aspekt haben wir bereits in den Grundannahmen Bezug genommen.

Den zweiten Vorteil methodischen Einsatzes kreativer Externalisierungsprozesse in der Natur sehen wir wie oben erwähnt darin, dass unsere Klienten innerhalb einer sinnvollen Rahmenbegleitung ihre eigenen Begleiter werden können – über mehrere Stunden oder in Etappen arbeiten sie an und mit ihren Gestaltungen.

Handelnd geben sie ihren inneren Geschichten oder den daraus entstandenen Kompositionen der Gegenstände Ausdruck und erzählen (ebenso handelnd) neue Varianten ihrer Geschichten.

So geschieht es, dass Lösungsimpulse zunächst konkret »erarbeitet« und erst später versprachlicht werden. Dies gilt insbesondere für die nun folgende Methode.

Linienarbeiten

Innerhalb einer Linienarbeit werden die Klienten aufgefordert, ihren Lebenslauf, Teile daraus oder thematische Schwerpunkte mithilfe von Gegenständen aus der Natur in Form einer Linie zu gestalten. Linienarbeiten können Miniaturwerke sein oder sich weitläufig durch die Landschaft bewegen, können detailgenau oder grob, gerade, im Zickzack oder im Kreis, abstrakt oder konkret gestaltet sein. Neben dem Ausdruck der wesentlichen »Geschichtselemente« und deren Verknüpfung, führen solche Arbeiten immer auch auf Zeitreisen. Menschen bewegen sich mit der Linie auf einer chronologischen Achse, die ihnen ein Pendeln zwischen Vergangenheit, Gegenwart und Zukunft ermöglicht.

Linienarbeiten sind »lustvolle« Schwerstarbeit. Sie tragen die Kraft in sich, Menschen zu Prozessen des Ziehenlassens und durch sie hindurch zu führen, sie sind starke Rahmen, die Integrationsprozesse, aber auch Verbindung und Harmonisierung sowie Prozesse der Einmittung fördern. Sie sind eine Methode der tausend Möglichkeiten, und vielleicht gehen wir gerade deshalb mit dem Einsatz von Linien sparsam und gesammelt um. Hier zur Verdeutlichung ein paar Geschichten aus der Praxis:

Es ist nie zu spät

Der nächste Morgen ist strahlend und erhaben. Alles glänzt in neuer Tiefe und Farbe, ein guter Moment, seinem Leben zu begegnen.

»Geh zurück zu deinem Platz und nimm ihn als Ausgangspunkt, als die Gegenwart. Von dort aus geh in die Richtung, in die es dich zieht, und während du gehst, gehst du auch zurück in den Jahren, wirst immer jünger, bis hin zu deiner Geburt. Dort schau dich um, und dort beginne mit deinem Lebensweg. Lass deine Hände arbeiten, formen, graben, nach

Materialien suchen. Lass deinen Körper Richtungen und Kurven wählen, lass deine Augen die schöne oder passende Form entdecken. Fang einfach an, deinen Lebensweg zu bauen, ihm Ausdruck zu verleihen. Lass dich selbst überraschen, von dem, was sich zeigt. Es gibt kein richtig oder falsch, darum musst du auch gar nicht viel Grübeln. Wenn du an einem Punkt nicht weiterkommst, kann es hilfreich sein, woanders anzusetzen, oft ergibt sich so eine Brücke. Aber meist fließt es. Es ist deine Zeit, deine Biografie, der du dich zuwendest. Manchmal tauchen Landschaftsstrukturen oder Materialien auf, die bestens ausdrücken, was Sache ist, dann kannst du sie einfach als Geschenk integrieren. Wichtig und hilfreich ist aber, wenn der Weg, dein Leben, auch wirklich Form hat, also dass du weißt, was für was steht, und dass dies auch von außen sichtbar ist und nicht nur in deinem Kopf. Es ist eine Arbeit für die Hände, als ganzes Wesen. Und du hast genug Zeit. Einige Stunden. Wenn du hungrig oder durstig bist, komm hierher, wir werden hier ein kleines Büfett gerichtet haben«, leitet Cito an.

Die Menschen ziehen ihrer Wege. Schnurstracks die einen, so als wüssten sie alles schon, zögerlich die anderen, als wüssten sie gar nicht, was tun. Das ist normal. Die Leitung wendet sich dem Feuer zu, setzt Wasser auf, freut sich am sonnigen, trockenen Wetter, das den Prozess unterstützt. Langsam beginnen – in der großen Bucht verstreut – die Bauarbeiten an den Lebenswegen. Die Arbeitsstile, die Rhythmen, die Bewegungen – sie alle erzählen von den unterschiedlichen Qualitäten des Lebens oder vielleicht auch über die Art, wie die Einzelnen dem Leben begegnen.

Da ist zum Beispiel Thomas, der einen Küstenabschnitt von ungefähr 30 Metern Länge und 3 Metern Breite mit seinen Händen und einfachsten Hilfsmitteln planiert. Stundenlang schleppt und schleift er alles aus dem von ihm abgesteckten Raum raus, was er nicht braucht, er gräbt aus, schleudert weg, gleicht Unebenheiten aus. Er arbeitet wie ein Verrückter, so als ginge es um sein Leben (was zwar tatsächlich der Fall war, aber in einem anderen Sinn der Worte). Er schwitzt und schnauft; als er einmal kurz ans Feuer kommt, um ein Glas Wasser zu trinken, strömt er die Stimmung von einem aus, dem etwas Großes gelungen ist. Dann macht er weiter, etwas ruhiger, aber nicht minder konzentriert. Nach knapp fünf Stunden Arbeit ist seine »Lebensbahn« fertig, und Thomas sieht aus, als hätte er eine Verjüngungskur gemacht.

Oder dort Irmi, die scheinbar immer nur an einem Ort arbeitet. Zwischendurch geht sie dorthin, wo es die schönen kleinen Steinchen gibt, sucht, sammelt und füllt ihre Hosentaschen und geht dann wieder zurück an ihren

Ort, dem sie sich geduldig zuwendet. Es ist anzunehmen, dass sie dort die Steinchen platziert, die sie vorher gesammelt hat. Steine holen, Steine legen, Steine holen, Steine legen, stundenlang, ohne Eile, in voller Konzentration. Die sonst so aktive, quirlige Irmi ist in eine Trance des meditativen Steinlegens gefallen – überraschend!

Weniger überraschend – weil originell und eigensinnig, fast könnte man sagen ein bisschen verrückt – ist Levins Bauart. Er wählt den Raum, wo Meer und Land sich begegnen, den Raum der immer wiederkehrenden Wellen, den Raum von Ebbe und Flut. Der große Mann steht minutenlang in der für ihn typischen Seitenlage, auch den Kopf geneigt, und verfolgt aufmerksam, was das Wasser wohl mit den Steinen macht, die er vorher aus einigen Metern Entfernung auf diesen Strandabschnitt geworfen hat. Dann wieder steht er auf einem Felsen, der aus dem Sand ragt, und betrachtet aufmerksam das Wasser, das seine Füße umspült. Irgendwann wird er festen Boden betreten. Nur wann? Nach vier Stunden Arbeit hat er ungefähr 20 Steine in den Zwischenraum von Wasser und Land geworfen, und wenn er noch einmal so viel Zeit gehabt hätte, dann hätte er vermutlich noch einmal so vielen dabei zugesehen, wie sie vom Meer geholt, bewegt und unterspült werden.

Während bei Thomas und Irmi der Eindruck entsteht, dass das konkrete Werken an ihrer Lebensgeschichte und die Dynamik, mit der sie das tun, neue Perspektiven, neue Möglichkeiten offen legen, scheint sich bei Levin eine immer wieder gleiche Geschichte zu wiederholen. Was ja genau genommen nichts Außergewöhnliches ist, das tun wir ja bis zu einem bestimmten Grad alle, die einen mit mehr, die anderen mit weniger dramatischer Färbung.

Die Kraft der Linienarbeit liegt aber genau darin, dass durch die sinnliche und körperliche Arbeit die bisherige Geschichte eine neue Farbe bekommt oder einen neuen Aspekt zutage fördert. Manchmal kommt das Neue erst, wenn man das Alte bis zum Extrem ausgekostet hat, oft schmuggelt es sich freundlicherweise schon früher ein. Bei Levin wird man aber das Gefühl nicht los, dass er noch bis zum Ende seiner Tage traurig, enttäuscht und doch gefesselt auf die vom Wasser bewegten Steine starren würde.

»Was erzählen dir denn die Steine?«, fragt Habiba irgendwann.

»Nichts Neues. Dass man sich auf nichts verlassen kann, dass so viele, die mir wichtig waren, einfach gegangen sind«, ist Levins Antwort, die fast zu erwarten war.

»Sag mal, und was treibt dich denn, dass du dir diese traurige Geschichte immer wieder und wieder erzählen lässt. Dass du von diesem riesigen

Strand seit Stunden nur diesen einen Abschnitt, diesen Grenzbereich wählst. Es sieht fast so aus, als wäre dein Leben nur diese eine traurige Geschichte – kann das sein?«

»Sicher nicht nur, aber es ist eben das Wichtigste, es hat einfach nichts Bestand«, erwidert Levin.

»Das verstehe ich, aber sagen wir mal, angenommen du würdest anfangen, nicht nur diesen Ausschnitt, sondern auch andere Ausschnitte aus deinem Leben zu erzählen, was hätte denn das für Folgen?«

»Folgen? Dramatische Folgen – dann würde ja mein Leben und meine Lebensgeschichte eine andere werden!«

»Und was meinst du, in welche Richtung würden sich deine Lebensgeschichte und dein Leben verändern?«

»Keine Ahnung, vielleicht würde ich weniger ›Traummännlein‹ sein und mehr erwachsener Mann, ich meine, schließlich bin ich ja schon 43, und das glaubt mir ja niemand so recht, was auch verständlich ist, irgendwie.«

Während dieses Dialogs sind die beiden langsam, vermutlich ohne klare Richtung oder bewusstes Ziel, ein Stück strandaufwärts gelaufen. Sie haben den feuchten Strandabschnitt ein paar Meter hinter sich gelassen. Levin nimmt eine Handvoll trockenen Sands und lässt ihn durch die Finger rieseln. »Soso«, sagt er unvermittelt und doch bezogen auf ihren Dialog von vorhin und lacht. Langsam verändert sich der traurige, hypnotisierte Ausdruck in seinen Augen, und er beginnt sich umzusehen, so als gebe es hier etwas zum ersten Mal zu sehen. Eine Zeit lang sitzen sie wortlos nebeneinander, dann beginnt Habiba zu plaudern, in einem eher allgemeinen Ton, der sich – so wirkt es – nicht direkt auf Levin bezieht.

»Es gibt eine Reihe kluger Köpfe, die meinen doch tatsächlich, dass die Art und Weise, wie wir über unsere Kindheit und unser Leben denken und erzählen, ganz viel Einfluss hat auf unseren Weg, unsere konkreten Erfahrungen. Und dann gibt's noch welche, die sind noch frecher und meinen doch tatsächlich, dass es nie zu spät ist, um eine schöne Kindheit gehabt zu haben!«

Schallend bricht es aus ihm heraus: »Das ist gut, das ist super!« Er lacht, lässt sich nach hinten kippen, lacht weiter und wiederholt: »Es ist nie zu spät, eine schöne Kindheit gehabt zu haben? Ich glaub, ich fang mal damit an!«

Und dann steht er auf, geht ins Land hinein und krempelt sich die Hemdsärmel hoch. Irgendwann sieht man ihn mit einem großen Felsbrocken aus dem Gebüsch kommen. Er gräbt eine Mulde, platziert den Stein und stabilisiert ihn mit Erde und Steinen. Der erste Stein seiner schönen Kindheit ist gesetzt.

»Als ich fertig war mit meiner Arbeit, alles ging mir flüssig von der Hand, fiel mir plötzlich auf, dass ich den letzten vier Jahren genauso viel Platz eingeräumt habe wie den 32 Jahren zuvor. Der ganze Schmerz, der mit diesem Unfall verbunden war, der Verlust meiner Eltern, der Verlust meiner Beweglichkeit und einer schönen Arbeit, all das hat so viel Raum eingenommen wie die 32 Jahre zuvor. Und das waren schöne und reiche Jahre. Ich konnte es fast gar nicht fassen. Dieses Ungleichgewicht, das entstanden war. Und dann wurde beim Arbeiten auch klar, dass mir nicht erst ein Mal, sondern ganze drei Mal mein Leben geschenkt wurde: bei meiner Geburt, einem Bergunfall und bei diesem Autounfall. Und mir war plötzlich ganz sonnenklar, dass dieses Leben von mir etwas will und ich von ihm und dass es Zeit wird, freudig nach vorne zu blicken, anstelle wütend mit meinem Schicksal zu hadern«, erzählt Elke. Noch am selben Abend hat sie begonnen, ihre Lebenslinie in ein Gleichgewicht zu bringen. Mit einer Taschenlampe auf der Stirn schichtet sie um, nimmt sie weg, fügt dazu. Irgendwann geht das bewegte Licht oben am Hang aus. Sie schläft dort, wo ihre Arbeit in der Gegenwart gelandet ist. Am nächsten Morgen strahlt sie zufrieden: »Mit Freude und Mut neuen Ufern entgegen – um das geht es jetzt.« Fast ist es eine Verkündigung, und sie wird Möglichkeiten haben, sie umzusetzen.

Veronikas Arbeit ist wie hingehaucht. Feine Materialien, kleine Muscheln, Kieselsteine, Grashalme, einfache Linien im Sand, die vom Wind allzu leicht verändert werden können, machen die Komposition ihres Lebens aus. Ihre Arbeit ist wie ihre Stimme, die immer eher flüstert als spricht, ist wie ihr Gang, der trotz ihres groß gewachsenen Körpers etwas Elfenhaftes an sich hat. Diese Arbeit ist eher ein romantisches, in Pastellfarben gehaltenes Bild eines Engels denn eines Menschen aus Fleisch und Blut. Sofort kommt einem ihre nächtliche Geschichte der umherirrenden Seele in den Sinn. All das passt zusammen. Vielleicht ist diese verlorene Seele ihre eigene? Vielleicht ist sie gar nie recht in diesem Körper angekommen? Der Körper haucht, und die Seele irrt umher.

Der einzige, einigermaßen stabile Punkt sind ein Stein, den sie als ihre Geburt gelegt hat, und eine Spirale, die von ihm wegführt. Sie wird eingeladen, sich dort hinzustellen, den Stein in die Hand zu nehmen, die Augen zu schließen und zu atmen. Das mit dem Atem fällt ihr nicht leicht. Aber langsam werden die Atemzüge tiefer und voller. Da steht ein erwachsenes

Wesen am Ort seiner Geburt, atmet, hält einen Stein wie ein Kind an sein Herz. Plötzlich ist da etwas Feierliches unter ihnen, die Gruppe ist ruhig, konzentriert und nimmt wahr, dass sie einem unspektakulären, aber wichtigen Prozess beiwohnt. Habiba schlägt vor, dass die, die sich gut verbunden fühlen, sich hinter Veronika stellen und mit ihr Körperkontakt aufnehmen. Es bildet sich eine Menschentraube in einem Halbkreis hinter Veronika. In einem wortlosen behutsamen Prozess, dessen Dynamik von Veronikas Atem gesteuert wird, nehmen die Menschen mit der Geburt, die hier ganz subtil vonstattengeht, Kontakt auf. Die Körperwärme lässt zuerst den Atem wieder etwas stocken. Darf sie vertrauen? Stimmt sie dem Leben zu? So als ob alle einem unsichtbaren Zeichen folgen würden, beginnt die Menschentraube ein sanftes Wiegen, der Atem aller wird fließender, kräftiger. So als hätten sie miteinander unsicheres Land durchquert und nun heimatlichen, vertrauten Boden betreten, kommt Leben und Entspannung in die Gesichter, auch in das von Veronika. Still laufen Tränen über ihre Wangen, aber es gleicht eher dem Loslassen einer großen Spannung als einem Ausdruck von Schmerz. Irgendwann – vielleicht dauert all das wenige Minuten, vielleicht eine halbe Stunde, vielleicht gar länger – löst sich die Gruppe wieder von der »Geborenen«, die nun auf ihren eigenen Beinen steht und atmet. Ihre Augen schauen klar in die Welt hinaus.

»Geh doch von hier aus mit dem, was du jetzt wahrnimmst und bist, deine Lebenslinie entlang. Trage das, was du hier erfahren hast, in dein Leben hinaus«, fordert Habiba sie auf. Veronika geht, bleibt da und dort länger stehen, aber geht bis zu jenem Punkt, der das Heute repräsentiert. Dort schaut sie sich um – in die Welt.

4. Rituelle Strukturen

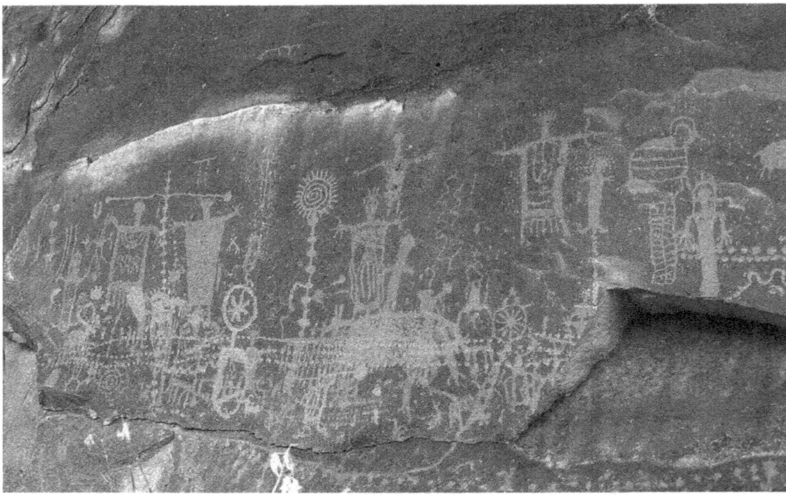

Leitlinien

Rituelle Strukturen sind im naturtherapeutischen Kontext themen- und zielbezogene Prozessverläufe. Sie folgen der Grundidee, dass Rituale oder rituelle Gestaltungen Handlungsvollzüge ermöglichen, die durch ihre zeremoniell verdichtete Rahmengestaltung sowohl konkrete als auch symbolische Wirkung entfalten.

(Wir haben in früheren Publikationen ausführlich über unser Ritualverständnis geschrieben. Daher halten wir uns hier bewusst kurz und behandeln das Thema ausschließlich im Kontext ritueller Strukturen, die als methodische Elemente in der Naturtherapie Anwendung finden (vgl. Kreszmeier u. Hufenus 2000).

Eine rituelle Struktur ist ein konzentriertes Tun und Sein, das in der Gegenwart geschieht, sich aber ebenso an Vergangenes und Zukünftiges wendet, das in einem klar definierten Raum stattfindet und zugleich andere Räume öffnet. Nach unserer Auffassung übersetzen solche Gestaltungen Absichten und Ausrichtungen in eine spezifische Handlung bzw. Handlungsabfolge.

So wie ein Gebet eine verdichtete Sprachhandlung darstellt, die sich einem größeren Kontext zuwendet und doch bereits während des Tuns Wirkung zeigen kann, ist eine rituelle Struktur eine Bewegungshandlung, die in sich wirkt und zugleich Resonanzkraft für »Weiteres« birgt.

Es ist ein zeitlich und inhaltlich klar definierter Rahmen, der die Teilnehmer auf eine Reise führt. Diese Reise kann sich je nach Anliegen und Absicht primär auf körperliche, psychische oder seelische Ebenen beziehen, enthält aber stets das Potenzial, auf allen drei Ebenen gleichzeitig wirksam zu sein.

Ein wesentliches Merkmal therapeutischer ritueller Strukturen ist, dass sie sich einer einfachen Sprache und einfacher Strukturelemente bedienen. Sie bedürfen keiner aufwendigen Liturgien, und sie bieten keinen »Hokuspokus« – sie folgen mit gewisser Strenge einer inneren Logik, die nach außen hin in einfache Handlungssequenzen übersetzt wird.

Im Naturkontext ist die rituelle Sprache eine elementare Sprache. Feuer, Wasser, Erde und Luft sowie an sie geknüpft die Raum- und Platzgestaltung, ebenso die spezifische Bewegung zwischen den Plätzen und den Elementen, bilden die Kernelemente der rituellen Struktur.

Die Kraft einer rituellen Struktur ist davon abhängig, wie gut es gelingt, das jeweilige Anliegen, die Absicht oder »das, worum es geht«, in eine Handlung zu übersetzen, die den Protagonisten auf »angemessen ungewöhnliche« Art in einen speziellen Erfahrungsraum geleitet.

Dies gelingt umso besser, je näher die Handlungen am »Prinzipiellen« und damit auch am Abstrakten orientiert sind, je freier sie sind von kulturellen oder gar religiösen Vorstellungen. Schon allein der Begriff »rituelle Struktur« weckt in den Menschen Erinnerungen oder Assoziationen, die dem Prozess ebenso hinderlich wie förderlich sein können. Umso mehr ist zu bedenken, dass eine traditionell zu stark mit Bedeutung belegte Handlung vom Wesentlichen ablenken kann. (Das Räuchern mit einer Adlerfeder, mag dem einen gefallen, dem anderen aber seltsam aufstoßen etc.)

Wir konzentrieren uns in der Ausgestaltung von rituellen Strukturen daher mehrheitlich auf konkret Notwendiges und überlassen die Bedeutungsgebung unseren Klienten: Wir hüten ein Feuer, weil es Wärme, Licht und Orientierung gibt, wir bauen Unterkünfte, weil wir Schutz brauchen, gehen an einen Bach oder einen Wasserfall, weil Waschen angesagt ist. Wenn wir zusätzliche methodische Elemente zuhilfe nehmen, wie Tanz, stille Meditation oder andere konzentrative

Verfahren, klären oder erläutern wir das vor Beginn des eigentlichen Prozesses.

Auch wenn die rituelle Struktur ein geführter Prozess ist, bleibt der Klient der Experte seiner selbst. Er darf und soll wissen, was die zentrale Idee ist und welche Elemente integriert sind. Er wird aber nicht wissen können, wann, was genau sein wird, weil es auch der Therapeut als Strukturleiter nicht weiß. Beide – Klient und Therapeut – machen sich auf eine Reise, deren Absicht wohl transparent ist, deren Wege sich jedoch erst Schritt für Schritt erschließen. Sie verlangt von beiden gleichermaßen Aufmerksamkeit und Vertrauen, auch wenn sie mit anderen Funktionen an der Entstehung des Ganzen beteiligt sind. Nichtwissen und hinwendende Neugier sind auch hier – einmal mehr – die Schutzpatrone, die dazu beitragen, dass alle Beteiligten in gesammelter Präsenz das tun, was zu tun ist, was mitunter sehr viel oder sehr wenig sein kann. Angemessen ungewöhnlich wird eine rituelle Struktur nicht durch blindes Vertrauen, das dazu verleitet, Verantwortung an äußere Instanzen abzugeben, sondern durch schauendes Vertrauen, das für Überraschungen offen ist.

Das Kernmotiv jeder rituellen Struktur ist es, dem ganzen Wesen, dem lebendigen Trio einen bedeutungsvollen Resonanzraum zu bieten, in dem es sich in der ihm eigenen Bewegung entwickeln kann. Rituelle Strukturen greifen zu kurz, wenn sie rein mental oder emotional oder rein energetisch oder körperlich erlebt werden. Sie bewirken Heilsames, wenn alle Repräsentationsebenen angesprochen werden.

Wodurch kann das gewährleistet werden?

Wie bei den meisten guten und komplexen Methoden ist der Erwerb von Anwendungskompetenz nicht zuletzt von Eigenerfahrung abhängig. Wer wirkungsvolle therapeutische Rituale und rituelle Strukturen an sich erlebt hat, wird mit einem erweiterten Verständnis an die vielfältigen Möglichkeiten der Prozessleitung herangehen. Weil es sich bei dieser Methode jedoch um ein phänomenologisches Vorgehen handelt, das in jedem Moment nach Originalität verlangt, können wir hier nur, ohne Anspruch auf Vollständigkeit, einige Hinweise geben, die sich in unserer Praxis bewährt haben.

Eine erste Voraussetzung ist, wie oben schon erwähnt, die Fähigkeit, eine der Absicht strukturisomorphe Handlungsabfolge zu entwickeln, die sich auf einer Metaebene bewegt und verspricht, einen Bedeutungsraum zu öffnen, ohne »konkrete« Bilder vorzuschreiben. Wichtig ist dabei ein Verständnis für körperlich-psychisch-seelische sowie elementar-energetische Grundbewegungen. Ein weiterer wesentlicher Faktor ist die Kompetenz in der Gestaltung und Hütung von rituellen Räumen und deren Grenzen.

Der rituelle Raum ist wie die Bühne ein besonderer Raum, der eine spezielle Qualität von Wahrnehmung und Erfahrung ermöglicht. Ein besonderer Raum wird dann zu einem solchen, wenn er als dieser wahrgenommen und behandelt wird. Verfügt er bereits über besondere Qualitäten, kann das hilfreich sein, es gewährleistet aber noch nicht seine bleibende Ritualisierung.

So ist bestimmt eine der wichtigsten Hilfen für die Einrichtung des rituellen Feldes die Grenze, die ihn vom profanen Raum abgrenzt. Die Hinführung, die Überschreitung und Bewussthaltung dieser Grenze, die das Drinnen vom Draußen, das Hier vom Dort trennt, sind ein entscheidender Prozess, der der rituellen Struktur beim Eintritt einen konkreten Anfang, beim Austritt ein konkretes Ende setzt. Innerhalb des Raumes können je nach Anlage noch weitere innere Kreise oder spezielle Räume definiert sein. Generell gilt, dass eine klare räumliche Strukturierung hilft, die Orientierung im Geschehen zu bewahren, ohne mehr Aufmerksamkeit als nötig auf sich zu ziehen.

Damit etwas auch über Stunden oder gar Tage »besonders« bleibt, brauchen wir immer wieder eine konkrete Erfahrung oder Hinweise, dass hier etwas anders ist, als normal. Erfahrungsgemäß beginnen die Klienten selbst für die Erhaltung des Raumes in seiner Unterschiedlichkeit zu sorgen. Wenn das nicht oder noch nicht der Fall ist, liegt es an der Führung, die Aufmerksamkeit der Gruppe oder Einzelner wieder auf das »andere« zu lenken.

Wenn dieser Rahmen gesichert ist, dann braucht es die Bereitschaft, im Dienste der Sache zu stehen und konsequent den Zeichen zu folgen, die sich in einem selbst, bei den Teilnehmern und in der Natur zeigen.

Rituelle Strukturen können weniger als eine Stunde oder mehrere Tage dauern, sie können als Einzelerfahrung oder in einer kleinen oder größeren Gruppe angelegt sein. Sie können in der Natur, aber auch in geschlossenen Räumen stattfinden – kurz, sie sind ein höchst flexibles Medium. Hier sind dem Begleiter unter Berücksichtigung der oben genannten Leitideen bei der Entwicklung von adäquaten rituellen Strukturen keinerlei Grenzen gesetzt.

Wir haben in den vergangenen Jahren neben einer Reihe von kleineren Formen an vier Hauptstrukturen gearbeitet, die intensive Zweitagesprozesse darstellen.

Die Hauptstrukturen

Eleda – Die Mitte finden

Eleda ist eine Vokabel aus dem afrobrasilianischen Sprachraum und steht für den spirituellen Referenzpunkt.

Die Eleda-Struktur bietet einen Rahmen, in dem die Teilnehmer an der Stärkung und Verankerung ihres inneren Referenzpunktes arbeiten können. Im Sinne einer elementaren »Waschmaschine« werden darin Feuer-, Wasser-, Erd- und Luftqualitäten auf konkreter, metaphorischer und energetischer Ebene durchlebt und in Bewegung gebracht. Das Wechselspiel von Identifikations- und Desidentifikationsprozessen ist darin der zentrale Prozess, der einen klärenden und zentrierenden Neuordnungsvorgang auslöst.

Hilfreich sind Naturräume mit einer möglichst großen Vielfalt an elementaren Qualitäten. Der Raum ist kreis- und sternförmig gestaltet, die Bewegungen im Raum sind auf eine zentrale Mitte hin ausgerichtet.

Die Struktur »Die Mitte finden« wird von den Menschen als reinigend und stärkend erlebt und ermöglicht innere und äußere Heilungsprozesse, die parallel stattfinden können. Auch wenn die Präsenzgruppe eine wichtige und oft stützende Kraft ist, bleibt die Erfahrung stark individualisiert. Jeder durchläuft mit sich seinen Prozess, den gleichzeitig auch viele andere durchlaufen. Wie in jeder rituellen Struktur, die ja vorrangig eine Seins- und Handlungserfahrung ist, werden Verbalisierungsprozesse nur gezielt und sparsam eingesetzt. Die Eleda-Struktur kann und soll unter dem Aspekt der Reinigung durchaus mehrmals besucht oder auch innerhalb eines länger dauernden therapeutischen Prozesses angeboten werden.

Renascimento – Neugeburt

Das therapeutische Hauptmotiv dieser Struktur sind Ableitung und Ablösungsprozesse sowie die Stärkung der Körper-Psyche-Seele-Einheit. Sie führt durch einen Prozess von Sterben und Werden und unterstützt die Loslösung oder auch »Erlösung« von verstrickenden und belastenden Dynamiken. Ihre Grundbewegung ist ein Polaritätsprozess, der über das dosierte Eintauchen in den Tod eine Neugeburtsbewegung induziert. So ist sie auch gut platziert, wenn Menschen sich vom Leben abwenden oder sich abgeschnitten fühlen, nach traumatisierenden Erfahrungen bis hin zu suizidalen Krisen. Es ist ein subtiler und intensiver Prozess, der mehrheitlich mit den Elementen Erde und Wasser arbeitet. Der geeignete Naturraum ist daher ein geschützter Platz in unmittelbarer Nähe zu einem fließenden Gewässer.

Renascimento-Strukturen können für Einzelne oder für Kleinstgruppen ausgerichtet sein.

Vida – Dem Leben folgen

Die Vida-Struktur ist ihrem Wesen nach primär ein Versöhnungsprozess mit dem eigenen Lebensfaden. Sie führt Schritt für Schritt durch das Leben der Teilnehmer, die ihrer Geschichte begegnen und sie im rituellen Tun »neu« entdecken und erzählen.

Ähnlich der Eleda-Struktur kann sie in einer größeren Gruppe durchgeführt werden, bei der jedoch jeder Einzelne für und mit sich arbeitet. Sie ist von allen rituellen Strukturen jene, die sich am klarsten an psychische Ebenen wendet.

Als Naturräume bieten sich insbesondere Flussläufe und Auen an, aber auch Meeresküsten sind sehr geeignet. Die Vida-Struktur lehnt sich in ihrer räumlichen Sprache an die »Prozession« oder auch den Pilgerweg an.

Macaia – Platz des guten Wirkens

Die Macaia ist ein begleiteter Rückzug, der einer speziellen Fragestellung dient. Im Zentrum stehen die Annäherung und Auseinandersetzung mit der Frage nach dem guten Platz oder auch der Aufgabe, der essenziellen Funktion im gegenwärtigen Lebensraum. Sie kann aber auch für andere spezifische Themen genutzt werden, weil sie als eine Form von Visionssuche gestaltet ist und für individuelle Anliegen Raum lässt.

Diese Struktur ist ein Vorgehen, das im Besonderen auf Phänomene von Zeit und Raum gestützt ist. Die Wahrnehmung und die Gestaltung von Plätzen spielen neben elementaren Kreislaufprozessen eine zentrale Rolle.

Wie bei der Eleda-Struktur eignen sich hier Naturgebiete, die eine große Vielfalt und unterschiedliche Qualitäten aufweisen.

Heilung geschieht

Dort, wo zwischen der Forststraße und dem ansteigenden Waldhang ein kleiner Bach eine natürliche Grenze bildet, ist unsere erste Rast, die äu-

ßere Grenze, der Eintritt. Wir machen ein kleines Feuerchen und packen Bratwürste aus. Würste braten ist immer lustig, die Menschen werden zu Kindern, entspannen sich. Aber sie sind auch irritiert, beinahe ungläubig: Schließlich sind sie zu einer rituellen Struktur gekommen, zum Teil weit angereist. Mit Erwartungen und Vorstellungen. Würste passen da nicht ganz dazu, wo bleibt der Ernst, die Heiligkeit? Alles zu seiner Zeit. Jetzt erst einmal da sein, sich mit dem Boden, der Umgebung, den anderen Menschen, die da sind, ein wenig vertraut machen. Dabei, und sei es nur für einen Augenblick, alle Bilder vergessen.

»Jenseits des Baches liegt der Raum, der uns für die nächsten zwei Tage beherbergen wird. Widme die Zeit, die du dort verbringst, dir, deiner Gegenwart, der Absicht, dem Wunsch, der Ausrichtung, die für dich jetzt wichtig ist.«

Knapp 20 Menschen überqueren den Bach und ziehen wortlos den Waldhang hinauf. Die Uhren haben sie abgenommen, die Handys sind ausgeschaltet und ohnedies ohne Empfang. Weiter oben, auf einer Art Zwischenebene, die eine kreisrunde, von Bäumen eingerahmte »Heimat« bietet, lassen wir uns nieder. Der Platz, das Feuer dort, ist das Zentrum des rituellen Raumes, die sammelnde Mitte. Von hier aus werden die Menschen im rhythmischen Wechselspiel zwischen Gemeinschaft und allein sein, zu ihrem individuellen Platz, ihrem Feuer, ihrer »Mitte«, ziehen.

Unter ihnen Janine, knapp dreißig. Seit eineinhalb Jahren weiß sie, dass sie Brustkrebs hat. Zittrig und verschwitzt kommt sie oben an. »Ich weiß nicht, ob ich das schaffe. Die körperliche Anstrengung, draußen übernachten, das habe ich so auch noch nie gemacht.«

»Wie bist du denn auf die Idee gekommen, dass dir so eine Arbeit nützlich sein könnte?«

Eine Arbeitskollegin hat sie darauf gebracht. Und sie ist so müde von der ständigen inneren Anspannung, der ganzen Chemotherapie, der Psychotherapie, der Angst, dem Zweifel, dann wieder Hoffnung. Ein Stück normales Leben wünscht sie sich.

»Na, da bist du ja hier im Wald genau richtig, so richtig normal!«, wir lachen miteinander.

Die erste Aufgabe besteht für die Teilnehmer darin, dass sie sich im Umkreis des zentralen Feuers eigene Plätze einrichten, sich selbst eine »Hütte« bauen, einen Ort gestalten, der ihnen Schutz und Geborgenheit bietet. Der Radius ist von der Schallweite unserer Glocke bestimmt. Wenn sie ertönt, kommen alle wieder am gemeinsamen Zentrum zusammen. Sie hilft uns, außerhalb von Stunden- und Minutenangaben eine fließende Zeitstruktur einzurichten, und sie sorgt dafür, dass die Menschen nicht zu weit ausströmen.

Janine wählt einen Platz in unmittelbarer Nähe zum gemeinsamen Feuer, vielleicht zwanzig, dreißig Meter entfernt. Lange sitzt sie dort an einen Baum angelehnt, während andere schon Planen spannen, Äste biegen, Steinmäuerchen auftürmen. Irgendwann steht sie auf und beginnt lange dürre Fichtenstämme, die dort in der Nähe des Abhangs kreuz und quer liegen, zu ihrem Platz zu schleifen. Mit den vielen abgeknickten kleinen Ästchen sehen diese ausgetrockneten Stämme, die sie je länger desto bestimmter und eifriger sammelt, irgendwie bedrohlich aus. Und als sie dann beginnt, sie kreuz und quer zwischen den Bäumen bei ihrem Platz zu verstreben, wird das Bild noch deutlicher: Janine baut eine Burg mit dornigen Zinnen, eine Abwehr, die einen das Fürchten lehrt. Und je schrecklicher das Teil wird, umso kräftiger und entspannter bewegt sie sich.

Irgendwann der Gong.

Die Plätze sind eingerichtet, der Boden ist gesichert. Die elementare Reise kann beginnen. Für den Abend und die Nacht braucht es Feuerholz. Holzsuche für das gemeinsame und für das eigene Feuer. Das ist der nächste einfache Schritt.

Gong.

Ein Abendessen. Eine natürliche Stille ist im Kreis rund ums Feuer, während die Nacht sich langsam den Wald nimmt.

Wir arbeiten mit einer Bewegungssequenz. In der Mitte ein großes loderndes Feuer. Die Menschen rundum, so nah wie möglich, so fern wie nötig. Ein schlichter, aber feuriger Rhythmus. Jeder in seiner Bewegung, nicht groß, nicht sensationell, aber verdichtet im Kontakt mit der Hitze. Da und dort ein Schnaufen, Schluchzen, ein Weinen. Da und dort ein Lachen, ein Tönen, ein Seufzen. Da und dort nichts weiter als konzentrierter Tanz.

Danach gehen die Menschen an ihre Plätze, mit einem einzigen Impuls, dort ein Feuer zu machen und es so lange zu unterhalten, bis sie müde sind.

Janines Feuer will nicht so recht brennen. Aber mit derselben zunehmenden Begeisterung, wie sie nachmittags an ihrer Burg gebaut hat, gelingt es ihr, es anzufachen. Viele Stunden hört man es knacken. Ein morsches, feuchtes Holzstück ist darunter, das ihr Feuer immer wieder dämpft. Aber sie will es zum Brennen bringen, das alte morsche Ding. Irgendwann hat sie den Dreh raus: trockene Teile darunterheben und drüberlegen, dem Feuer Luft lassen, aber auch Futter geben.

Gong.

Der nächste Tag beginnt mit einem langen Tanz, langsam getragen, der Erde zugewandt. Und dann einfach mal auf der trockenen Erde liegen. Auf dem Rücken, auf dem Bauch und auf der Seite.

Dann kehren alle wieder zu den Einzelplätzen zurück. Diesmal mit der Aufgabe, dort oder in unmittelbarer Nähe für jedes ihrer Lebensjahre einen Gegenstand hinzulegen. Steine, Hölzer, Moos oder was auch immer sich bietet. Nicht mehr und nicht weniger. Für jedes Jahr ein Ding.

Hin und wieder tauchen Einzelne am zentralen Feuer auf. Bitten um Unterstützung, weil sie über etwas stolpern, das ihren Fluss unterbricht. Oder wollen etwas Wichtiges zeigen, das sie entdeckt haben. Auch Janine kommt. »Es geht nicht, ich finde keinen Anfang, immer nur das Ende«, sagt sie. Tränen laufen ihr still über das Gesicht.

Vor ihrem Platz liegen zwei verkohlte Stücke, sonst noch nichts. »Ich konnte nichts für meine Geburt finden, drum habe ich von hinten begonnen. Aber ich komme über die letzten beiden Jahre nicht hinaus. Stecke fest, als ob alles andere nicht zu meinem Leben gehören würde, nur die verdammte Krankheit.«

Im Inneren ihrer Burg, dort, wo sie geschlafen hat, liegt ein bemooster Stein, aus ihm wachsen zwei, drei zarte Kleeblätter.

»Oh, ja, der war gestern ganz wichtig. Als ich nach dem Feuern in den Schlafsack gekrochen bin, habe ich dort eine Kerze angezündet, und es war so friedlich.«

»Und wenn der vielleicht zu deinem Leben dazugehören würde, wie alt wärst du da?«

»Ich glaub noch gar nicht auf der Welt, Kind im Mutterbauch.«

»Hm, vielleicht beginnt ja deine Geschichte dort. Geh doch mal dorthin und schau dich von dort aus um.«

Von dort aus sieht sie eine Wurzel und nach der Wurzel einen kleinen Stein und nach dem Stein einen Farn. Und irgendwann ist sie groß genug, kann aufstehen und selbstständig die Arbeit fortsetzen.

Gong.

Vor dem Mittagessen besuchen die Teilnehmer in Dreiergruppen ihre Plätze und Linien. Es geht nicht darum, etwas zu erzählen oder gar zu er-

klären. Es geht nur um Zeugenschaft, um das Sehen anderer Lebensformen und das Zeigen des Eigenen. Um Kontakt mit einem Du.

Gong.

Der Mittag ist wieder ruhig und konzentriert. Jeder ist für sich. Auf ganz natürliche Weise nutzen die Menschen die Freiheit, nicht miteinander sprechen zu müssen.

Und dann wieder ein Tanz, diesmal begleitet uns ein weicher, fließender Rhythmus. So sind auch die Bewegungen. Ein Tänzer beginnt bitterlich zu weinen, er legt sich auf den Boden, seitlich eingerollt, es braucht seine Zeit, aber irgendwann wird er wieder ruhig.

Dann ziehen die Menschen los, um an einem der Bäche, die in dieser Gegend munter vor sich hin plätschern, ein richtiges Bad zu nehmen. So richtig es eben geht.

Gong.

Einmal mehr zusammenkommen, um bald wieder auseinander zu ziehen. Die Hitze des Feuers mittragend, am eigenen Leben vorbei, die Frische des Wassers am Körper prickelnd spürbar – so eine Weile wandern, bis irgendein Platz dort draußen zum Verweilen einlädt. Sich überraschen lassen von dem, was dort geschehen mag. Leise oder laut, klein oder groß. Dann wieder zurückkehren.

Nach etwa drei Stunden, diesmal ohne Gong, sind alle wieder da. Viele reich beschenkt.

Janine erzählt von ihrem Auszug. Dass schon so vieles für sie geschehen war, dass sie einfach nur das Unterwegssein genoss. Und dass die Welt ihr so klar, so bunt, so liebevoll entgegenkam, wie vielleicht noch nie. Dass sie den Boden unter ihren Füßen wahrgenommen hat und den Wind in ihrem Gesicht. Ein sonnenbeschienener Platz habe ihre Aufmerksamkeit auf sich gezogen, wie eine Einladung, sich niederzulassen. Einfach auf dem Boden liegen, auf dem Bauch. Der Geruch des Waldes, die Unebenheit der Erde, die trägt. In all dem sind von ganz tief zwei Wörter zu ihr aufgestiegen und haben sie erfüllt: »Heilung geschieht.«

Beim Austritt aus dem Wald ein Danke. Uhren werden wieder hervorgekramt, Handys wieder eingeschaltet und: Heilung geschieht.

Danksagung

Dieses Buch hat mich mehrere Jahre als Projekt und Herausforderung begleitet. Ohne die Unterstützung, den Austausch und den Schutz vieler Menschen und anderer guter Kräfte wäre es nie fertig geworden. Ihnen allen sei Dank, unter ihnen im Besonderen:

Den Teilnehmern und Teilnehmerinnen des Pionierlehrgangs in »Systemischer Naturtherapie« für ihren Forschergeist.

Guni Baxa und Christine Essen, die mich als Lehrerinnen, Kolleginnen und Freundinnen im Feld der Psychotherapie in dieser Zeit begleitet haben.

Hans-Peter Hufenus danke ich für die vielen Jahre des miteinander Seins und Wirkens, seine Liebe und sein Vertrauen in meine Übersetzung gemeinsamer Forschung.

Dem *planoalto*-Team sei Dank für die Begeisterung, die Kompetenz und die Eigenständigkeit, mit der es seiner Arbeit nachgeht, und sein Vertrauen, dass meine Schreibeskapaden dem Ganzen dienen.

Carlos Buby für seinen konsequenten und weiten Blick auf das Seelische und seine Art, mich daran teilhaben zu lassen.

Susanne Doebel für die gelassene Betreuung des Manuskripts auf seiner Suche nach dem guten Verlag.

Und ganz besonders danke ich Konstanze Thomas, die wie ein Geschenk des Himmels im rechten Moment auftauchte und eine Schatzkiste dabei hatte: ihre Ausdauer, ihre Kompetenz, ihre Freude und ihre Frechheit beim Korrekturlesen. Ihren Witz und ihr grafischtechnisches Händchen beim Gestalten der Abbildungen. Ihr bedingungsloses Verständnis für außergewöhnliche Arbeitszeiten und ihr weites Wesen!

Literatur

Aicher, O. (1982): Gehen in der Wüste. Frankfurt (Fischer).

Bacon, S. (1998): Die Macht der Metaphern. Augsburg (Ziel).

Bateson, G. (2001): Ökologie des Geistes. Frankfurt (Suhrkamp).

Bauer, J. (2005): Warum ich fühle, was du fühlst. Hamburg (Hoffmann und Campe).

Baxa, G. L. (1998): Lernen des Nichtlernbaren. In: G. Weber (Hrsg.): Praxis des Familien-Stellens. Heidelberg (Carl-Auer).

Baxa, G. L. (2001): Aufstellungen als Übergangsritual. In: G. Weber (Hrsg.): Derselbe Wind lässt viele Drachen steigen. Heidelberg (Carl-Auer).

Baxa, G. L., Ch. Essen u. A. H. Kreszmeier (Hrsg.) (2002): Verkörperungen. Heidelberg (Carl-Auer), 2., erw. Aufl. 2004.

Belsey, C. (1993): A Modern Perspective. In: B. Mowat a. P. Werstine (eds.): A Midsummer Night's Dream. New York (Washington Square Press).

Bollnow, O. F. (2004): Mensch und Raum. Stuttgart (Kohlhammer).

Brandl-Nebehay, A., B. Rauscher-Gföhler u. I. Kleibel-Arbeithuber (Hrsg.) (1998): Systemische Familientherapie. Wien (Facultas).

Briggs, J. (1999): Die Entdeckung des Chaos. München (dtv).

Brönnle, S. (1994): Landschaften der Seele. München (Kösel).

Brook, P. (1998): Das offene Geheimnis. Frankfurt (Fischer).

Buber, M. (1995): Ich und Du. Ditzingen (Reclam).

Buber, M. (2003): Der Weg des Menschen nach der chassidischen Lehre. Gütersloh (Gütersloher Verlagshaus).

Campbell, J. (1999): Der Heros in tausend Gestalten. Leipzig (Insel).

Chatwin, B. (1987): The Songlines. London (Pan Books).

De Shazer, S. (1992): Wege der erfolgreichen Kurztherapie. Stuttgart (Klett-Cotta).

De Shazer, S. (2006): Der Dreh. Heidelberg (Carl-Auer), 9. Aufl.

De Souza, S. G. (2002): Xirê dos Orixás [Internet]. Verfügbar unter: http://www.temploguaracy.org.br/pt/html/cosmogonia/xire.html [21.9.2007].

Dürckheim, K. (1986): Erlebnis und Wandlung. Grundlagen der Selbstfindung. Bern (Barth).

Eliade, M. (1998): Das Heilige und das Profane. Frankfurt (Insel).

Eliade, M. (2001a): Das Mysterium der Wiedergeburt. Frankfurt (Insel).

Eliade, M. (2001b): Schamanismus und archaische Ekstasetechnik. Frankfurt (Suhrkamp).

Emerson, R. W. (1988): Natur. Zürich (Diogenes).

Essen, Ch. (1998): Familien-Stellen bei Angstsymptomatik und Panikattacken. In: G. Weber (Hrsg.): Praxis des Familien-Stellens. Heidelberg (Carl-Auer), 3., überarb. Aufl. 2000.

Essen, Ch., G. L. Baxa u. S. Essen (1999): An der Schwelle die Schuhe ausziehen. Kleine Prozesse und therapeutische Rituale. *Praxis der Systemaufstellung* 1999 (1).

Essen, S. (1995): Spirituelle Aspekte in der systemischen Therapie. *Transpersonale Psychologie und Psychotherapie* 1995 (2).

Essen, S. (1998): Lehren des Nicht-Lehrbaren. In: A. Brandl-Nebehay, B. Rauscher-Gföhler u. J. Kleibel-Arbeithuber (Hrsg.): Systemische Familientherapie. Wien (Facultas).

Essen, S. (2005): Präsenz im Spiel [Internet]. Verfügbar unter: http://www.siegfriedessen.com [21.9.2007].

Fischer, G. (2003): Neue Wege aus dem Trauma. Zürich (Walter).

Fischer, G. u. P. Riedesser (2003): Lehrbuch der Psychotraumatologie. Stuttgart (Utb).

Franke, U. (2002): Wenn ich die Augen schließe, kann ich dich sehen. Heidelberg (Carl-Auer), 3. Aufl. 2006.

Franke-Gricksch, M. (2001): Du gehörst zu uns. Heidelberg (Carl-Auer), 3. Aufl. 2004.

Frobenius, L. (1923): Das unbekannte Afrika. München (Becks'che Verlagsanstalt).

Frobenius, L. (1993): Kulturgeschichte Afrikas. Wuppertal (Hammer).

Gaarder, J. (1999): Sofies Welt. München (dtv).

Geißlinger, H. (1992): Die Imagination der Wirklichkeit. Frankfurt (Campus).

Giebel, M. (2003): Das Geheimnis der Mysterien. Zürich (Patmos).

Großmann, K. P. (2000): Der Fluss des Erzählens. Heidelberg (Carl-Auer).

Heckmair, B. u. W. Michl (2004): Erleben und Lernen. München (Reinhard).

Hellinger, B. (1993): Zweierlei Glück. Heidelberg (Carl-Auer), 15. Aufl. 2007.

Hellinger, B. (1994): Ordnungen der Liebe. Heidelberg (Carl-Auer), 8., überarb. Aufl. 2007.

Hellinger, B. (1996): Anerkennen, was ist. München (Kösel).

Hufenus, H. P. (2001): Handbuch für Outdoor Guides. Augsburg (Ziel).

Huschke-Rhein, R. (2003): Einführung in die systemisch-konstruktivistische Pädagogik. Stuttgart (Utb).

Imber-Black, E., J. Roberts u. R. A. Whiting (1993): Rituale. Heidelberg (Carl-Auer), 5. Aufl. 2006.

Jung, C. G. (1997): Über die Natur. Das vergessene Wissen der Seele. Zürich (Walter).

Jung, C. G. (1999): Synchronizität, Akausalität und Okkultismus. München (dtv).

Kharitidi, O. (2005): Samarkand. Eine Reise in die Tiefen der Seele. Berlin (List).

Koch-Weser, S. (2005): Vision Quest. München (Knaur).
Köhlmeier, M. (2002): Das große Sagenbuch des klassischen Altertums. München (Piper).
König, Oliver (2004): Familienwelten. Stuttgart (Klett-Cotta).
Kraus, L. u. M. Schwiersch (2005): Die Sprache der Berge. Augsburg (Ziel).
Kreszmeier, A. H. (1994): Das Schiff Noah. Weitra (Bibliothek der Provinz).
Kreszmeier, A. H. (2001): Schritte des Lernens. St. Gallen (analog).
Kreszmeier, A. H. (2003): Von Referenzpunkten und Polaritätswirkungen bei heilenden und heiligen Handlungen [Internet]. Verfügbar unter: http://www.planoalto.ch
Kreszmeier, A. H. (2004): Lustig ist's im grünen Wald. *Zeitschrift für handlungsorientiertes Lernen* 2004 (6).
Kreszmeier, A. H. u. H. P. Hufenus (2000): Wagnisse des Lernens. Bern (Haupt).
Küster, H. (2003): Geschichte des Waldes. München (Beck).
Levine, P. A. (1998): Trauma-Heilung. Essen (Synthesis).
Ludewig, K. (1997): Systemische Therapie. Stuttgart (Klett-Cotta).
Maturana, H. R. u. F. J. Varela (1987): Der Baum der Erkenntnis. Bern (Scherz).
Madelung, E. u. B. Innecken (2006): Im Bilde sein. Heidelberg (Carl-Auer), 2. Aufl. 2006.
Markale, J. (1989): Die Druiden. München (Goldmann).
McTaggart, L. (2001): The Field. London (HarperCollins Publishers).
Moskau, G. (Hrsg.) (1992): Virginia Satir. Wege zum Wachstum. Paderborn (Junfermann).
Neuhauser, J. (2004): Wie Liebe gelingt. Die Paartherapie Bert Hellingers. Heidelberg (Carl-Auer), 5. Aufl. 2007.
Neumann, E. (1992): Psyche als Ort der Gestaltung. Frankfurt (Fischer).
Peskoller, H. (1997): BergDenken. Eine Kulturgeschichte der Höhe. Wien (Werner Eichbauer).
Rebillot, P. (1997): Heldenreise. München (Kösel).
Reddemann, L. (2002): Imagination als heilsame Kraft. Stuttgart (Pfeiffer).
Rilke, R. M. (1999): Die Gedichte. Frankfurt (Insel).
Rosenbaum, R. u. J. Dyckman (1996): Die Integration von Selbst und System. *Familiendynamik* 1996 (4).
Ruppert, F. (2002): Verwirrte Seelen. München (Kösel).
Schäfer, Th. (2000): Was die Seele krank macht und was sie heilt. München (Droemer Knaur).
Shakespeare, W. (1980): Ein Sommernachtstraum. Stuttgart (Reclam).
Sheldrake, R. (1998): Das Gedächtnis der Natur. Bern (Scherz).
Sheldrake, R. u M. Fox (2002): Die Seele ist ein Feld. Leipzig (O. W. Barth bei Scherz).

Sparrer, I. (2001): Wunder, Lösung und System. Heidelberg (Carl-Auer), 4. Aufl. 2006.
Stopczyk, A. (2001): Sophias Leib. Heidelberg (Carl-Auer).
Störig, H. J. (1999): Kleine Weltgeschichte der Philosophie. Frankfurt (Fischer).
Thoreau, H. D. (1979): Walden oder Leben in den Wäldern. Zürich (Diogenes).
Thoreau, H. D. (1996): Aus den Tagebüchern. Oelde (Tewes).
Ulsamer, B. (2000): Ohne Wurzeln keine Flügel. München (Goldmann).
Van Kampenhout, D. (2001): Die Heilung kommt von außerhalb. Heidelberg (Carl-Auer), 2. Aufl. 2003.
Varga v. Kibéd, M. u. I. Sparrer (2000): Ganz im Gegenteil. Heidelberg (Carl-Auer), 5., überarb. Aufl. 2005.
von Foerster, H. u. E. Glaserfeld (1999): Wie wir uns erfinden. Heidelberg (Carl-Auer), 3. Aufl. 2007.
von Schlippe, A. u. J. Schweitzer (2003): Lehrbuch der systemischen Therapie und Beratung. Göttingen (Vandenhoeck & Rupprecht).
Walch, S. (2003): Dimensionen der menschlichen Seele. Düsseldorf/Zürich (Walter).
Watzlawick, P. (2005): Wie wirklich ist die Wirklichkeit? München (Piper).
Weber, G. (Hrsg.) (1993): Zweierlei Glück. Heidelberg (Carl-Auer), 15. Aufl. 2007.
Weber, G. (Hrsg.) (1998): Praxis des Familien-Stellens. Heidelberg (Carl-Auer), 3., überarb. Aufl. 2000.
Weber, G. (Hrsg.) (2001): Derselbe Wind lässt viele Drachen steigen. Heidelberg (Carl-Auer).
White, M. u. D. Epston (1990): Die Zähmung der Monster. Heidelberg (Carl-Auer), 5. Aufl. 2006.
Wilber, K. (1991): Wege zum Selbst. München (Goldmann).
Wilber, K. (1997): Eine kurze Geschichte des Kosmos. Frankfurt (Fischer).
Wilber, K. (2001): Eros, Kosmos, Logos. Frankfurt (Fischer).
Wolf, Ch. (2004): Kassandra. München (Luchterhand).

Über die Autorin

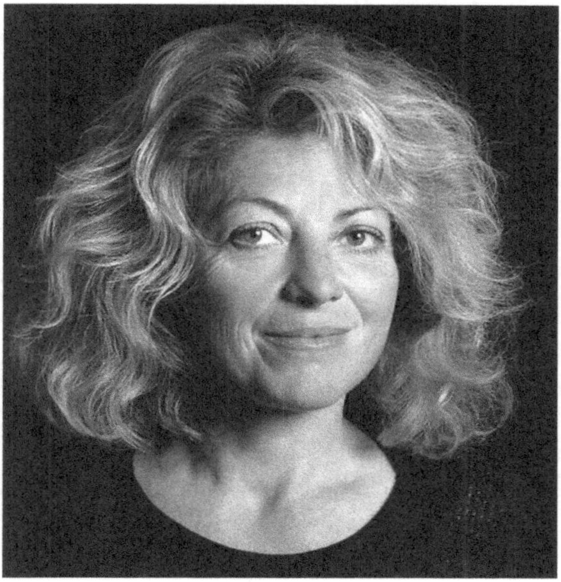

Astrid Habiba Kreszmeier, geb. 1964 in Österreich, ausgebildet in Heilpädagogik, Erwachsenenbildung und Psychotherapie, lebt in der Schweiz. Neben klassischen Aus- und Fortbildungen im Bereich der humanistischen und systemischen Psychologie prägt ein Praxisweg im afrobrasilianischen Kulturraum ihr Wirken.

In ihrem Weiterbildungs- und Beratungsinstitut »nature & healing« entwickelt und lehrt sie psychologische Arbeitsweisen, die der Seele und der Beziehung Mensch-Natur eine zentrale Rolle zuschreiben. Systemische Naturtherapie und Tiefenmythologie sind darin die Hauptströmungen. Ehrenamtlich arbeitet sie seit vielen Jahren als »Iyalorixá«, als spirituelle Leitung der Terra Sagrada, einem spirituellen Netzwerk im gesamten deutschsprachigen Raum.

Astrid Habiba Kreszmeier ist als Referentin aktiv und Autorin bzw. Ko-Autorin von zahlreichen Fachartikeln und Büchern, darunter *Verkörperungen – Systemischer Aufstellung, Körperarbeit und Ritual* (ebook, Carl-Auer).

www.nature-and-healing.ch
www.terrasagrada.info